뇌는
늙지
않는다

■ 의학적 주의 사항

이 책에 실린 정보는 저자가 수년간 진료 경험과 임상 연구를 통해 얻은 결과입니다. 이 책의 정보는 부득이 일반적인 성격을 지니며, 유능한 의료 전문가의 검사나 치료를 대체할 수 없습니다. 자신에게 의학적 조치가 필요하다고 생각하는 분은 가능한 한 빨리 의료 전문가와 상담하기 바랍니다.

이 책에 실린 이야기는 모두 실화이며, 이름과 상황은 환자의 사생활 보호를 위해 변경했습니다.

치매 걱정 없이
100세까지
건강하고 행복하게
장수하는 법

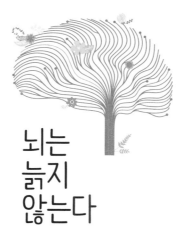

뇌는
늙지
않는다

다니엘 G. 에이멘
지음

윤미나
옮김

브레인월드

내 삶의 이유인 아내 타냐에게
우리, 오래오래 건강하게 삽시다!

차 례

더 영리하게 생각하고 싶다면 뇌가 건강해야 한다. 다니엘 에이멘 박사는 뇌를 개선하고 싶은 모든 사람에게 유용한 책을 또 한 권 내놓았다. 나는 맑은 정신을 오래 유지하고 싶기 때문에 에이멘 박사가 쓰는 것을 전부 다 읽는다. 당신도 그러기를 바란다.

릭 워렌Rick Warren 목사, 《목적이 이끄는 삶Thepurpose driven life journal》 저자

뇌 건강은 신체 건강과 밀접하게 연결되어 있다. 인생을 바꿔줄 혁명적인 이 책에서, 정신과 의사를 포함한 대다수 의사와 심리학자들이 무시하는 인체 기관을 개선하는 법을 배우게 될 것이다. 그것은 바로 뇌이다! 에이멘 박사의 책을 처음 읽는 사람이든, 나처럼 그의 책이라면 모조리 읽은 사람이든 간에 이 책에서 새로운 통찰을 배우고 삶을 변화시킬 동기를 얻으면 더 젊어지고 더 멋진 사람이 될 수 있다. 뇌를 바꾸면 삶이 달라질 뿐 아니라 삶을 질적으로 개선하고 양적으로 연장할 수 있다!

얼 R. 헨슬린Earl Henslin, Psy.D., 《이것은 기쁜 당신의 뇌다This Is Your Brain on Joy》 저자

비만, 우울증, 알츠하이머 질환은 점점 더 악화될 것으로 예상되는 우리 시대의 유행병이다. 그런 병을 피하고 몸과 마음의 건강을 개선하고 싶다면 에이멘 박사의 책을 읽어라.

스티븐 R. 코비Stephen R. COVEY, 《성공하는 사람들의 7가지 습관The 7 Habits of Highly Effective People》, 《내 안의 리더The Leader in Me》 저자

이 책은 읽는 동안 자칫하면 음식을 태울 정도로 매력적이다. 중요한 메시지는 희망과 동기다. 에이멘 박사가 주장하듯이, 젊음의 샘은 귀 사이에 있다.

잉그리드 콜스타트Ingrid Kohlstadt, M.D., PhD, 《타운센드 편지Townsend Letter》 저자

나는 오래 전부터 다니엘 에이멘의 선구적인 연구를 지지해왔다. 이 책이야말로 그가 쓴 책들 중 최고라고 생각한다. 이 책은 기존 연구 내용에 몇 가지 최신 연구 결과를 결합해 종합적이면서도 명료한 '라이프스타일 프로그램'을 탄생시켰다. 프로그램 뒤에 숨은 과학은 복잡하지만 따라 하기는 어렵지 않다. 진심으로 생물학적인 나이를 바꾸고 싶다면, 반드시 실천하기 바란다.

배리 시어즈Barry Sears, Ph.D., 《존 다이어트Zone Diet》 저자

이 책은 철저하고 실용적이며 자극과 영감을 준다. 우리의 뇌와 인생에 대한 권리를 되찾으려면 반드시 필요한 길잡이다! 시작하기에 너무 늦은 혹은 너무 이른 때는 없다. 뇌를 가진 모든 사람에게 추천한다.

하일라 카스Hyla Cass, M.D., 《8주 만에 활기찬 건강 찾기8Weeks to Vibrant Health》 저자

이 책은 뇌와 몸의 작용에 대해 탁월하고 실용적인 조언을 제공한다. 이 책의 정보는 뇌와 몸을 가능한 한 젊고 건강하게 유지하고 싶은 사람들에게 엄청나게 중요하다. 젊어지고 싶은 노인이든, 활기차게 장수하는 삶의 첫걸음을 시작하고 싶은 청년이든 간에 모두에게 꼭 필요한 책이다.

앤드류 뉴버그Andrew Newberg, M.D., 토머스 제퍼슨 대학교 머나 브라인드 통합의료센터 디렉터, 《신은 당신의 뇌를 어떻게 바꾸는가How God Changes Your Brain》 공동 저자

에이멘 박사는 뇌의 노화가 반드시 몸의 노화를 따라갈 필요가 없다는 마법 같은 사실을 알려준다. 우리 몸에서 가장 귀중한 자산이 다치지 않게 보호하는 방법은 값을 매길 수 없을 만큼 귀중한 정보다. 그러한 정보를 활용하면 오랫동안 맑은 정신으로 생각하는 능력을 유지할 수 있을 것이다.

메멧 오즈Mehmet Oz, MD, 뉴욕 장로회신학대학·칼럼비아 대학교 외과 교수 및 부학과장, '닥터 오즈 쇼' 진행자

젊음의 샘은
귀와 귀 사이에 있다

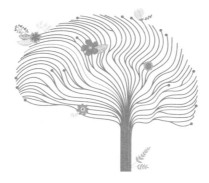

삶의 모든 측면을 변화시키는
7가지 원리

Use Your Brain to Change Your Age

젊음은 한때일 뿐이지만,
미성숙함은 언제까지나 지속될 수 있다.

— 오그덴 내시

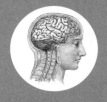

얼마 전 샌프란시스코에서 호놀룰루로 가는 비행기 안에서 있었던 일이다. 나는 미국정신의학협회 연례 회의에서 벌어질 매우 중요한 토론에 참석하러 가는 길이었다. 옆자리에는 메리라는 나이 지긋한 여성이 앉아 있었는데, 그녀는 공영방송에 출연했던 나를 알아보았다. 내가 컴퓨터를 켜고 토론 준비에 몰입하려고 할 때, 메리는 내 쪽으로 몸을 기울이고 물었다.

"너무 늦은 걸까요?"

"뭐가요?"

내일의 과제에 집중하려고 애쓰면서 되물었다.

"저는 일흔여섯 살이에요."

그녀가 소곤거렸다.

"뇌가 더 좋아지기에는 너무 늦은 걸까요?"

"일흔일곱까지만 살 작정이라면 늦었겠지요."

살짝 미소를 머금은 채 그녀의 아름답고 푸른 눈동자를 들여다보며 다시 말했다.

"그러나 아흔 살까지 살고 싶다면, '지금'이 시작하기에 좋은 때입니다!"

그녀는 킬킬거렸다. 나는 긴장을 풀고 느긋하게 몸을 뒤로 젖혔다. 메리 같은 사람은 항상 내 일에 대한 열정을 부추기고 사명감을 심어준다.

"젊음의 샘은 귀와 귀 사이에 있어요. 뇌가 건강과 행복, 장수하는 습관을 유지하기 위한 결정을 하지요. 그리고 건강을 망치고 일찍 생을 마감하게 만드는 나쁜 결정을 내리는 것도 뇌예요. 행복하게 오래 살고 싶다면, 우선 뇌가 더 좋아져야 합니다."

메리는 내가 나온 프로그램이 몹시 실용적이어서 마음에 들었고, 프로그램 내용을 실천하면서 생활에 많은 변화가 일어났다고 말했다. 또한 문제가 될 만큼 술을 많이 마시는 아들 또한 그 프로그램을 보고 술을 끊었다고 했다. 그는 방송에 나온 SPECT 스캔 영상을 보고 술이 뇌를 어떻게 망가뜨리는지 알게 되었고, 자신은 절대로 그렇게 되지 않겠다고 결심했다.

'에이멘클리닉Amen Clinics'에서는 환자를 파악하고 치료하기 위해 'SPECT'라는 정교한 뇌 촬영 검사를 활용한다. SPECT는 Single Photon Emission Computed Tomography(단일광자 단층촬영)의 약자인데, 뇌의 혈류와 활동 패턴을 살펴보는 핵의학 검사 기법이다. SPECT를 통해 뇌가 어떻게 작용하는지를 살펴볼 수 있다. 뇌가 물리적으로 어떻게 생겼는지를 보여주는 해부학적 검사인 CAT(컴퓨터 단층촬영)나 MRI(자기공명 영상)와는 다르다. SPECT는 뇌의 기능 상태를 보여준다.

지난 몇 년간 에이멘클리닉은 세계 최대 규모의 SPECT 데이터베이스를 갖추었으며, 현재도 전 세계 수십 개국 환자들의 뇌를 촬영한

만 건이 넘는 스캔 영상 자료를 보유하고 있다.

기본적으로 SPECT를 통해 3가지를 살펴볼 수 있다.

1. 제대로 기능하는 뇌의 영역
2. 활동이 저조한 뇌의 영역
3. 활동이 왕성한 뇌의 영역

건강한 스캔 영상은 뇌가 완전하고 일정하며 대칭으로 활동하는 상태를 보여준다.

지금까지 나는 수많은 SPECT 스캔 영상을 살펴보았다. 그리고 우리가 어떻게 하느냐에 따라 노화가 촉진되어 뇌가 나이보다 늙어 보이고 더 나이 먹은 느낌이 들 수도 있고, 반대로 노화가 둔화되어 뇌가 훨씬 젊어 보이고 나이를 거꾸로 먹는 느낌이 들 수도 있다는 사실을 확실히 깨달았다.

나이를 먹는 것은 선택할 수 있는 일이 아니지만, 뇌가 나이보다 늙어 보이고 더 나이 먹은 느낌이 드는 것은 자기 선택에 따라 얼마든지 달라질 수 있다!

다음은 세 사람의 뇌를 촬영한 SPECT 스캔 영상이다. 하나는 건강한 뇌, 다른 하나는 알츠하이머병 환자의 뇌, 그리고 나머지 하나는 과체중이고 수면무호흡증이 있는 사람의 뇌다.

정상적인 뇌

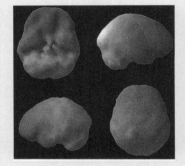

완전하고 일정하며 대칭적인 활동

알츠하이머병에 걸린 뇌

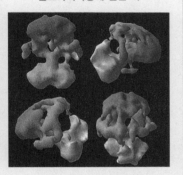

뒤쪽 절반이 죽어가는 뇌

과체중이고 수면무호흡증이 있는 사람의 뇌

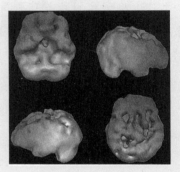

활동이 저조한 여러 영역들

각 스캔 영상의 좌측 상단은 뇌 아래에서 촬영한 것이고, 우측 하단은 위에서 내려다본 것이다. 우측 상단과 좌측 하단은 뇌의 측면에서 촬영한 것이다. 스캔 영상의 구멍은 실제 구멍이 아니라 혈류와 활동 패턴이 눈에 띄게 저조한 영역을 나타낸다.

이 3가지 중에서 당신은 어떤 뇌를 원하는가? 누가 가장 오래 살고 가장 효과적으로 기능하는 젊은 뇌를 가지게 될까? 답은 확실하다.

뇌 촬영 작업을 통해 확인한 바로는 확실히 나이를 먹을수록 뇌 표면 전체에서 활동이 감소한다. 생활 방식에 대해 진지하게 고민하지 않는다면, 평생에 걸쳐 내리는 수많은 나쁜 결정이 노화에 부정적인 영향을 미친다. 질 낮은 식사, 만성 스트레스, 수면 부족, 과음, 불법 약물, 위험한 행동, 환경 유해물질 노출 등을 비롯한 수많은 요인이 뇌가 조기에 사망하도록 만든다. 게다가 불행히도 대부분의 사람들은 인지 능력이 점점 떨어지는 것을 그냥 정상적인 노화라고 받아들인다.

최근 나는 기업의 고위 간부인 토드와 인터뷰를 했다. 그는 53세인데 기억력이 형편없다고 말했다.

"그럴 만한 나이란 건 알아요. 늙어가는 거죠. 열쇠를 어디 두었는지 모를 때가 많아요. 냉장고 달걀 넣어두는 칸에서 찾은 적도 몇 번 있어요."

"그건 절대로 정상이 아닙니다. 저는 쉰일곱 살인데 기억력이 예전 못지않게 좋아요. 사람들은 기억력 문제와 나쁜 습관을 정당화하기 위해서 그런 식으로 자신에게 사소한 거짓말을 합니다. 그러나 현실을 부정하면 필요한 도움을 받을 수 없습니다. 당신의 식습관은 어떤지, 운동은 어떻게 하고 있는지 말해보세요."

토드는 운동 이야기가 나오자 눈이 빛났다.

"저는 일주일에 다섯 번 운동해요. 장거리를 달려도 끄떡없죠."

뭔가 명쾌하지 않았다.

"그럼 식습관은요?"

그는 땅바닥을 내려다보았다.

"그다지 좋지 않아요. 매일 아침 출근길에 차 안에서 다이어트 코크와 팝 타르트(켈로그에서 나오는 인스턴트 파이-옮긴이)를 먹어요. 점심과 저녁도 별로 다를 바 없고요.”

자동차에 독성 연료를 넣으면 당연히 성능이 감소한다. 몸에 독성 연료를 넣으면 뇌가 망가지는 것도 당연하다. 아무리 열심히 운동을 하더라도 말이다.

“당신한테 100만 달러짜리 경주마가 있다면 그런 쓰레기 음식을 먹이겠습니까?”

“당연히 아니죠.”

“당신은 경주마보다 훨씬 더 가치 있는 존재입니다. 이제부터는 자신을 좀 더 사랑하고 존중해보세요.”

그를 격려하며 인터뷰를 마쳤다.

석 달 후, 토드를 다시 만났을 때 그는 기억력이 상당히 좋아졌다고 말했다. 그리고 식사 때마다 내가 한 말이 계속 생각난다고 했다. 나는 이 책을 읽고 있는 당신에게도 똑같은 일이 일어나기를 바란다.

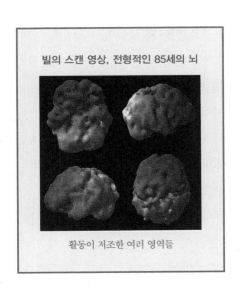

빌의 스캔 영상, 전형적인 85세의 뇌

활동이 저조한 여러 영역들

85세인 빌에게는 그 나이에 볼 수 있는 전형적인 스캔 영상이 나왔다. 그는 은퇴한 기업 간부인데, 늘 피곤하다고 불평했다. 또한 기억력 문제로 고생했고, 고혈압, 콜레스테롤, 흉부 통증 때문에 4가지 약을 먹고 있었다.

"나이 먹는 게 정말 싫어요."

그는 말했다(앞으로 보게 되겠지만, 우리가 나이 먹는 것에 대해 사용하는 언어는 매우 중요하다). 당연히 그의 SPECT 촬영 결과는 전반적으로 활동이 저조한 늙은 뇌를 보여주었다.

우리는 뇌 촬영 작업을 하면서 남녀를 불문하고 나이가 많은 사람들의 뇌도 외적으로나 기능적으로 놀라운 수준을 보일 수 있다는 사실을 확인했다. 그런 사람들의 생활 방식을 보면 뇌가 건강하게 기능하고 있음을 알 수 있다. 그들의 삶은 뇌 활동이 저조한 사람들보다 훨씬 생동감이 넘치며 진지하다. 게다가 이 책에서 소개할 '뇌가 건강해지는 습관'을 유지하는 경우가 많다. 흥미롭게도 그런 사람들은 나이 먹는 게 싫다는 말을 전혀 하지 않는다. 그들 대부분이 경험과 관계에 감사하고, 뒤를 돌아보는 게 아니라 앞을 바라보며 산다.

도리스 랩 박사가 좋은 예다. 그녀는 82세고, 다른 사람을 돕는 데 평생을 바쳐온 선구적인 의사다. 그녀는 '환경 의학과 알레르기의 어머니'로 불린다. 도리스는 적당한 체중을 유지하고, 열심히 운동하고, 영양이 풍부한 식사를 하고, 평생 배움의 기회를 찾으며 살아왔다. 그녀는 예리한 지성을 갖췄으며, 친구가 많고, 아직도 일반 환자와 전문가들에게 상담을 해준다.

나는 잘 풀리지 않는 환자가 있으면 종종 그녀에게 전화를 건다. 특히 환경 유해물질이나 식품 알레르기 문제가 의심되는 경우에는 더욱 그렇다. 도리스의 SPECT 스캔 영상과 생활 습관은 건강한 뇌 상태를 보여준다. 앞으로 보게 되겠지만, 뇌에 이로운 영리한 결정을 하면 노화를 늦추는 것은 물론이고, 많은 경우 역전시킬 수도 있다.

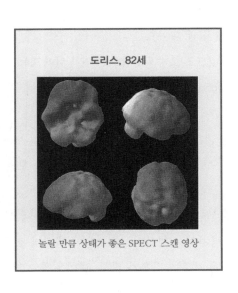

도리스, 82세

놀랄 만큼 상태가 좋은 SPECT 스캔 영상

에이멘클리닉에서 배운 교훈을 바탕으로 뇌와 몸이 젊어지는 방법을 이 책에서 공개할 것이다. 여기서 소개하는 프로그램의 단계를 따라 하면, 젊어 보이고 장수할 수 있으며 치매에 걸릴 위험이 줄어든다. 또한 기억력과 기분이 좋아지고, 주의력과 활력이 개선될 가능성이 엄청나게 커진다. 이런 장담을 함부로 하면 안 된다는 것을 안다. 그러나 사람들이 이 과정에 참여하면서 실제로 삶의 모든 측면이 긍정적으로 변화하는 것을 보았다. 그저 시간을 조금 투자해서 자신의 상황에 맞게 프로그램을 조정하고, 일상생활의 일부로 만들기만 하면 된다. 일단 시작하기만 하면, 거기서 얻은 이익은 평생을 갈 것이다.

뇌가 달라지면 인생도 달라진다

우리가 48세의 카를로스를 처음 보았을 때, 그는 온갖 근심과 걱정, 부정적인 생각, 우울함, 분노로 가득 차 있었다. 그는 집중력에도 문제가 있었다. 어릴 때 확진을 받은 건 아니지만 난독증 증세가 있었고, 과거에 술을 많이 마셨다. 건강 습관도 끔찍했다. 몸무게는 120킬로그램이 넘었고, 뇌 상태가 심각한 수준이었다. 이 모든 것이 감정 상태에 좋은 영향을 미칠 리 없었다. 카를로스가 처음 촬영한 SPECT 스캔 영상을 보면 알 수 있다.

카를로스는 우리가 제안한 프로그램에 완전히 몰입했다. 그는 분석적인 사람이라서 프로그램의 원리를 잘 이해했다(이 책에서 소개하려는 것과 같은 프로그램이다). 10주가 지난 후 11킬로그램이 빠졌고, 30주 후에는 23킬로그램이 빠졌다. 중요한 것은 기분, 활력, 기억력 또한 좋아졌다는 점이다. 그는 10년은 더 젊어 보였고, 본인이 느끼기에도 그랬다.

카를로스는 프로그램의 원리를 배우고 그대로 따라 하는 과정에서 우울함과 짜증을 다스리기 위해 과식하던 습관을 끊었다. 그리고 뇌가 건강해지는 음식을 충분히 자주 먹었기 때문에 활력이 떨어져 스트레스에 취약해지는 일도 더 이상 일어나지 않았다.

그는 겉보기에도 완전히 다른 사람이 됐지만, 내부적으로도 극적인 변화가 확인되었다. 나중에 촬영한 SPECT 스캔 영상을 보면 뇌 활동이 전반적으로 증가한 것을 알 수 있다. 그는 프로그램에 참여한 후로 뇌가 달라졌고, 그 과정에서 인생도 달라졌다!

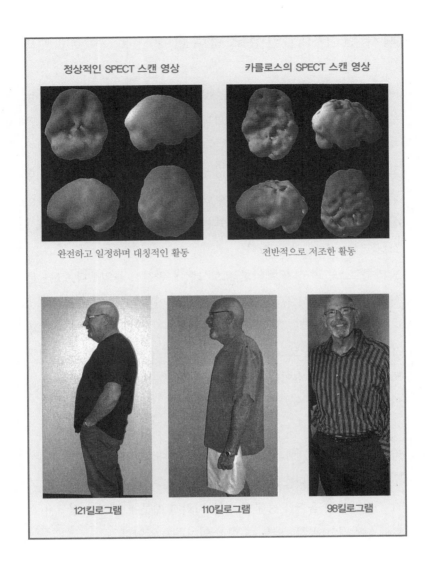

정상적인 SPECT 스캔 영상　　　카를로스의 SPECT 스캔 영상

완전하고 일정하며 대칭적인 활동　　　전반적으로 저조한 활동

121킬로그램　　　110킬로그램　　　98킬로그램

내가 카를로스의 사례에서 가장 좋아하는 부분은 따로 있다. 그의 아내는 과체중이 아니었지만, 남편이 성공하는 것을 본 후로 뇌가 건강한 가정을 만들기 위해 프로그램을 시작했다. 그리고 4.5킬로그램을

감량했다. 그다음에는 카를로스 부부의 14세 딸도 프로그램에 참여했다. 카를로스의 성공은 그가 사랑하는 모든 사람들에게 영향을 주었다.

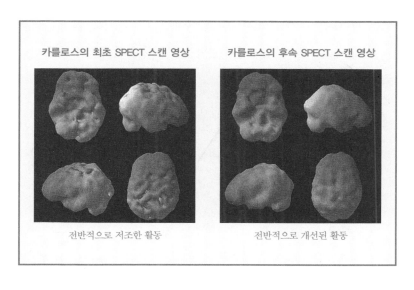

그로부터 2년이 지난 뒤 카를로스를 다시 만났는데, 그는 여전히 근사해 보였다. 나는 어쩌면 그렇게 꾸준히 잘할 수 있느냐고 물었다.

"어렵지 않아요. 저한테 맞게 프로그램을 조정하면 돼요."

당신도 할 수 있다. 내가 제안하려는 것은 전혀 어렵지 않다. 그저 지속적인 노력이 필요할 뿐이다.

에이멘클리닉의 뇌 촬영 작업은 20년이 넘도록 환자 진료의 길잡이가 되어주었다. 나는 그간의 경험을 바탕으로 다음과 같이 간단한 7가지 원리를 이끌어냈다. 이 7가지 원리는 우리가 하는 모든 작업의 기준이 되고, 프로그램의 기초를 형성한다.

뇌를 바꾸고 삶의 모든 측면을 변화시키는 7가지 원리

1. 뇌는 생각, 느낌, 행동, 인간관계 등 우리가 하는 모든 일에 관여한다.
뇌는 성격, 인격, 지능, 의사 결정을 주관하는 기관이다. 그리고 앞으로 알게 되겠지만, 우리가 어떤 판단을 하느냐에 따라 장수할지 아니면 일찍 죽을지가 결정된다.

- 충분히 먹었을 때 그만 먹으라고 말해주는 것은 뇌다. 혹은 아이스크림을 한 통 더 퍼먹게 내버려두는 것도 뇌다. 그러나 후자를 선택했을 때는 결국 배가 터질 것 같고, 나른하고, 우울한 느낌이 든다.
- 조심해서 운전하라고 일깨워주는 것은 뇌다. 혹은 고속도로에서 속도를 내라고 부추기는 것도 뇌다. 그러나 후자를 선택했을 때 결국 과속 딱지를 떼거나, 사고가 나거나, 저세상으로 갈 수 있다.
- 집중력과 동기와 성공을 유지시켜주는 것은 뇌다. 혹은 주의력을 방해하거나 불안을 일으켜 인생에서 뒤처지게 하는 것도 뇌다.
- 마음의 평화와 행복과 사랑을 유지하게 해주는 것은 뇌다. 혹은 기분을 엉망으로 만들고 관계에 갈등을 일으키는 것도 뇌다.
- 전체적인 인체 시스템의 '관제탑' 기능을 하는 것은 뇌다.
- 몸과 마음과 삶을 운영하는 모든 측면에서 가장 많은 기여를 하고, 관심과 배려를 받아 마땅한 것은 뇌다!

2. 뇌가 제대로 작용해야 삶이 제대로 돌아간다. 뇌에 문제가 생기면 삶에 문제가 생길 가능성이 훨씬 커진다.

뇌가 건강하면,
- 더 행복해지고
- 더 건강해지고
- 더 부유해지고
- 더 현명해지고
- 더 유능해지고
- 더 나은 결정을 내릴 수 있으므로 장수에 도움이 된다.

이유야 어찌 됐건 뇌가 건강하지 못하면,
- 더 우울해지고
- 더 아파지고
- 더 가난해지고
- 더 어리석어지고
- 더 무능해지고
- 더 나쁜 결정을 내릴 가능성이 커진다.

3. 뇌는 우주에서 가장 복잡한 기관이다. 즉 손상과 노화에 매우 취약하다. 세상에 인간의 뇌만큼 복잡한 것은 없다. 정말이다. 뇌에는 1000억 개의 세포가 있는 것으로 추정된다. 뇌세포 하나하나는 다른 수많은 세포와 일대일로 연결되어 있다. 즉 인간의 뇌에는 우주의 별보다도 많은 세포 간 연결 통로가 있다! 모래 알갱이 크기의 뇌 조직 한 조각에는 뉴런 10만 개와 서로 간에 통신하는 연결 통로 10억 개가 들어 있다.

뇌는 80퍼센트가 물이다. 수분은 뇌 건강에 매우 중요하다. 또한 고체 상태의 뇌 무게 중 60퍼센트가 지방이다. 따라서 몸의 지방량에 이상이 생기면 뇌가 손상될 수 있다. 뇌는 체중의 2퍼센트에 불과하지만 우리 몸이 소비하는 칼로리의 20~30퍼센트를 사용한다. 아침이나 저녁에 먹은 것 중 약 4분의 1이 뇌에 공급된다. 뇌는 우리 몸의 산소와 혈류 중 20퍼센트를 소비한다. 그리고 절대로 쉬는 법이 없다 (깊은 잠을 잘 때도 마찬가지다). 뇌는 높은 대사율 때문에 활성산소를 굉장히 많이 생성한다. 즉 항산화 작용이 원활하지 않으면 뇌가 손상될 수 있다.

뇌는 우리 몸에서 '가장 많은 에너지를 소비하고 가장 가치가 높은 자산'이다. 그리고 삶을 운영하는 '관제탑'이라고 불릴 이유가 충분하다.

4. 뇌는 매우 부드럽다. 말랑한 버터, 두부, 커스터드와 비슷한 농도다. 뇌는 날카로운 뼈 같은 융선(ridge)이 여러 군데 돌출된 단단한 두개골 안에 들어 있다.

뇌 부상은 중요하다. 뇌가 다치면 인생이 완전히 망가질 수 있다. 뇌 촬영이 널리 이용된 지 얼마 되지 않았기 때문에 뇌 부상이 얼마나 중요한지 제대로 아는 사람들이 극히 드물다. 2008년 〈월 스트리트 저널〉 1면 기사에서 토머스 버튼은 뇌 부상으로 인해 다음과 같은 결과가 생길 수 있다는 연구를 인용했다.

- 노숙
- 정신병
- 우울증과 불안
- 알코올 · 약물 중독
- 자살
- 학습 장애

건강을 유지하고 싶다면, 제일 먼저 뇌를 보호하는 일부터 시작해야
한다.

5. 우리는 뇌 촬영 작업을 통해 사람들이 어떻게 하느냐에 따라 노화가 촉
   진되어 뇌가 나이보다 늙어 보이고 더 나이 먹은 느낌이 들 수도 있고,
   반대로 노화가 둔화되어 뇌가 훨씬 젊어 보이고 나이를 거꾸로 먹는 느
   낌이 들 수도 있다는 사실을 분명히 확인했다.

이는 에이멘클리닉에서 수많은 스캔 영상을 관찰하고 내린 결론이
며, 내가 이 책을 쓰는 가장 큰 이유기도 하다. 사람들은 매일 반복되
는 행동이 뇌의 건강을 돕거나 해치고 있음을 알아야 한다.

대부분의 사람들은 스스로 인정하는 것보다 훨씬 더 자신의 건강
에 책임이 있다. 물론 건강한 유전자를 물려받은 것이 도움이 될 수
있지만, 유전자 또한 어떤 행동을 하느냐에 따라 활성화되거나 활성
화되지 않는다. 최근 연구에 따르면, 장수를 결정하는 유전자의 몫은
약 30퍼센트에 불과하다고 한다. 나머지 70퍼센트는 후천적인 습관
에 달려 있다. 생활 습관이 뇌의 나이를 결정하고, 결국 얼마나 오래,
얼마나 잘 살 수 있을지를 결정한다.

뇌 건강은 다음과 같이 한 문장으로 요약할 수 있다.

나쁜 것을 피하고 좋은 것을 하라.

물론 이 한 문장을 뒷받침하는 원리에 대해서는 좀 더 설명이 필요하다.

다음은 뇌의 노화를 촉진하고, 수명을 깎아먹는 문제와 행동이다.
뇌를 무사히 유지하면서 장수하고 싶다면 가능한 한 다음과 같은 것
을 피하라.

- 일관성이 없고 진지하지 못한 행동, 건강에 부정적인 영향을 미치는 결정
- 건강하지 않은 친구, 긍정적인 지지를 얻을 수 없는 인간관계 : 함께 시간을 보내는 사람들이 어떤 사람인지가 중요하다. 사람들은 전염성이 있다. 따라서 건강하지 않은 사람들과 시간을 보내면 뇌를 망치는 생활 방식을 따라 할 가능성이 훨씬 커진다. 그렇다고 건강하지 않은 습관을 가진 친구나 가족 모두와 연을 끊으라는 말은 아니다. 그러나 장수하고 싶다면, 그들과 보내는 시간을 줄이고 건강한 사람들과 어울리도록 노력하는 것이 좋다.
- 뇌 부상
- 유해물질
  - 약물 : 불법 약물은 물론이고, 벤조디아제핀(중추신경안정제의 일종-옮긴이)이나 진통제 같은 합법적인 약물 다수
  - 음주 : 일주일에 서너 잔 이상
  - 흡연
  - 카페인 과다 섭취 : 하루에 300밀리그램 이상(종이컵 3잔 분량의 커피)
  - 환경 유해물질 : 농약, 유기용제, 프탈레이트(PVC 등을 유연하게 만들어 가공성을 높이는 가소제의 일종-옮긴이), 곰팡이 등
  - 항암 화학요법으로 인한 케모 브레인(항암 치료 후 흔히 나타나는 인지능력 감퇴 현상-옮긴이)
  - 항암 화학요법은 암세포를 죽이지만 정상 세포도 손상시킬 수 있다. 화학요법을 받은 적이 있거나 받아야 한다면, 반드시 의료 전문가와 상의하고 뇌 건강을 해치지 않도록 유의하라.
- 염증 : 만성 염증은 수많은 노인성 질환(암, 당뇨, 심장병, 알츠하

이머병 등)의 주요 원인이다. 활성산소 생성, 비타민 D나 오메가 3 부족, 오메가 6 과다, 육류 및 당분 과다 섭취, 당뇨, 장기적 감염, 치은염 및 치주염, 스트레스 등이 염증을 일으킬 수 있다.

• 활성산소 또는 인체에 유해한 분자 : 마치 녹이 슬어 자동차가 망가지는 것처럼 활성산소는 세포를 공격하고, DNA를 손상시키고, 노화를 촉진한다. 담배, 트랜스지방, 과도한 태양광 노출, 탄 고기, 농약, 지나친 운동, 갑상선 항진증, 염증 등을 피해야 한다. 활성산소에 대항하는 항산화제를 얻으려면 과일과 채소를 섭취하는 것이 좋지만, 일명 '더티 더즌dirty dozen'을 조심하고 되도록 유기농 작물을 구입한다(더티 더즌이란 잔류 농약 함량이 높은 대표적인 12가지 작물, 즉 털복숭아, 사과, 블루베리, 파프리카, 셀러리, 천도복숭아, 딸기, 체리, 수입산 포도, 시금치, 케일, 감자를 말한다).

• DNA 및 텔로미어 손상 : 기다란 DNA 가닥 끝에는 텔로미어라는 '캡'이 있다. 이 캡은 신발 끈 끝에 플라스틱 재질로 마무리한 부분과 아주 비슷하다. DNA 캡의 목적은 DNA가 풀리지 않게 하는 데 있다. 텔로미어는 세포가 분열할 때마다 조금씩 없어진다. 약 60번쯤 분열하면, 그 뒤에는 완전히 사라져 DNA가 풀리고 만다. 염증, 활성산소, 비타민 부족, 오메가 3 지방산 부족 등은 텔로미어를 닳게 해서 세포의 수명을 줄일 수 있다. 유타 대학교 유전학 교수 리처드 코손의 연구팀은 텔로미어가 짧아지는 것이 수명 단축과 관계가 있음을 발견했다. 60세 이상인 사람들 중에서 텔로미어가 짧은 사람들은 심장병으로 사망할 확률이 세 배 더 높고, 감염성 질환으로 사망할 확률은 여덟 배 더 높다.

- 의학적 문제

  - 치은염 및 치주염
  - 심장병
  - 당뇨
  - 테스토스테론 호르몬 과다 또는 부족
  - 갑상선호르몬 과다 또는 부족
  - 오메가 3 지방산 부족
  - 철분 과다로 인한 산화 스트레스 증가
  - 알레르기
  - 만성 불면증 또는 수면무호흡증

  - 고혈압
  - 소화기 문제
  - 비타민 D 부족

- 건강하지 못한 체중 증가 또는 비만 : 체중이 늘면 뇌 크기가 줄어든다(이 말에 겁을 먹고 당장 살을 빼기 바란다!).
- 일반적인 미국식 식습관
  - 당분 : 지나치게 많은 당분과 단백질 및 지방이 결합하면 최종당화산물(AGE, Advanced Glycation End product)이라는, 노화를 촉진하는 분자들이 형성된다. 미국심장협회에서 현재 권장하는 당분 섭취량은 여성의 경우 하루에 100킬로칼로리 이하, 남성의 경우 하루에 150킬로칼로리 이하다.
  - 트랜스지방
  - 칼로리 과다
- 운동, 끈기, 체력 부족
- 새로운 배움 기회 부족
- 정신 건강과 관련된 문제 또는 만성 스트레스
  - 우울증
  - 부정적인 사고 패턴

- 불안감 과다 또는 부족
- 흥분 추구 성향 또는 충동적 행동
- 노화에 대한 부정적인 생각
- 뇌 회복이 필요한 경우 재활 노력 부족
- 건강 보조제 과다 또는 부족
- 인생의 의미와 목적 없음
- 뇌의 작용에 대한 무지

그럼 사는 재미가 없잖아요?

우리는 미국의 42개 주와 7개 국가에서 고등학생을 대상으로 'Making a Good Brain Great'라는 뇌 개선 프로그램을 진행하고 있다. 이 프로그램을 통해 10대 학생들에게 뇌를 관리하는 방법을 가르쳐준다. 뇌를 개선하고 그 상태를 유지하기 위해 피해야 할 것을 알려주면, 항상 '삐딱한' 남학생이 불쑥 끼어들곤 한다.

"그럼 뭔 재미로 살아요? 사는 재미가 없잖아요?"

그런 질문이 나오면, 우리는 다음과 같은 활동을 시작한다. '좋은 뇌를 가진 사람과 나쁜 뇌를 가진 사람 중에서 누가 더 사는 재미를 느낄까?'를 알아보는 활동이다.

예쁜 여자와 데이트하고 사귈 기회를 얻을 사람은 누구일까? 좋은 뇌를 가진 남자일까 아니면 나쁜 뇌를 가진 남자일까? 물론 좋은 뇌를 가진 남자다!

항상 일관적인 행동으로 부모의 신뢰를 얻어 좀 더 자유로울 사람은 누구일까? 좋은 뇌를 가진 10대일까 아니면 나쁜 뇌를 가진 10대일까? 물론 좋은 뇌를 가진 10대다!

우수한 성적을 받고 행동에 일관성이 있어서 원하는 대학에 갈 사람은 누구일까? 좋은 뇌를 가진 학생일까 아니면 나쁜 뇌를 가진 학생일까? 물론 좋은 뇌를 가진 학생이다!

살면서 더 나은 결정을 내리기 때문에 좋은 직업을 구하고, 돈을 많이 벌고, 의미 있는 관계를 오래 유지하고, 장수할 사람은 누구일까? 좋은 뇌를 가진 사람일까 아니면 나쁜 뇌를 가진 사람일까? 물론 좋은 뇌를 가진 사람이다!

이쯤 되면 뇌를 망가뜨리는 행동을 정당화하려던 10대 학생들이 잠잠해진다.

다음은 뇌의 노화를 둔화시키는 전략과 행동이다. 뇌를 무사히 유지하면서 장수하고 싶다면 다음과 같은 행동을 실천해보자.

- 바람직한 결정을 내린다. 일관적이고, 진지하고, 신중한 행동은 장수와 관련해 제일 먼저 손꼽히는 요소다.
- 긍정적이고 건강한 지지를 해주는 친구 또는 가족과 어울린다.
- 뇌 부상을 예방한다.
- 주변 환경에서 유해물질을 제거한다.
- 음주량을 일주일에 넉 잔 이하로 제한한다.
- 지나친 활성산소 생성을 예방한다.
- 건강한 DNA 복구 메커니즘이 작용하고, 텔로미어 길이가 늘어나도록 노력한다. 생선기름, 멀티비타민, 녹차는 텔로미어 길이 연장과 관련이 있다.
- 신체 건강 유지

– 염증을 줄이기 위해 노력한다.

– 치은염 및 치주염과 소화기 문제를 예방한다.

– 갑상선호르몬, 테스토스테론 등 기타 필수 호르몬을 적절한 수준
 으로 유지한다.

– 비타민 D와 오메가 3 지방산 같은 영양 성분을 건강한 수준으로
 유지한다.

– 운동을 하고 끈기와 체력을 기르는 훈련을 한다.

– 밤에 7~8시간 숙면을 취한다.

– 적절한 체중을 유지하고 칼로리를 지혜롭게 소비한다.

• 뇌와 몸에 도움이 되는 건강한 영양 상태를 유지한다.

– 질 좋은 칼로리를 섭취하되 너무 많이 먹지 않는다.

– 물을 충분히 마시고 칼로리 높은 음료는 피한다.

– 지방 없는 단백질을 섭취한다.

– '똑똑한(혈당 지수가 낮고 섬유질이 많은)' 탄수화물을 섭취한다.

– 건강한 지방만 섭취하되 특히 오메가 3 지방산이 함유된 식품을
 먹는다.

– 항산화제를 많이 얻기 위해 다양한 색깔의 채소를 섭취한다.

– 뇌가 건강해지는 허브와 양념을 사용해 음식을 조리한다.

– 당분을 피한다.

• 끈기와 체력을 기르기 위해 운동을 한다.

• 평생 배우려는 태도를 유지한다.

• 심호흡과 명상 등 스트레스 관리에 효과적인 습관을 들인다.

• 정신 건강을 유지하기 위해 노력하고, 지나치게 불안해하거나
 우울해지지 않도록 한다.

– 비정상적인 행동을 하지 않도록 건강한 불안 수준을 유지한다.

- 낙관적인 기분을 유지한다.

- 노화를 긍정적으로 생각한다.

• 뇌 회복이 필요한 경우 재활을 위해 노력한다(뉴로피드백, 고압산
  소 치료 등).

• 적절한 영양 보조제를 섭취한다.

- 멀티비타민을 섭취한다.

- 오메가 3 지방산 보조제를 섭취한다.

- 비타민 D 보조제를 섭취한다.

- 자신의 뇌 유형에 적합한 맞춤 보조제 섭취를 고려한다.

• DNA를 보호하고 복구하기 위해 노력한다. DNA를 보호하려면
  산화와 염증을 예방하고 유해물질을 피해야 한다. 그리고 녹차,
  오메가 3 지방산, 멀티비타민, 치아 또는 퀴노아(둘 다 남미 지역
  이 원산지인 식물로 각종 영양 성분이 풍부해서 완전식품으로 알려져
  있음-옮긴이) 등의 슈퍼푸드, 해초와 해조류, 다양한 양념류도 도
  움이 될 수 있다.

• 인생의 의미와 목적을 찾는다.

• 뇌 건강 상태를 인지한다.

6. 보지 않으면 어떻게 알 수 있겠는가? 에이멘클리닉에서는 환자의 현재
   뇌 기능 상태를 파악하고, 가장 적절한 조치를 취하기 위해 SPECT 촬
   영을 활용한다.

1991년 처음으로 내 뇌를 SPECT 스캔 영상으로 보고 난 뒤 SPECT
촬영의 효과가 얼마나 강력한지를 알았다. 자신의 뇌를 본 사람들은
행동이 달라지기 때문이다.

일반적인 지능을 가진 사람들은 새로운 정보를 알게 되면 행동이

달라진다.

SPECT 스캔 영상은 치매, 기억력 문제, 뇌 부상, 우울증, 강박증, 약물중독, 주의력결핍 과잉행동장애(ADHD), 분노 문제 등으로 고생하는 환자를 도울 수 있는 많은 정보를 주기 때문에 굉장히 유용하다. 자세한 임상 병력 분석과 더불어 스캔 영상을 활용하면, 환자의 고유한 뇌 패턴에 적합한 맞춤 치료를 하는 데 도움이 된다. 또한 뇌를 최적화하기 위해 더 자연스러운 치료 방법을 찾는 데도 효과적이다.

자연스러운 치료를 선호하는 이유는 일반적으로 사용하는 약물 치료가 스캔 영상에서 유해한 것으로 나타나는 경우가 있기 때문이다. 스캔 영상은 환자가 뇌를 친밀하게 느끼고, 자발적으로 뇌를 돌보게 한다는 데 중요한 의의가 있다고 할 수 있다.

모든 의료계 종사자가 임상 진료에서 SPECT 뇌 촬영을 지지하는 것은 아니다. 그러나 지지하는 사람들이 점점 늘어나고 있다. 세계 곳곳에서 SPECT 뇌 촬영을 진료에 활용하고 싶어 하는 의사들이 수시로 문의를 해온다. 길잡이가 되어줄 뇌 촬영 수단이 없으면, 제아무리 의사라도 환자의 장수와 젊음 유지를 돕기 위해 무엇을 해야 하는지 확신할 수 없다.

제10장에서 자신의 뇌를 촬영할 수 없는 경우 SPECT 뇌 촬영을 어떤 식으로 활용할 수 있는지를 자세히 설명할 것이다.

7. 누구도 현재 뇌를 가지고 억지로 살 필요가 없다. 지금까지 뇌를 잘 돌보지 못했다고 해도 노력하면 좋아질 수 있다. 뇌를 바꾸는 것은 물론이고, 인생도 변화시킬 수 있다.

이것은 의학 역사상 가장 획기적인 진전이라 할 만하다. 이 희망적인 메시지는 1991년 이후로 우리가 하는 일의 원동력이 되었다. 에이멘클리닉에서는 카를로스의 경우처럼 수많은 사람들의 '비포 & 애프터' 스캔 영상을 비교해왔다. 그리고 뇌에 이로운 영리한 맞춤 조치를 시행하면, 뇌의 물리적 작용이 향상되고 기능적으로 젊어질 수 있다는 것을 확인했다. 지금까지 뇌를 잘 돌보지 못했더라도 충분히 가능하다!

대부분의 사람들은 나쁜 행동을 하면 더 빨리 늙는다는 것을 직관적으로 안다. 흡연자의 피부나 메탐페타민 중독자의 수척한 외모 또는 알코올 의존증 환자의 인지능력 감퇴에서 그 사실을 확인할 수 있다. 불행히도 내 경험상 대부분의 사람들은 신체 건강이 인지능력 및 정신 건강에 어떤 영향을 미치는지를 잘 모른다.

예를 들어 나는 몇몇 여성 사업가들과 흥미로운 프로젝트를 진행한 적이 있다. 확실히 뇌가 잘 돌아가면 사업도 잘 돌아간다! CEO 중 한 사람인 티나는 우울증과 비만, 당뇨병으로 고생하고 있었다. 그녀의 뇌를 촬영한 SPECT 스캔 영상은 끔찍했다.

티나는 몇 년 전 당뇨병 진단을 받았지만 건강을 돌보기 위해 무엇을 할 만한 시간이 없었다고 말했다. 하지만 그녀는 언젠가는 짬이 날 거라고 기대했다. 나는 속으로 혼잣말을 했다.

'이 사람 제정신이 아니군.'

다행히 정상적인 PFC(뇌 앞쪽 3분의 1을 차지하는 전전두피질) 덕분에 나는 그 말을 입 밖으로 내지 않았다. 대부분의 사람들과 마찬가지로 티나는 당뇨가 뇌를 손상시킨다는 사실을 알지 못했다. 당뇨는 혈관(뇌와 연결된 혈관 포함)을 망가뜨리고 알츠하이머병에 걸릴 위험을 두 배로 높인다. 비만 역시 알츠하이머병을 비롯해 30가지 의학적 질환을 일으킬 위험이 있다.

당뇨와 비만을 관리하지 않으면 우울증이 생길 수 있고, 우울증은 그 자체만으로 알츠하이머병의 또 다른 위험 인자다.

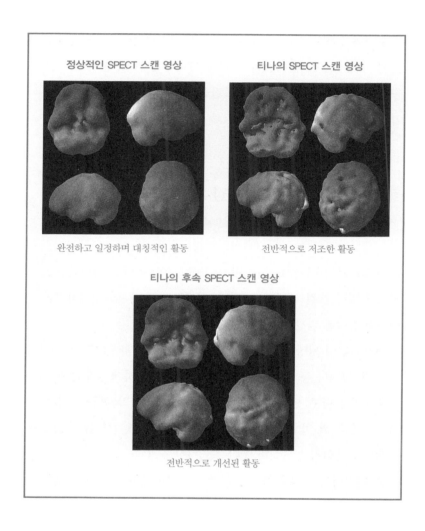

정상적인 SPECT 스캔 영상

티나의 SPECT 스캔 영상

완전하고 일정하며 대칭적인 활동

전반적으로 저조한 활동

티나의 후속 SPECT 스캔 영상

전반적으로 개선된 활동

나는 티나를 바라보며 말했다.

"뇌가 제대로 작용하지 않으면 당신 삶에서 아무것도 제대로 되지 않을 겁니다. 특히 사업이 더 그럴 거예요. 건강에 이상이 있다는 건

'뇌의 비상사태'를 나타내는 신호입니다. 당장 체중과 당뇨부터 관리해야 합니다. 그러면 기분도 더 좋아질 거예요."

우리와 함께한 이후로 티나는 18킬로그램을 뺐고, 당뇨를 관리하는 중이며, 기분도 좋아졌다. 그러자 그녀는 훨씬 더 젊어 보이고 마음도 젊어진 느낌이었다. 게다가 집중력, 활력, 판단력이 개선되어 사업도 엄청나게 성장했다.

전혀 어렵지 않고 박탈감을 느낄 필요도 없다! 영리한 선택과 바람직한 결정이 관건이다

책을 읽다보면 여기 소개된 전략이 전혀 어렵지 않고 박탈감을 느낄 필요도 없다는 걸 알게 될 것이다. 이 프로그램의 핵심은 '영리한 선택과 바람직한 결정'이다.

마음가짐이 가장 중요하다. 뭔가 빼앗긴다는 생각을 하면, 거부감이 든다. 그러나 몸과 마음이 건강한 상태로 행복하게 장수할 수 있는 선물을 받는다고 생각하면, 프로그램을 유지하기가 쉬울 것이다. 실제로 마음을 잘 먹으면, 삶에서 건강을 훔치려고 안간힘을 쓰는 모든 사람들을 물리치고 확실하게 건강을 지킬 수 있다.

요즘의 나는 건강을 훔치려고 하는 습관이나 음식 대신 내게 도움이 되는 습관이나 음식에만 관심을 가진다. 예를 들어 예전에는 로키로드 아이스크림(견과류와 마시멜로가 들어간 초콜릿 아이스크림-옮긴이)을 굉장히 좋아했지만 더 이상 먹지 않는다. 당분과 칼로리가 높아 비만과 염증의 원인이 되고, 뇌세포를 일정치 못하게 활성화하며, 아무것도 안 먹은 것처럼 뇌를 속이는 지방인 팔미트산이 들어 있음을 알았기 때문이다. 아이스크림 한 통을 절반쯤 먹고도 한 통 더 먹고 싶다는 생각이 드는 데는 다 이유가 있었다. 내가 좋아하는 간식인 무지방 요구르트와 블루베리를 먹을 때는 그런 일이 일어나지 않는다.

이 프로그램에서 성공하려면 PFC를 잘 활용해 미리 계획하고 앞서 생각할 수 있어야 한다. PFC를 강화하면 집중력과 판단력이 개선되고, 행동하기 전 충동을 통제하는 능력이 몰라보게 좋아진다. 이 책에서는 PFC를 강화하고 더 나은 결정을 내려 인생의 목표를 향해 순조롭게 나아갈 수 있는 여러 가지 방법을 제시할 것이다. 그리고 PFC 외에도 감정을 주관하는 대뇌변연계가 튼튼해야 건강을 지키기 위한 노력을 꾸준히 유지하며 프로그램을 성공적으로 진행할 수 있다.

지금 당장 프로그램을 시작해야 하는 이유

이 책에서 소개하는 '뇌가 건강해지는 전략'을 실행하면 유전자보다 더 똑똑해질 수 있고, 노화를 늦추거나 역전시켜서 단시간에 몸과 마음이 젊어질 수 있다. 새로운 건강 습관을 실천한 지 불과 3개월 만에 기대 수명이 늘어난 것을 확인시켜주는 연구 결과도 있다. 이 책에 설명된 프로그램을 따라 하면 당신의 뇌도 8주 안에 젊어질 수 있다.

나는 강의를 할 때 청중에게 종종 질문한다.

"여러분 중 여든다섯 살 이상 살고 싶은 분이 몇이나 됩니까?"

그러면 대부분이 손을 든다. 나는 계속해서 묻는다.

"여든다섯 살 이상인 사람들 중 50퍼센트가 알츠하이머병 및 기타 치매로 진단받거나 그런 증상을 보인다는 사실을 알고 계십니까?"

이 통계는 항상 사람들의 관심을 끈다. 아마 당신도 귀가 솔깃해졌을 것이다.

알츠하이머병은 치매와 어떻게 다른가? 치매는 커다란 상위 범주고, 알츠하이머병은 치매의 흔한 유형 중 하나다. 치매의 다른 유형으로는 알코올성 치매, 뇌 외상성 치매, 혈관성 치매(경미하거나 심각한 뇌졸중으로 인한 경우가 많음), 가성 치매(치매와 비슷한 우울증), 전측두엽성 치매 등이 있다.

노인 인구 증가와 더불어 미국의 알츠하이머병 환자 역시 향후 수십 년간 500만 명에서 1500만 명으로 세 배 늘어날 것으로 예상된다. 그러나 치료 방법은 아직도 발표되지 않았다. 이런 말을 듣고도 건강해져야겠다는 동기가 충분히 생기지 않는다면, 2주간 요양원에서 자원봉사를 하면서 알츠하이머병이나 기타 치매에 걸린 사람들을 만나보는 것이 좋겠다. 치매는 새로운 기억을 만들어내는 능력을 앗아가는 무서운 질병이다. 병이 더 진행되면 그나마 가지고 있던 기억마저 하나하나 사라진다. 그리고 가족에게 어마어마한 고통을 준다.

알츠하이머병 및 기타 치매가 완치될 가능성은 거의 없다. 그 이유 중 하나는 증상을 조금이라도 느꼈을 때는 이미 병이 30년 혹은 그 이상 진행된 상태기 때문이다. UCLA의 한 연구에 따르면, 알츠하이머병에 걸린 사람들의 95퍼센트는 진단받았을 때 이미 병이 상당히 진행되었거나 심각한 단계였으며, 그 시점에는 할 수 있는 일이 별로 없다고 한다. 따라서 조기 검사와 대처가 절대적으로 필요하다.

미국노화연구소는 최근 알츠하이머병에 대한 기준을 수정했다. 예전 기준은 3단계로 이루어져 있었다.

1. 정상 – 증상이 없음

2. 경미한 인지능력 감퇴 – 자신이나 가까운 사람들이 문제를 알아차리기 시작함
3. 알츠하이머병 – 뚜렷한 문제가 있음

미국노화연구소는 새로운 뇌 촬영 데이터를 참고해 새로운 단계를 추가했다.

1. 정상
2. 임상 전 단계 – 겉으로 드러나는 뚜렷한 증상은 없으나 뇌에서 이미 부정적인 변화들이 진행 중임
3. 경미한 인지능력 감퇴
4. 알츠하이머병

문제가 무엇인지 알겠는가? 증상이 전혀 없다고 해도 뇌는 이미 심각하게 망가지기 시작했을 수 있다. 그러다가 30년에서 50년 후에 증상이 나타날 것이다! 알츠하이머병 및 기타 노인성 질환을 예방하려면 지금 당장 시작해야 한다. 내일은 안 된다. 나이가 몇이든 상관없다. 59세에 알츠하이머병으로 진단받은 사람은 30세 무렵부터 뇌에 부정적인 변화가 나타나기 시작했을 가능성이 크다. 70대 초에 알츠하이머병으로 진단받은 사람은 이미 40대에 뇌가 망가지기 시작한 증후가 있었다.

40대, 50대, 60대, 70대, 심지어 80대에도 기억력을 잃거나 '브레인 포그brain fog(정신이 멍하거나 혼란스럽고, 분명하게 생각하거나 표현하지 못하는 상태-옮긴이)'를 겪는 것은 정상이 아니다. 그런 증상은 문제가 있다는 신호다. 영리하게 굴라. 건강해지려는 결단을 내리지 않

은 채 머리에 심각한 문제가 닥칠 때까지 기다리는 어리석은 짓을 하지 말라.

마리앤은 59세에 일을 그만둘 뻔했다. 그녀는 기업의 고위 간부였는데, 언젠가부터 머리가 나빠지는 듯한 느낌을 받았다. 온몸이 여기저기 아팠고, 머리는 하루 종일 멍했다. 처음에는 누구나 그렇듯이 '그저' 나이를 먹고 있을 뿐이라고 생각했다. 그러나 상황이 점점 나빠지자 최선을 다할 수 없는 상태로 일하는 것이 동료들에게 미안했다. 그래서 몹시 좋아하는 일을 그만둘 마음까지 먹었다. 마리앤은 전성기가 지나갔다고 생각했다.

그러다가 딸에게서 내 책 중 한 권을 선물받았는데, 책을 읽고 당장 프로그램을 시작했다. 놀랍게도 두 달 만에 기분이 훨씬 좋아졌고, 통증이 사라졌으며, 머릿속 안개가 걷혔다. 그녀는 1년 만에 14킬로그램을 뺐고, 수십 년 만에 처음으로 뇌가 더 젊어지고, 선명해지고, 활력이 넘치는 느낌을 받았다.

"이제 뇌가 획획 돌아가는 데다 경험으로 얻은 지혜도 있어요. 지금이 제 인생의 절정인 것 같아요. 전성기는 이제부터죠."

우리가 지금 알츠하이머병에 대해 실행하는 치료법이 일찌감치 영향을 미칠 수 있을까? 아니면 뒤늦게 영향을 미칠까? 다행히 일찌감치 영향을 미칠 수 있다. 구할 수 있는 뇌 조직이 많을수록 좋다. 알츠하이머병에 걸릴 위험을 줄이거나 완전히 예방하는 최선의 방법은 관련이 있는 질환이나 문제들을 피하는 것이다. 예를 들면 뇌 부상, 약물이나 알코올 중독, 심장병, 혈관성 질환, 뇌졸중, 암, 비만, 수면무호흡증, 당뇨, 고혈압, 우울증, 유해물질 노출, 테스토스테론 부족, 갑상선호르몬 부족 등이다.

이 책은 알츠하이머병 및 기타 치매에 걸릴 위험을 줄이는 길잡이가 되어줄 것이다. 그 과정에서 당신은 몸과 마음의 상태가 개선되고, 기억력이 선명해지고, 의사 결정 능력이 향상될 것이다. 치매를 포함해 노화 문제는 증상이 나타나는 것보다 훨씬 일찍 시작되므로 지금 당장 뇌 건강에 대해 심각하게 생각해봐야 한다. 나이가 몇이든 상관없다. 실제로 노인성 질환의 다수는 유년기나 사춘기부터 시작되며, 비만, 뇌 부상, 우울증, 건강한 지지를 얻을 수 없는 인간관계 등과 관련이 있다. 당신이 자녀와 손주에게 줄 수 있는 최고의 선물은 건강이다. 지금 우리가 아는 것을 당신도 안다면, 손주를 볼 때마다 기분 좋게 사탕이나 아이스크림을 나눠주는 일이 절대로 잘하는 짓이 아님을 느낄 것이다.

이 책은 10가지 이야기를 중심으로 구성했는데, 각각 나이를 젊게 바꾸기 위해 뇌를 활용하는 주요 개념을 중점적으로 다룬다.

1. 건강에 중요한 수치를 관리하라 – 나나, 리사, 루스의 이야기는 건강에 중요한 수치를 반드시 알아야 하는 이유를 보여준다. 측정하지 못하는 것을 바꿀 수는 없다. 이런 수치를 관리하지 못하면 일찍 저세상으로 갈 수밖에 없다. 또한 건강에 중요한 수치를 알면, 알츠하이머병에 걸리거나 기억력에 문제가 생길 위험을 줄이기 위한 계획을 세울 수 있다.

2. 머리가 똑똑해지는, 제대로 된 음식만 먹어라 – 타마라의 이야기는 우리가 먹는 음식이 말 그대로 몸에 독이 되고 뇌를 탈수시켜서 세상과 일찍 작별하게 만들 수도 있고, 반대로 최고의 보약이 될 수도 있음을 보여준다. 영리한 사람은 자신에게 도움이 되는 음식만을 먹으려고 할 것이다.

3. 운동이 좋은 이유는 몸뿐만 아니라 뇌를 건강하게 만들기 때문이다 - 앤디의 이야기는 장수하려면 체력을 기르는 것이 중요함을 보여준다. 그의 뇌를 촬영한 '비포 & 애프터' 스캔 영상은 꾸준한 운동을 중심으로 프로그램을 따라 하면 몸과 마음이 엄청나게 젊어질 수 있음을 입증해준다.

4. 성격이 문제가 아니라 뇌가 문제다. 뇌를 바꿔라 - 호세의 이야기는 뇌가 물리적으로 건강하면 어떻게 의사 결정 능력이 향상되고, 장수에 도움을 주는지 직접적으로 보여준다.

5. 뇌는 늙지 않는다 - 짐의 이야기는 뇌를 젊게 유지하기 위해 평생 배우는 것이 얼마나 중요한지 보여준다.

6. 피부가 아름다운 비결은 '뇌'에 있다 - 조니의 이야기는 뇌 건강, 아름다운 피부, 건강한 성생활의 관계를 보여준다. 피부 건강은 뇌 건강이 외부로 표출된 것이다. 뇌 상태의 50퍼센트를 보여주는 건강한 피부는 사람들을 끌어당기는 매력이 있다.

7. 우울증, 스트레스는 지금 당신의 삶을 훔치고 있다 - 크리스와 새미의 가슴 아픈 이야기는 젊은 마음으로 장수하고 싶다면 슬픔, 우울증, 불안 장애, 기타 정서적인 문제를 잘 다스려야 함을 보여준다.

8. 뇌를 돌보기에 늦은 때는 없다. 지금 당장 시작하라 - 앤서니, 패트릭, 낸시 등의 이야기는 강도 높고 효과적인 집중 프로그램을 활용하면 뇌 손상을 역전시킬 수 있음을 보여준다.

9. 성공을 위해서는 지지자가 필요하다. 그게 우리에게 서로가 필요한 이유다 - 두 사람의 릭 이야기는 건강을 유지하는 데 인간관계가 얼마나 중요한지 보여준다.

10. 자신과 사랑하는 사람을 위해 전사가 돼라 - 다니엘, 즉 나와

SPECT 뇌 촬영 이야기는 이 책에 소개된 뇌 스캔 영상으로 어떻게 내 인생이 변화되었고, 당신의 삶이 어떻게 변화될 수 있는지 보여준다. 자신의 뇌를 촬영할 수 없더라도 충분히 가능하다.

또한 뇌가 늙지 않도록 적극적으로 보호하고 자연 보조제를 영리하게 활용하는 방법에 대해서도 자세한 정보를 제공할 것이다. 나는 장수를 위한 이 여행에서 길을 안내하는 역할을 맡게 되어 몹시 신이 난다. 우리가 힘을 합치면 당신은 물론이고, 당신이 사랑하는 사람들과 그다음 세대, 그다음 세대의 삶까지 변화시킬 수 있다.

목숨을 구한 스티브의 놀라운 변화

내가 이 책을 쓰기 18개월 전 스티브는 40세였고, 체중이 286킬로그램이었다. 그는 우울했고, 25년간 알코올과 니코틴에 중독된 상태로 힘들어 했다. 또한 수면무호흡증, 고혈압, 당뇨, 심각한 만성 족부 통증 때문에 밤낮으로 고생했다. 몸집이 너무 거대해서 넘어질 때마다 911에 전화를 걸어 구조 요청을 해야 할 정도였다. 당시 스티브는 자살을 생각하고, 죽느냐 사느냐의 갈림길에 서서 고민했다. 그러다가 마침내 사는 쪽을 선택했다.

그는 누이에게서 내 책 《뷰티풀 브레인》을 선물받았다. 그는 책에서 시키는 대로 성실하게 따르고, 응원해주는 많은 사람들의 도움을 받아 4개월 동안 71킬로그램을 뺐다. 그리고 지금은 172킬로그램 넘게 살을 뺐다. 게다가 복용하던 약 10개를 2개로 줄였고, 담배를 끊었고, 통증과 당뇨, 우울증에서 해방되었다. 모두 아무런 수술 없이 얻은 결과였다.

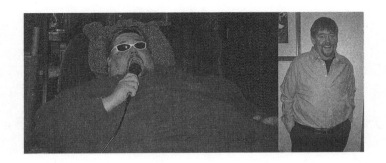

이제 스티브는 몰라보게 젊어 보이고 마음도 젊어진 느낌일 뿐만 아니라 뇌 또한 훨씬 젊어졌다. 그리고 집중력, 활력, 기억력이 개선되었다. 궁극적으로 스티브는 나이를 젊게 바꾸기 위해 뇌를 활용했고, 그 과정에서 자기 목숨을 구했다. 스티브가 이 책에 실린 원리들을 활용해 건강해질 수 있었다면, 틀림없이 당신도 할 수 있다.

제 1 장

건강에 중요한 수치를
관리하라

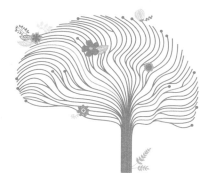

정신 건강을 유지하고 알츠하이머병 및
기타 노인성 질환을 예방하려면
수치에 주목하라

Use Your Brain to Change Your Age

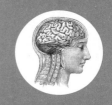

"열쇠를 도무지 못 찾겠어요.
냉장고 달걀 넣어두는 칸에서
찾은 적도 몇 번 있어요.
저는 쉰세 살인데 이게 정상인가요?"

천만의 말씀!

리사는 어릴 때 외할머니 나나(할머니를 친근하게 부르는 말-옮긴이)를 사랑했다. 나나와 리사는 함께 쿠키를 구웠고, 몇 시간 동안 카드놀이를 했으며, 농담을 주고받으면서 나나의 뒷마당에서 자두를 땄다. 나나는 리사에게 자두 잼 만드는 법을 가르쳐주었고, 두 사람은 잼을 나눠 먹으면서 즐거워했다.

나나는 체중이 아주 많이 나갔다. 그래서 그녀는 아래에서 사다리를 잡고 있고, 손녀를 올려 보내 자두를 따도록 했다. 리사가 자고 갈 때면 나나는 항상 책을 읽어주었다. 리사는 나나가 이야기를 읽어줄 때 꾸며내는 목소리 때문에 너무 심하게 웃느라 코에서 이상한 소리가 났던 일을 기억한다. 밤의 어둠 속에서 그들은 항상 서로에게 제일 친한 친구가 되자고 약속했다.

리사는 나나의 품에 파고드는 것을 좋아했다. 그녀의 품은 정말 포근했다. 리사는 나나와 함께 있을 때 무조건적인 사랑을 느꼈고, 그것은 어린 시절을 기억할 때 떠오르는 제일 좋은 느낌 중 하나였다.

그런데 리사가 열두 살이 되었을 무렵 뭔가 달라지기 시작했다.

처음에는 거의 알아차릴 수 없었다. 나나는 리사와 같이 보내는 시간에 관심이 줄어든 것 같았다. 더 이상 농담을 하지 않았고, 이야기를 들려주는 일도 뜸해졌다. 그리고 나나는 너무 피곤해서 게임을 하거나 자두를 딸 수 없다고 말했다.

나나는 리사에게 짜증을 내기도 했다. 심지어 아무것도 아닌 일로 소리를 지를 때도 있었다. 리사는 마음이 무너지는 것 같았다. 그러나 나나는 주변 사람들이 손녀딸을 달래주라고 눈치를 줘도 알아차리지 못했다. 리사는 그때가 인생에서 가장 슬프고 혼란스러웠던 시기 중 하나였다고 기억한다. 그녀는 무슨 일 때문에 나나가 화를 내는지 알 수 없었다.

"나나에게 무슨 문제가 있어요?"

리사는 엄마에게 묻곤 했다. 그러나 그때마다 엄마의 대답은 한결같았다.

"걱정하지 마. 나나는 괜찮아."

그러나 리사는 점점 더 괴롭고 혼란스러워질 뿐이었다. 어쩌면 정말로 리사가 문제이고, 나나는 더 이상 그녀를 사랑하지 않는 것일지도 모른다고 생각했다.

리사가 변화를 알아차렸을 때 나나는 65세였다. 이 무렵 나나는 당뇨와 고혈압 진단을 받았다. 리사는 나나가 약을 먹거나 주사를 맞는 것을 본 기억이 있었다. 그러나 가족 중 누구도 그녀의 건강을 진지하게 걱정하지 않았다.

리사가 14세가 되었을 무렵, 나나의 상태가 갑작스레 안 좋아졌다. 나나는 리사를 차에 태우고 가게에 갔다가 집으로 돌아오는 길을 찾지 못했다. 나나는 겁에 질려서 길을 건너는 남자를 불러 세워 도움을 청했지만, 자기가 어디 사는지를 말할 수 없었다. 그녀는 아이처럼 무서워하고 혼란스러운 듯 보였다. 리사는 길에서 만난 남자더러 외할아버지에게 전화를 걸어달라고 부탁했다. 얼마 뒤 외할아버지가 두 사람을 데리러 왔다.

집에 돌아와서 리사는 엄마를 몰아세웠다.

"봐요, 엄마. 나나에게 문제가 있다고 했잖아요. 나나의 뇌는 정상이 아니에요. 도움이 필요하다고요."

그런데도 가족은 계속 핑계를 대고 확실히 정상이 아닌 행동에 대해 정상이라고 둘러댔다. 리사는 몹시 화가 났다. 10대 소녀에 불과했지만 거칠게 휘몰아치는 바람 속에서 홀로 이성의 소리를 질러대는 느낌이었다. 나나가 몇 번 더 길을 잃은 후에야 마침내 가족들은 그녀를 걱정하면서 의사에게 데려갔다. 의사는 노인성치매 진단을 내렸다. 그는 기억력 장애가 있는 사람들을 위한 요양원에서 생활할 것을 권했다.

이제 리사가 나나를 보러 갈 때마다 느꼈던 행복과 따뜻함은 사라졌다. 나나가 사는 요양원에 가면 '병원 냄새'가 났고, 냉기가 감돌았다. 리사는 왠지 모르게 그곳이 이상하고 무서웠다.

그녀는 나나를 보러 갈 때마다 어떤 사람을 만나게 될지 알 수 없었다. 어떤 때 나나는 리사를 보고 웃었다. 또 다른 때는 그녀를 알아보지도 못했다. 때로는 리사가 책을 읽어주면 나나는 행복한 표정으로 몰입했다. 또는 그냥 혼자 있고 싶어 할 때도 있었다.

몇 년 후 나나는 요양원에서 숨을 거두었다. 그러나 리사는 나나의 인격이 서서히 빠져나가기 시작했던 몇 년 전에 이미 외할머니를 잃은 기분이었다. 나나의 장례식에서 리사의 마음속에는 그들이 함께했던 특별한 시간이 맴돌았다. 그녀는 사람의 몸이 계속 살아 있는데도 어떻게 인격이 사라질 수 있는지 궁금했다. 그리고 그 모든 것이 너무 슬퍼서 견딜 수 없었다. 리사는 자신이나 엄마에게도 나나와 똑같은 문제가 생길 수 있는지 알고 싶었다. 그리고 그런 일이 일어나지 않게 해달라고 기도했다.

리사의 엄마 루스 또한 아주 재미있는 사람이었다. 리사는 엄마와도 함께 요리하거나 책을 읽고, 놀이를 하면서 특별한 시간을 보냈다. 나나처럼 루스도 빵을 기가 막히게 구웠고, 루스 역시 체중 문제와 일찍 시작된 당뇨, 고혈압으로 고생했다.

루스는 리사의 세 딸에게 멋진 외할머니였다. 리사는 자기 딸들과 엄마를 보면서 나나와 나누었던 친밀함을 떠올렸다. 실제로 그녀의 딸들도 리사의 엄마를 나나라고 불렀다. 그러나 리사의 마음 한구석에는 엄마의 뇌 건강에 대한 걱정이 떠나지 않았다. 그녀는 자신이 나나와의 즐거웠던 시간을 잃어버린 것처럼 딸들이 외할머니와 나눈 생생하고 멋진 시간을 잃어버리게 하고 싶지 않았다. 40대 초반인 리사가 《뷰티풀 브레인》을 찾아 읽은 것은 이런 걱정 때문이었다.

루스가 68세가 되었을 때, 리사의 가장 큰 두려움이 현실로 나타났다. 처음에 루스는 단어를 제대로 찾는 데 어려움을 겪었다. 예를 들어 그녀는 '개'라는 말을 하고 싶었는데, 의도와 상관없이 '멍멍'이라고 말하는 경우가 있었다. 또는 '우유'라는 말을 하고 싶었는데, '젖소'라고 말하기도 했다. 한번은 손녀딸에게 안아달라고 말한다는 것이 "할머니를 때려주렴"이라고 말한 적도 있었다.

루스의 기억력 또한 문제가 되고 있었다. 리사는 루스가 5분 전에 통화했던 여동생에게 또 전화하려고 수화기를 드는 것을 보았다. 리사의 여동생은 이런 일이 점점 자주 일어난다고 말했다. 리사의 아버지는 아내가 방에 서서 왜 거기 있는지 모른 채 멍하니 어딘가를 바라보는 것을 발견할 때가 많다고 했다. 또한 루스는 30년간 살아온 마을에서 운전을 하다가 두 번이나 길을 잃었다. 그녀는 집을 찾기 위해 남편에게 전화를 걸어야 했다. 리사의 아버지는 아내를 돕기 위해 차에 GPS 시스템을 설치했다(가끔 GPS 시스템이 알츠하이머병의 조기 진단을 지연시키는 게 아닌가 하는 의심을 할 때가 있다. 사람들이 어디론가 이동할 때 기억력 대신 점점 GPS에 의존하는 일이 많아졌기 때문이다. 그래서 그들의 문제를 일찍 발견하지 못할 수 있다).

처음에 리사의 아버지는 아내의 문제를 그냥 웃어넘겼다. 그는 "네 엄마는 그냥 나이를 먹는 거야. 스트레스가 많아서 그래"라거나 "네 엄마가 원래 기억력이나 방향감각이 좋지 않았잖니. 괜찮아질 거야. 아무 문제없어"라는 식으로 넘어가곤 했다.

치매 초기의 증상은 정신이 말짱한 사이사이에 간헐적으로 나타날 수 있기 때문에 가족들은 무슨 일이 일어나는지 알아차리지 못하는 경향이 있다. 비극적인 일이다. 빨리 도움을 받을수록 예후가 더 좋아질 수 있는데 말이다.

나나를 기억하는 리사는 마음에 걸리는 것을 무시하지 않았다. 그리고 다른 사람들이 대수롭지 않게 여기는 것을 그냥 넘기지도 않았다. 그녀는 근심스럽고 단호한 어조로 아버지에게 말했다.

"엄마에게는 도움이 필요해요. 지금 당장이요."

가족들은 루스에게 계속 신경을 쓰고 상태를 주시하면서 에이멘클리닉에 가보자고 설득했다. 그러나 루스는 거부했다.

"괜찮아질 거야."

리사는 그 말을 듣고 더 무서워졌다. 리사는 엄마에게 나나 얘기를 하면서 일찍 조치를 취하면 나나처럼 되지 않을 수 있다고 말했다. 그 말을 듣고서야 루스는 에이멘클리닉에 가서 검사를 받고 SPECT 뇌 촬영을 하기로 동의했다.

얼마 뒤 리사와 루스를 진료실에서 만나 인사를 나누고 이야기를 들었다. 설명만 듣고도 루스가 알츠하이머병 초기라는 의심이 들었다. 그러나 30년 동안 신경정신과 의사로 일한 사람으로서 의심만으로 진단을 내릴 수는 없었다. 관찰하고, 검사하고, 질문하면서 가능한 한 많은 정보를 얻어야 했다.

루스의 SPECT 스캔 영상 결과 알츠하이머병과 3가지가 일치했다.

1. 뇌 뒤쪽 맨 윗부분인 두정엽의 활동이 저조했다. 두정엽은 방향 감각과 관련이 있다.
2. 기억을 장기 보관하는 측두엽도 활동이 저조했다. 측두엽은 단어 찾기와도 관련이 있다.
3. 뇌 뒤쪽 깊숙한 곳인 후측대상회의 활동이 저조했다. 후측대상회는 알츠하이머병에 걸렸을 때 뇌에서 가장 먼저 죽는 부분 중 하나로 시각 기억과 관련이 있다.

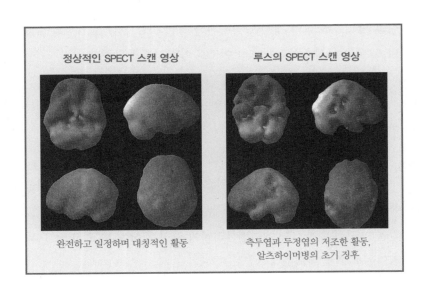

정상적인 SPECT 스캔 영상   루스의 SPECT 스캔 영상

완전하고 일정하며 대칭적인 활동   측두엽과 두정엽의 저조한 활동, 알츠하이머병의 초기 징후

또한 에이멘클리닉에서 실시하는 체계적인 기억력 검사 결과 단기 기억은 물론이고, 장기기억에도 상당한 문제가 있는 것으로 나타났다.

수치를 알자
측정하지 못하는 것은 바꿀 수 없다

다음 단계는 루스의 건강과 관련된 중요한 수치를 살펴보는 것이었다. 우리가 반드시 알아야 하고, 최적화해야 하는 수치들이 있다. 더 젊어 보이고 장수하기 위해 꼭 필요한 단계다.

다음은 에이멘클리닉에서 사용하는 리스트다.

1. 체질량 지수(BMI)

2. 허리둘레와 신장의 비율

3. 필요 칼로리 및 소비 칼로리

4. 일일 과일 및 채소 섭취량

5. 일일 평균 수면 시간(무호흡 수면 제외)

6. 혈압

7. 전혈구 검사

8. 공복 혈당 등을 포함한 종합 대사 검사

9. HbA1C 당뇨 검사

10. 비타민 D 수치

11. 갑상선호르몬 수치

12. C-반응성 단백질

13. 호모시스테인

14. 페리틴

15. 테스토스테론

16. 지질 검사

17. 엽산과 비타민 B$_{12}$ 수치

18. 매독과 HIV 검사

19. 아포지단백 E 유전자형 검사

20. 12가지 건강 위험 변수

1. BMI를 알자.

루스의 BMI, 즉 체질량 지수는 32로 너무 높았다. 정상적인 BMI는 18.5에서 24.9 사이, 과체중인 경우에는 25에서 29.9 사이에 해당하고, 비만은 30 이상이다. www.amenclinics.com에서 간단히 BMI를 계산해볼 수 있다(체중(kg)을 신장(m)의 제곱으로 나눈 수치-옮긴이).

루스는 비만이었다. 비만은 뇌를 건강하게 유지하는 데 도움이 되지 않았다. 이미 언급했듯이 비만은 뇌 조직 감소 및 저조한 뇌 활동과 관련이 있고, 알츠하이머병에 걸릴 위험을 두 배로 높인다. 이런 발견을 뒷받침하는 몇 가지 메커니즘이 있는데, 그중 하나는 지방세포가 염증을 일으키는 화학물질을 만들어내고 우리 몸에 유해한 물질을 저장한다는 사실이다.

환자들에게 자신의 BMI를 알아야 한다고 말하는 이유는 그렇게 해야 체중에 대해 자신을 속이는 짓을 멈출 수 있기 때문이다. 최근에 나는 체중을 전혀 신경 쓰지 않는 친구와 저녁을 같이한 적이 있었다. 그 친구는 당뇨 때문에 식사 자리에서 직접 인슐린을 주사할 정도였는데도 체중 관리를 하지 않았다.

그와 이야기를 나누면서 직접 BMI를 계산해주었다. 그의 입장에서 봤을 때 나는 아주 짜증나는 사람이 될 수 있다. 그의 BMI는 30을 넘어선 비만 수준이었다. 이 사실에 그는 관심을 보였다. 이후 그 친구는 9킬로그램을 뺐고, 건강해지려고 열심히 노력하고 있다. 진실은 당신을 자유롭게 할 것이다. BMI를 알자.

루스는 내가 권한 체계적인 체중 감량 프로그램을 시작했다.

2. 허리둘레와 신장의 비율(WHtR)을 알자.

적절한 체중을 측정하는 또 다른 방법은 허리둘레와 신장의 비율을 계산하는 것이다. 이 수치가 BMI보다 훨씬 정확하다고 믿는 연구자들도 있다. BMI는 개개인의 체형, 성별, 근육량과 지방량을 고려하지 않는다. 예를 들어 두 사람의 BMI가 같다고 해도 한 사람은 다른 사람보다 근육이 훨씬 많고 복부지방이 적을 수 있다. 그 이유는 BMI가 지방 분포의 차이를 고려하지 않기 때문이다.

WHtR은 허리둘레를 신장으로 나누어서 계산한다. 예를 들어 허리둘레가 81센티미터고, 키가 약 178센티미터인 남자는 WHtR이 45.7퍼센트다. WHtR은 건강을 더 정확하게 평가하는 척도가 된다. 체중이 몰린 부위 중 가장 위험한 곳이 복부기 때문이다. 허리둘레를 늘리는 복부지방은 당뇨, 고혈압, 지질(혈중 지방) 수치 변화 등 해로운 호르몬을 다양하게 생성하고 활성화시킨다. 남녀를 불문하고 근육 비율이 높고 체지방 비율이 낮은 편인 운동선수는 비교적 BMI가 높지만 WHtR은 건강 범주에 해당한다. '사과' 체형이 아니라 '조롱박' 체형인 여성도 마찬가지다.

허리둘레가 신장의 절반 미만인 것이 좋다. 키가 약 168센티미터라면 허리둘레는 84센티미터를 넘어서는 안 된다. 키가 약 183센티미터라면 허리둘레는 91센티미터 미만이어야 한다.

주의! 줄자를 가지고 실제로 허리둘레를 측정해야 한다! 바지 사이즈는 실제 허리둘레가 아니다. 고객의 심기를 건드리지 않기 위해 실제 치수보다 옷을 크게 만드는 회사들이 많기 때문이다. 나도 예전에는 '편안한 착용감'이라고 표시된 바지를 즐겨 샀다. 그렇게 해야 91센티미터 사이즈를 입을 수 있었기 때문이다. '슬림 핏' 91센티미터를 입을 수 있는 방법은 없었다. 지금 생각해보면 '슬림 핏'이 진짜 91센티미터였다.

지금 하는 일을 시작한 이후로 대부분의 사람들이 자신의 허리둘레를 모른다는 사실을 알게 되었다. 심지어 자신의 사이즈를 부정하는 사람들도 있었다. 우리 프로그램에 참여했던 미식축구선수와 대부분의 환자들은 허리둘레를 상당히 과소평가하고 있었다. 프로그램에 참여했던 한 목사는 허리둘레가 107센티미터라고 말했다. 그러나 배꼽 부위를 실제로 측정한 결과 122센티미터가 나왔다. 루스는 키가 약 163센티미터였다. 그녀는 자신의 허리둘레가 84센티미터라고 말했지만, 실제 측정 결과 94센티미터로 나왔다.

이 수치 덕분에 루스에게 체계적인 체중 감량 프로그램이 필요하다는 사실이 더욱 확실해졌다.

3. 매일 필요한 칼로리와 소비하는 칼로리를 알자.

나는 칼로리를 돈처럼 생각한다. 필요한 것보다 많이 먹으면 몸은 파산할 것이다. 지혜로운 칼로리 소비는 건강을 위한 필수 요소다. 칼로리가 중요하지 않다고 누가 말하든 곧이듣지 말라. 칼로리는 절대적으로 중요하다. 칼로리가 중요하지 않다고 말하는 사람들은 자신을 속이는 것이다. 당신은 현재 체중을 유지하기 위해 하루에 몇 칼로리가 필요한지 알아야 한다.

평균적으로 50세 여성에게는 하루에 약 1800킬로칼로리가 필요하다. 그리고 평균적으로 50세 남성에게는 하루에 약 2200킬로칼로리가 필요하다. 이 수치는 운동량과 신장에 따라 올라가거나 내려갈 수 있다. www.amenclinics.com에서 개인별 칼로리 계산기를 무료로 이용할 수 있다.

당신이 바라는 현실적인 목표 체중을 정하고, 그 목표를 이루기 위해 행동하라. 일반적으로 일주일에 500그램을 빼고 싶다면, 매일 소비하는 칼로리보다 500킬로칼로리를 덜 먹어야 한다. 급하게 살을 빼는 방법은 좋지 않다. 그런 방식은 장기적인 습관을 길러주지 못한다.

한 환자는 hCG(임산부의 몸에서 생성되는 호르몬으로 태반호르몬이라고도 함-옮긴이) 다이어트를 했는데, 26일 주기로 세 번 반복하는 동안 18킬로그램을 뺐다. 그러나 그 이후의 대가는 혹독했다. 6개월 뒤 체중이 제자리로 돌아왔을 뿐만 아니라 얼마 더 지나서는 4.5킬로그램이나 늘었다. 느리고 꾸준한 변화가 새로운 습관을 길러준다. 나는 일주일에 500그램씩 천천히 빼는 방법을 권한다. 그렇게 하면 장기적으로 생활 습관을 바꿀 수 있다.

매일 소비하는 칼로리를 알자. 칼로리 기억상실증에서 벗어나라! 칼로리 관리는 체중 문제가 있는 사람이 정상으로 돌아오는 가장 효과적인 전략이다. 당신이 실제로 몸에 쑤셔 넣는 것에 대해 자신을 속이는 일을 그만두라. 다음 장에서 자세히 다루겠지만 CROND(Calorie Restricted, Optimally Nutritious, and Delicious) 원칙을 명심하라. 즉 칼로리를 제한하고 영양이 최적화된 음식을 먹어야 한다. 칼로리 계산에 익숙해지는 것은 물론이고, 작은 수첩을 마련해 항상 가지고 다녀라. 그 수첩이 제일 친한 친구가 되어줄 것이다. 하루 동안 무엇을 먹든지 소비하는 칼로리를 기록하라. 프로그램의 단계를 따라 하면서 꾸준히 칼로리를 기록하면, 남은 인생 동안 뇌와 몸을 통제하는 능력이 크게 향상될 것이다. 칼로리를 모른다면 절대로 먹지 말아야 한다. 왜 다른 사람이 당신의 건강을 망치게 내버려두는가? 무지는 축복이 아니다. 그저 일찍 죽을 가능성이 커질 뿐이다.

칼로리를 확실히 이해할 때까지는 음식의 무게와 용량을 측정하는 법을 배우고, 식품 라벨에서 1회 섭취량을 확인하는 습관을 들여야 한다. 시리얼 회사가 1회 분량이라고 생각하는 양과 당신이 눈으로 보고 적당하다고 생각하는 양은 상당히 차이가 날 수 있다. 장담하는데, 실제로 해보면 갑자기 불쾌한 생각이 들 것이다. 내 경우에도 그랬다. 우리 프로그램에 참여했던 미식축구선수 중 하나는 꾸준히 칼로리를 기록하더니 그동안 자기 몸을 얼마나 학대했는지 몰랐다며 놀라워했다.

루스는 하루에 자신에게 필요한 칼로리가 얼마고, 실제로 자신이 얼마나 먹는지를 알지 못했다. 이 부분을 그녀의 뇌 재활 프로그램에 포함시켜야 했다.

4. 매일 먹는 과일과 채소 섭취량을 알자.
과일과 채소 먹는 횟수를 세라! 뇌를 개선하고 암에 걸릴 위험을 줄이려면 과일보다 채소를 더 많이, 하루 동안 5회에서 10회에 걸쳐 먹도록 노력해야 한다. 루스는 채소를 먹는 것이 일정치 않았고, 실제로 얼마나 먹는지 몰랐다고 말했다. 하루 동안 5회에서 10회에 걸쳐 과일과 채소를 먹는 것이 유익한 또 다른 이유는 자연스러운 포만감이 들어서 칼로리를 제한하는 데 도움이 되기 때문이다.

루스는 그간의 식단을 완전히 뜯어고쳐야 했다.

5. 일일 수면 시간을 알자.

루스는 대개 밤에 5시간 정도 잤다. 루스의 남편은 그녀가 코를 골거나 수면무호흡증은 없다고 말했다. 기억력 문제, 노화와 관련해 수면 검사는 반드시 필요하다. 노화를 가장 빨리 촉진하는 요인 중 하나는 7~8시간에 못 미치는 수면 시간이다. 보통 6시간보다 적게 자는 사람들은 뇌로 가는 혈류가 적어서 뇌 기능이 손상된다. 월터 리드 육군 연구소와 펜실베이니아 대학교 연구팀은 만성적으로 8시간보다 적게 자는 사람들의 인지능력이 떨어지는 경향이 있음을 발견했다.

만성 불면증은 사망률을 세 배로 높인다.

루스는 수면과 관련해 확실히 도움이 필요했다. 나는 루스에게 잠자리에 들기 1시간 전부터 텔레비전을 보지 말고 따뜻한 물로 목욕을 하라고 말했다. 그리고 수면을 유도하는 최면 CD와 멜라토닌 계열의 수면 보조제 등을 활용하라고 권했다.

수면에 대해 이야기할 때는 수면무호흡증이 알츠하이머병에 걸릴 위험을 두 배로 높인다는 점도 지적해야 한다. 우리는 뇌를 촬영한 SPECT 스캔 영상을 연구하면서 수면무호흡증이 알츠하이머병 초기와 비슷한 양상(두정엽과 측두엽의 저조한 활동)을 보이는 것을 발견했다.

수면무호흡증의 특징은 코 골기, 주기적 무호흡(일시적으로 숨을 멈춤), 낮 동안의 만성피로 등이다. 무호흡 시간의 산소 부족이 만성화되면 뇌가 손상되고 노화가 앞당겨질 가능성이 크다. 또한 수면무호흡증은 비만, 고혈압, 뇌졸중, 심장병과도 관련이 있다. 수면무호흡증의 가능성이 조금이라도 있다면, 반드시 의료 전문가와 상담하고 수면 검사를 받기 바란다.

6. 혈압을 알자.

루스의 혈압은 혈압약을 복용하는 상태에서 145-92mm/Hg로 너무 높았다. 혈압이 높으면 전반적으로 뇌 기능이 저하되고, 뇌 기능 저하는 나쁜 결정을 많이 내리게 만든다. 주기적으로 직접 혈압을 재거나 병원에 가서 확인해야 한다. 높은 혈압은 심각한 문제다. 혈압을 낮추기 위해서는 체중 감량, 규칙적인 운동, 생선기름 섭취, 약물 복용(필요 시) 등이 도움이 된다.

- 최적 혈압 : 120-80mm/Hg
- 고혈압 전 단계 : 120-80~130-80~89mm/Hg
- 고혈압 : 140-90mm/Hg 이상

루스의 프로그램에 운동과 다량의 생선기름 섭취를 추가했다.

다음은 의료 기관에서 실험실에 의뢰해 확인하는 검사 수치들이다. 다음과 같은 중요한 수치를 반드시 알아야 한다.

7. 전혈구검사(CBC) 수치를 알자.

적혈구와 백혈구를 포함해 혈액의 건강 상태를 확인해야 한다. 혈구 수치가 낮은 사람들은 불안이나 피로를 느끼고, 뚜렷한 기억력 문제를 느끼기도 한다. 한 환자는 건강검진을 받던 중 그동안 아무런 신체 증상이 없었는 데도 백혈병이 발견되었다. 백혈병이나 알츠하이머병 등 대부분의 질병은 조기 치료가 최선이다. 다행히 루스의 CBC 결과는 정상이었다.

8. 종합 대사 검사(GMP) 수치를 알자.

이 검사는 간과 신장의 건강 상태와 공복 혈당, 콜레스테롤 등의 수치를 확인하는 것이다. 루스의 공복 혈당은 135로 높은 수준이었다. 정상은 70~99mg/dL고, 당뇨 전 단계는 100~125mg/dL, 당뇨는 126mg/dL 이상이다. 치료를 받는 중이긴 했지만 루스의 혈당은 너무 높았다.

왜 공복 혈당이 높은 게 문제가 될까? 혈당이 높으면 혈관에 문제가 생긴다. 시간이 지날수록 혈관이 약해지고 손상되기 쉬워진다. 또한 당뇨뿐 아니라 심장병, 뇌졸중, 시력 감퇴, 상처 회복 지연, 피부 주름, 인지능력 문제 등의 원인이 된다.

루스의 인지능력 감퇴를 역전시키기 위해 건강 식단과 알파리포산 같은 간단한 보조제로 혈당을 관리했다.

9. HbA1C 수치를 알자.

이 검사는 최근 2~3개월간 평균 혈당 수치를 보여주며 당뇨병과 당뇨 전 단계를 진단하는 데 활용된다. 당뇨가 없는 정상인의 수치는 4~6퍼센트 범위에 해당한다. 당뇨 전 단계는 5.7~6.4퍼센트 범위고, 그 이상은 당뇨병을 의미할 수 있다.

루스의 HbA1C 수치는 7.4퍼센트로 높았다. 이 수치를 최적 수준으로 바꾸기 위해 체중 감량, 당분과 정제 탄수화물 완전 제거, 단백질이 일정량 포함된 식사를 조금씩 여러 번 하기, 규칙적인 운동, 생선기름과 알파리포산 보조제 섭취 등을 권했다.

10. 비타민 D 수치를 알자.

비타민 D 부족은 비만, 우울증, 인지능력 감퇴, 심장병, 면역력 저하,

암, 정신병, 기타 모든 사망 원인과 관련이 있다. 의사를 통해 25-하이드록시 비타민 D 수치를 확인하라. 이 수치가 낮으면 햇빛을 더 많이 받거나 비타민 D₃ 보조제를 섭취해야 한다. 건강한 비타민 D 수치는 30~100ng/dL고, 최적 수준은 50~100ng/dL다. 미국 인구 중 3분의 2는 비타민 D가 부족하다. 마찬가지로 미국 사람들 중 3분의 2가 과체중이거나 비만이다. 비타민 D 결핍이 엄청나게 증가한 또 다른 이유는 자외선 차단제 사용이 늘어나고, 실내에서 일하거나 텔레비전 또는 컴퓨터 앞에서 보내는 시간이 많아진 데 있다.

루스의 비타민 D 수치는 8ng/dL로 매우 낮았다. 인지능력을 최대한 개선하기 위해 비타민 D 수치를 최적 수준으로 바꾸는 것 또한 꼭 필요한 조치였다.

11. 갑상선호르몬 수치를 알자.

갑상선호르몬 이상은 남녀를 불문하고 건망증, 혼란, 무기력감 등 기타 치매 증상의 흔한 원인이다. 갑상선호르몬 수치가 낮으면 전반적인 뇌 활동이 감소한다. 결과적으로 사고력, 판단력, 자제력이 떨어지고, 좋은 기분을 느끼기가 매우 어려워질 수 있다. 갑상선 기능이 저조하면 체중을 효과적으로 관리하는 것도 거의 불가능할 수 있다. 다음과 같은 수치를 알아야 한다.

- TSH(갑상선 자극 호르몬) 정상 범위 : 0.350~3.0μIU/mL
- 유리 T3 : 0.30~0.40ng/dL
- 유리 T4 : 1.0~1.80ng/dL
- 갑상선 과산화효소(TPO) 항체 : 0~34IU/mL

갑상선 기능 저하증을 완벽하게 진단할 수 있는 방법이나 증상 또는 검사는 없다. 증상과 혈액검사 결과를 살펴보고 결정하는 것이 핵심이다. 갑상선 기능 저하증의 증상에는 피로, 우울증, 브레인 포그, 건조한 피부, 머리카락과 눈썹 탈모(특히 눈썹 바깥쪽 3분의 1 부분), 오한, 변비, 쉰 목소리, 체중 증가 등이 있다.

대부분의 의사들은 TSH가 높지 않으면 TPO 항체를 확인하지 않는데, 이것은 큰 실수다. 많은 사람들이 자신의 갑상선에 대해 자가면역 항체를 가지고 있어서 갑상선이 제대로 기능하지 못할 수 있는데, 그렇더라도 TSH는 여전히 '정상'인 경우가 있다. 그래서 나는 일반적인 검사에 TPO 항체 검사가 포함되어야 한다고 생각한다.

갑상선에 문제가 있을 때는 약으로 쉽게 호전될 수 있다. 병원에서 검사를 받아 갑상선 기능 저하증이나 항진증이 아닌지 확인한 뒤 정상 수준으로 회복시키는 데 필요한 치료를 받아야 한다.

다행히 루스의 갑상선 검사 결과는 정상이었다.

12. C-반응성 단백질 수치를 알자.

이 검사는 염증을 측정하는 척도다. 염증의 증가는 노화와 인지능력 감퇴를 일으키는 수많은 질환 및 상태와 관련이 있다. 지방세포는 염증을 증가시키는 화학물질을 생성한다. 건강한 범위는 0.0~1.0mg/dL다. 이 검사는 염증을 확인하는 데 매우 효과적이다. 그러나 전체적인 염증 수준을 측정할 수는 있어도 어디에 염증이 있는지는 알 수 없다.

C-반응성 단백질이 증가하는 가장 흔한 이유는 대사증후군 또는 인슐린저항성이다. 두 번째로 흔한 이유는 식품에 대한 반응 때문인데, 단순한 민감성이나 알레르기 또는 글루텐을 섭취했을 때 일어나

는 것 같은 자가면역 반응이 원인일 수 있다. 또한 발견되지 않은 감염이 있을 수도 있다.

루스의 C-반응성 단백질 검사 결과는 7.3mg/dL였다. 이는 매우 높은 수치라서 즉시 다량의 생선기름(매일 6그램)을 섭취하도록 권유했다. 또한 이 책에서 권장하는 건강한 항염증 식단도 즉시 시작하도록 했다.

13. 호모시스테인 수치를 알자.

혈액에서 호모시스테인 수치가 10µmol/L 이상으로 증가하면 동맥 내벽이 손상되거나 죽상동맥경화증(동맥이 굳고 좁아지는 병)이 생길 수 있고, 혈전(혈괴, 혈병)이 형성되며, 심장병, 뇌졸중, 알츠하이머병에 걸릴 위험이 높아진다. 이는 엽산을 포함해 비타민 B 결핍을 의미한다. 비타민 B 결핍이 회복되면 호모시스테인 수치가 정상으로 돌아오는 경우가 많다.

호모시스테인 수치가 증가하는 다른 원인으로는 갑상선호르몬 부족, 신장병, 건선(하얀 각질이 겹겹이 쌓이고 발진이나 딱지가 생기는 피부병-옮긴이), 일부 약물 복용 등을 꼽을 수 있고, 가족력도 관계가 있다. 이상적인 수치는 6~10µmol/L다. 과일과 채소, 특히 녹색 잎채소를 많이 먹으면 엽산을 충분히 섭취할 수 있어 호모시스테인 수치를 낮추는 데 도움이 된다. 엽산이 많이 들어 있는 식품은 렌틸콩(볼록한 렌즈처럼 생겼다고 해서 렌즈콩이라고도 함-옮긴이), 아스파라거스, 시금치, 대부분의 콩류 등이다. 식단을 조절해도 호모시스테인 수치가 내려가지 않으면 엽산(1밀리그램), 비타민 B_6(10밀리그램), B_{12}(500마이크로그램)가 많이 든 식품보조제를 섭취한다.

루스의 호모시스테인 수치는 16µmol/L로 높았다. 나는 그녀에게 비타민 B 함량이 높은 멀티비타민과 건강 식단을 추천했다.

14. 페리틴 수치를 알자.

이 검사는 염증과 인슐린 저항성을 증가시키는 철분 저장량을 측정하는 척도다. 이상적인 수치는 200ng/mL 미만이다. 여성은 월경으로 인한 혈액 손실로 남성보다 철분 저장량이 적은 경향이 있다(혈구에는 철분이 포함되어 있다). 페리틴 부족은 빈혈, 다리 경련, ADD(주의력결핍 장애)와 관련이 있다. 한편 철분 저장량이 과다하면 혈관이 뻣뻣해지고 혈관성 질환에 걸릴 위험이 있다. 높은 페리틴 수치를 낮추기 위해 헌혈을 하면 혈관이 유연해지고, 심장병 위험을 줄이는 데 도움이 된다는 연구 결과도 있다. 게다가 헌혈은 이타적인 행동이므로 장수에도 도움이 될 수 있다.

　루스의 페리틴 수치는 정상이었다.

15. 혈중 유리 테스토스테론과 총 테스토스테론 수치를 알자.

남녀를 불문하고 테스토스테론 호르몬 부족은 활력 저하, 심혈관계 질환, 비만, 성욕 부진, 우울증, 알츠하이머병 등과 관련이 있다.

　성인 남성의 경우 정상 수치는 다음과 같다.

- 총 테스토스테론 280~800ng/dL
- 유리 테스토스테론 7.2~24pg/mL

성인 여성의 경우 정상 수치는 다음과 같다.

- 총 테스토스테론 6~82ng/dL

• 유리 테스토스테론 0.0~2.2pg/mL

루스는 유리 테스토스테론과 총 테스토스테론 수치가 매우 낮았다. 때로는 호르몬 대체 요법이 필요하지만, 내가 제일 먼저 권한 것은 당분이 제거된 건강한 식단이었다. 당분 과다 섭취는 테스토스테론 부족과 관련이 있다.

16. 지질 검사 수치를 알자.

고체 상태의 뇌 무게 중 60퍼센트가 지방이다. 콜레스테롤이 많으면 확실히 뇌에 안 좋다. 그러나 콜레스테롤이 너무 적은 것 또한 좋지 않다. 일부 콜레스테롤은 성호르몬을 만들어내고, 뇌가 정상적으로 기능하는 데 꼭 필요한 성분이기 때문이다. 규칙적으로 지질 검사를 받는 것이 중요하다.

　지질 검사는 HDL(고밀도 지단백 또는 '좋은' 콜레스테롤), LDL(저밀도 지단백 또는 '나쁜' 콜레스테롤), 트리글리세라이드(지방의 일종) 수치를 측정한다. 미국심장협회에 따르면 최적 수준은 다음과 같다.

• 총 콜레스테롤 200mg/dL 미만
• HDL 60mg/dL 이상
• LDL 100mg/dL 미만
• 트리글리세라이드 100mg/dL 미만

지질 검사 수치가 최적 범위에 해당하지 않는다면, 식단을 통제하고, 생선기름을 섭취하고, 운동을 해야 한다. 물론 의사와 상담해야 한다. 또한 LDL 콜레스테롤의 입자 크기를 아는 것도 매우 중요하다. 큰 입자는 작은 입자보다 덜 해롭다.

루스는 총 콜레스테롤과 LDL 수치가 높았고, HDL 수치는 낮았다.

17. 엽산과 B$_{12}$ 수치를 알자.

기억력 문제를 검사할 때는 반드시 이 영양 성분의 결핍을 확인해야 한다. 루스의 수치는 정상이었다. 나는 B$_{12}$ 결핍이 아주 심한 환자를 본 적이 있는데, 그 환자의 뇌를 촬영한 SPECT 스캔 영상은 혈류 부족이 매우 심각하다는 것을 보여주었다.

18. 매독과 HIV 검사 결과를 알자.

치매는 매독 후기 증상 및 HIV 감염과 관계가 있을 수 있다. 오래 전에 매독이나 HIV에 감염된 사람이 적절한 치료를 받지 않았다면, 병이 진전되어 행동과 지능에 영향을 미칠 수 있다. 루스의 경우에는 해당이 없을 것 같았지만 항상 확인하는 것이 중요하다. 그녀의 검사 결과는 음성이었다.

19. 아포지단백 E(APOE) 유전자형을 알자.

이 검사는 유전적 위험을 확인한다. APOE e4 유전자는 알츠하이머병에 걸릴 위험을 상당히 높인다. 일반적인 경우보다 5년에서 10년 더 일찍 증상이 나타나는 것과도 관련이 있다. 부모가 알츠하이머병, 죽상동맥경화증, 심장병, 뇌졸중 등에 걸린 경우 자식들이 그런 질환에 걸릴 위험이 높은 인자를 물려받았는지 확인하기 위해 부모의 APOE 유전자형을 검사하는 경우가 많다.

사람들은 APOE 유전자 2개를 가지고 있다. 그중 1개 혹은 불행히도 2개가 APOE e4라면 기억력에 문제가 생길 가능성이 커진다.

APOE 유전자만으로는 위험하지 않다. APOE 유전자가 제대로 기능해야 뉴런 세포막이 올바르게 발달하고, 성숙하고, 손상 시 복구될 수 있다. 그리고 신경세포막의 콜레스테롤과 트리글리세라이드 수치를 조절하는 데도 도움이 된다.

APOE 유전자의 종류에는 3가지가 있다. e2, e3, e4인데, 마지막 e4가 문제다. 모든 유전자와 마찬가지로 우리는 부모에게서 유전자를 하나씩 물려받는다. 따라서 다음과 같은 조합이 나올 수 있다. e2-e2, e2-e3, e2-e4, e3-e3, e3-e4, e4-e4.

e4 유전자가 2개인 사람은 부모에게서 하나씩 받았다는 뜻이다. APOE e4 유전자는 알츠하이머병에 걸린 사람에게 발견되는 베타 아밀로이드와 플라크의 형성을 증가시키는 것으로 알려졌다. 따라서 가장 흔한 형태인 후발성 알츠하이머병에 걸릴 확률이 2.5배(e4가 1개인 경우)에서 다섯 배(e4가 2개인 경우) 커진다. 또한 APOE e4 유전자가 있는 사람들은 이 유전자가 없는 사람들보다 2년에서 5년 더 일찍 증상이 나타난다.

일반적으로 APOE 유전자 2개 중 e4 유전자를 하나 이상 가진 사람들은 인구의 15퍼센트 정도다. APOE e4 유전자가 하나도 없는 사람들은 65세 이후 알츠하이머병에 걸릴 가능성이 5~10퍼센트에 불과하지만, APOE e4 유전자를 하나 가진 사람들은 알츠하이머병에 걸릴 가능성이 약 25퍼센트다. 이 정도면 상당히 큰 차이다.

그러나 다행스럽게도 APOE e4 유전자를 가진 모든 사람들이 알츠하이머병에 걸리는 것은 아니다. 실제로 75퍼센트는 걸리지 않는다. 하나 더 고려할 것은 어떤 사람이 APOE e4 유전자를 하나 가지고 있고 치매에 걸리더라도 그것이 꼭 알츠하이머 때문은 아닐 수도 있다는 점이다. 다른 것이 치매의 원인일 가능성이 있다. 반면 APOE e4 유전자를 2개 가진 사람이 치매에 걸리면, 알츠하이머 때문일 가능성이 매우 높다. 실제로 확률은 99퍼센트다.

　루스는 e3-e4로, e4 유전자를 하나 가지고 있었다.

20. 가장 중요한 건강 위험 변수 12가지 중에서 자신에게 해당하는 것들이 무엇인지 알자.

위험 변수를 줄이기 위해 노력하자. 다음은 하버드 공중보건대학원에서 발표한 리스트다. 자신에게 해당하는 것에 표시해보자.

- 흡연
- 고혈압
- 과체중이나 비만에 해당하는 BMI
- 운동 부족
- 공복 혈당 과다
- LDL 콜레스테롤 과다
- 과음(사고, 부상, 폭력, 간경변증, 간 질환, 암, 뇌졸중, 심장병, 고혈압)
- 오메가 3 지방산 부족
- 포화지방 섭취가 많은 식단
- 다중불포화지방 섭취가 적은 식단
- 염분 섭취가 많은 식단
- 과일 및 채소 섭취가 적은 식단

루스는 예방 가능한 조기 사망 위험 인자 12개 중 10개에 해당했다(흡연과 과음을 제외한 전부). 부정적인 경향을 역전시키려면 이 문제를 반드시 해결해야 했다.

결론적으로 루스의 임상 상태와 스캔 촬영 및 기억력 검사 결과는 '조발성' 알츠하이머병과 일치했다. 그녀는 위험도가 높은 APOE e4 유전자를 하나 가졌고, 예방 가능한 조기 사망 위험 인자 12개 중 10개에 해당했다. 그럼에도 루스의 경우에는 다른 검사 수치가 양호했기 때문에 개선 가능성이 높았다.

다행히도 루스에게는 상황이 매우 심각해서 진지한 노력을 하지 않으면 점점 더 악화된다는 것을 이해할 만큼 충분한 인지능력이 남아 있었다. 아직까지 전전두피질도 웬만큼 기능하고 있었다. 루스를 위한 프로그램에는 다음과 같은 것들이 포함되었다.

- 당장 CROND 원칙에 따라 식단을 바꾸었다. 당분, 단순탄수화물, 인공감미료를 제거하고, 지방 없는 단백질, 건강한 지방과 더불어 채소 섭취량을 늘리도록 했다(최소한 하루 5회 이상). 매일 몸무게를 재고, 그것을 남편이 기록하도록 했다.
- 비타민 B군 함량이 높은 멀티비타민, 혈당 조절을 위한 알파리포산, 비타민 D, 생선기름 등의 보조제를 섭취하기 시작했다.
- 혈액순환을 개선하는 빈포세틴과 은행, 신경전달물질 아세틸콜린을 증가시키는 후페르진 A와 아세틸-L-카르니틴, 최고의 항산화제인 N-아세틸시스테인(NAC)이 포함된 기억력 개선 보조제를 섭취하기 시작했다.
- 수면 습관을 개선하고, 최면요법과 멜라토닌 섭취(필요 시) 등을 병행해 7~8시간의 수면 시간을 확보하는 데 집중했다.
- 혈압을 낮추기 위해 운동, 체중 감량, 생선기름 섭취를 시작했다. 3개월간 생활 방식 변화로 효과를 보지 못하면, 약물을 조절해서 처방하기로 했다.

- 보조제 섭취 및 식단 변화와 더불어 공복 혈당, HbA1C, 비타민 D, C-반응성 단백질, 호모시스테인, 테스토스테론, 콜레스테롤 수치 등이 개선되는지 확인하기 위해 3개월 뒤 다시 혈액검사를 실시하기로 했다.
- 3개월 뒤에도 좋아지지 않으면 기억력 개선을 위해 투약 등 다른 치료를 시작할 것이다(30년 경력의 정신과 의사로서 루스처럼 심각한 경우라 해도 자연스러운 치료를 먼저 시도하는 것을 고집한다).

리사는 나와 이야기를 나누던 중 엄마의 상태를 보면 혹시나 자신에게도 문제가 생기지는 않을까 싶어서 정신이 번쩍 든다고 말했다. 리사의 SPECT 스캔 영상을 확인한 결과 (알츠하이머병과 관련이 있는 것으로 알려진 세 영역 중) 측두엽과 두정엽의 활동이 약간 저조한 것으로 나타났다.

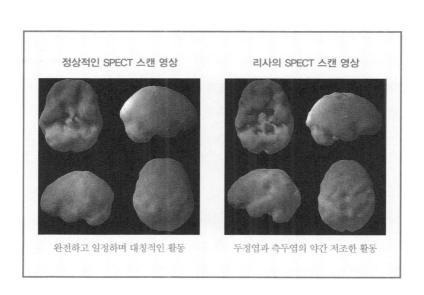

정상적인 SPECT 스캔 영상　　리사의 SPECT 스캔 영상

완전하고 일정하며 대칭적인 활동　　두정엽과 측두엽의 약간 저조한 활동

리사의 검사 결과는 APOE e4 유전자가 하나 있고, BMI, WHtR, 공복 혈당 수치가 높은 것으로 나타났다. 리사는 자신과 엄마의 건강이 정상으로 돌아오도록 새로운 식단 계획을 세우고, 아버지도 동참하도록 만들겠다고 했다. 계획이 성공하려면 주변 사람들의 지지가 반드시 필요하다.

3개월 후 루스의 상태는 훨씬 호전되었다. 기억력 검사 결과는 물론이고 체중도 줄었다(체중은 8킬로그램, 허리둘레는 7.7센티미터가 줄었다). 그리고 약물의 도움 없이 건강에 중요한 수치들을 모두 바로잡을 수 있었다.

처음에 루스는 바뀐 식단에 적응하지 못했다. 뇌가 건강해지는 방식으로 요리하는 법을 배운 적이 없었기 때문이다. 그녀는 항상 빵과 버터, 팬케이크와 머핀, 케이크와 쿠키를 먹었다. 루스와 리사는 내 아내가 쓴 요리책 두 권 중 하나를 길잡이로 삼았다.

약 2주 후 프로그램이 효과를 나타내기 시작했다. 그들은 건강한 음식이 몸에 좋을 뿐만 아니라 맛도 훌륭하다는 점을 깨달았다. 그리고 프로그램으로 인해 뭔가를 빼앗기는 게 아니라는 사실도 깨달았다. 오히려 건강한 음식을 다양하게 요리하는 법을 배우는 계기가 되었다. 칼로리를 제한한 식단에도 식탐이 사라지고 활력이 증가했다.

또한 그들은 함께 보내는 시간을 즐겼다. 리사는 그 어느 때보다 그런 시간의 소중함을 절실히 느꼈다. 리사의 아버지도 루스의 스캔 영상과 검사 결과를 보고 심각함을 깨닫고부터는 더 이상 거부하지 않고 힘을 보태기로 했다.

몸과 마음과 생각의 젊음을 최상으로 유지하면서 장수하고 싶다면, 수치를 잘 관리해야 한다. 중요한 수치를 알고 있어야 남은 인생 동안 뇌와 몸을 제대로 돌볼 수 있다. 이러한 수치 중 어느 하나라도 문제가 생기면 체중 감량이 어려워지고, 늘 우울하고, 뇌 기능이 저하될 것이다.

혹시 어릴 때 했던 숫자 따라 색칠하기 놀이를 기억하는가? 한 부분 한 부분을 채워나갈수록 아름다운 그림이 나타나던 것을 기억하는가? 건강해지는 것도 비슷하다. 건강과 관련한 수치들이 균형을 이룰수록 더 생생하게 살아 숨 쉬는 아름다운 몸과 마음의 그림을 얻을 수 있다. 환자들은 검사 보고서에 드러나는 뇌 기능 개선의 증거를 발견하면서 스스로도 놀랄 만큼 재미와 보람을 느낀다. 그것은 확실한 동기부여가 된다.

알츠하이머병 및 기타 치매 예방하기

나는 루스에게 이미 그녀의 뇌를 파괴하고 있는 '조발성' 알츠하이머병을 치료하기 위한 프로그램을 권했다. 치료는 긍정적인 영향을 미쳤다. 특히 '조발성'을 강조한 이유는 그녀의 뇌 질환이 초기 상태가 아니었기 때문이다.

연구자들은 알츠하이머병 및 기타 치매는 첫 증상을 느끼기 수십 년 전부터 이미 시작되었다고 보고 있다. UCLA 연구팀은 질환을 발견하기 50년 전부터 뇌를 촬영한 스캔 영상에 변화가 나타난다고 주장했다. 어쨌든 알츠하이머병 및 기타 치매에 걸릴 위험을 줄이기 위한 유일한 방법은 일찍 치료를 시작하는 것뿐이다. 40대인 리사의 뇌는 이미 문제의 조짐을 보이고 있었다.

알츠하이머병은 작은 문제가 아니다. 현재 미국에서는 500만 명이 넘는 사람들이 이 병의 영향을 받고 있다. 그리고 2030년 무렵이 되면 그 수가 세 배 증가할 것이라고 어림짐작한다. 85세까지 사는 사람 중 약 50퍼센트가 알츠하이머병에 걸릴 것이다.

슬픈 진실 중 하나는 이 병이 가족 구성원 모두에게 영향을 미친다는 점이다. 가족의 신체적, 정서적, 경제적 스트레스는 어마어마하고 끝도 없다. 더 소름 끼치는 통계는 알츠하이머병 환자를 돌보는 사람들의 15퍼센트가 같은 병에 걸리는 것으로 추정된다는 점이다.

알츠하이머병과 다른 원인으로 발생하는 기억력 장애를 예방하려면 행동하기 전에 심사숙고하는 능력을 키우고, 충분히 연구된 과학적 프로그램(실제 효과가 있는 것)을 실천으로 옮기고, 계획을 충실히 이행할 수 있는 양호한 PFC 상태를 갖추고 있어야 한다.

이 책에서 소개할 프로그램은 알츠하이머병에 걸릴 위험을 줄이고, 나이에 맞는 건강한 뇌를 유지하기 위한 계획이다. 다음은 뇌가 일찍 늙어버리는 걸 예방하는 방법이다.

1단계. 문제 위험을 파악하자.

자신이 알츠하이머병에 걸릴 위험이 얼마나 되는지 파악하는 것이 중요하다. 다음은 알츠하이머병과 조기 뇌 노화에 가장 흔한 위험 인자다. 괄호 안의 숫자는 위험의 심각성을 나타낸다. 숫자가 클수록 위험 인자의 심각성도 크다. 이런 위험 인자를 가능한 한 줄이도록 노력하자.

- 알츠하이머병이나 치매에 걸린 가족 구성원이 1명 있음(3.5)
- 알츠하이머병이나 치매에 걸린 가족 구성원이 2명 이상 있음 (7.5)
- 다운증후군 가족력(2.7)

- 의식을 잃을 정도의 머리 부상 1회(2.0)
- 의식을 잃지 않은 정도의 머리 부상 2회 이상(2.0)
- 과거 또는 현재의 알코올 · 약물 의존(4.4)
- 과거 또는 현재의 심각한 우울증(의사의 진단을 받은 경우, 치료 여부는 무관함)(2.0)
- 뇌졸중(10.0)
- 심장병이나 심장마비(2.5)
- 콜레스테롤 과다(2.1)
- 고혈압(2.3)
- 당뇨(3.4)
- 암 발병이나 항암 치료 이력(3.0)
- 과거 또는 현재의 발작(1.5)
- 운동 부족(일주일에 2회 미만)(2.0)
- 중졸 이하 학력(2.0)
- 주기적으로 새로운 정보를 습득할 필요가 없는 직업(2.0)
- 연령 65~74세(2.0)
- 연령 75~84세(7.0)
- 연령 85세 이상(38.0)
- 10년 이상 흡연(2.3)
- APOE e4 유전자 1개(실험실 검사로 확인한 경우)(2.5)
- APOE e4 유전자 2개(실험실 검사로 확인한 경우)(5.0)

2단계. 뇌를 들여다볼 마음의 준비를 하자.

SPECT 스캔 영상 역시 뇌의 건강 상태와 알츠하이머병에 걸릴 위험을 파악하는 데 도움이 된다. 내가 50세가 되었을 때, 주치의가 대장

내시경검사를 권했다. 나는 그에게 뇌는 보고 싶지 않느냐고 물었다.

"몸의 반대쪽 끝도 중요하지 않습니까?"

보지 않으면 뇌에서 무슨 일이 일어나는지 어떻게 알 수 있겠는가? 아마 가까운 미래에는 뇌 검사가 유방 엑스레이 촬영이나 대장 내시경검사만큼 일반화될 것이다. 뇌 검사는 '일찍' 증상이 나타난 사람들이나 위험도가 높은 사람들에게 특히 도움이 된다. 대부분의 의사들이 뇌 상태를 살펴보는 데 익숙하지 않기 때문에 많은 사람들이 불필요한 고통을 받고, 자신의 뇌가 취약하다는 것을 너무 늦게 깨닫는다. 치료 가능한 상태일 수도 있지만, 그 사실조차 알지 못하는 것이다.

다음 예를 살펴보자.

─── SPECT 스캔 덕분에 오진의 위험에서 벗어난 에드

72세인 에드는 딸 캔디스에게 이끌려 브리티시컬럼비아 주의 밴쿠버에서 우리를 찾아왔다.

캔디스가 에드를 방문했을 때, 에드는 평소보다 더 침울해 보였고, 건망증이 더 심해진 데다가 판단력도 흐려 보였다. 캔디스가 확인해보니 같은 청구서를 두 번 결제하거나 잊어버리고 결제하지 않은 것들도 있었다.

그녀는 아버지를 가까운 신경과 전문의에게 데려갔는데, 의사는 그의 뇌를 보지도 않고 알츠하이머병으로 진단했다. 캔디스는 《뷰티풀 브레인》을 읽었기 때문에 의사가 스캔 촬영을 해보자고 말하지 않은 것이 황당했다. 그러나 의사는 진단이 틀림없기 때문에 굳이 뇌를 촬영할 필요가 없다고 말했다(나는 이런 태도에 항상 놀라곤 한다). 뭔가 확실하지 않은 상황에 찜찜했던 캔디스는 아버지와 함께 우리를 찾아왔다.

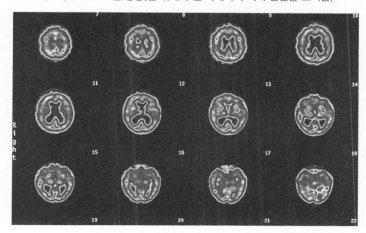

에드의 SPECT 스캔 영상(맨 위에서 맨 아래까지 뇌의 단면을 보여줌)

15번과 16번 영상에 '로브스터 사인'이 보임

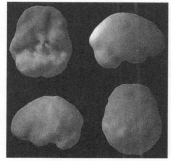

정상적인 SPECT 스캔 영상

완전하고 일정하며 대칭적인 활동

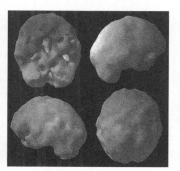

에드의 SPECT 스캔 영상

전형적인 알츠하이머병 패턴은 아니지만
뇌실(가운데 구멍)이 크고
소뇌(맨 아래)가 작음

에드의 스캔 영상을 확인한 결과 뇌실(액체로 가득 찬 뇌 안의 공간)이 아주 컸다. 나는 이런 패턴을 '로브스터 사인lobster sign'이라고 부른다. 뇌의 단면에 거꾸로 된 로브스터 모양이 보이기 때문이다. 또한 에드는 뒤쪽 아랫부분에 있는 소뇌가 다른 사람에 비해 작았다. 확실히 전형적인 알츠하이머병 패턴이 아니었다. 즉 측두엽과 두정엽의 활동에 문제가 있는 게 아니었다.

이러한 발견이 중요한 이유는 정상압 뇌수종 또는 정상압 수두증(NPH)이라고 하는 상태도 이런 패턴과 매우 닮아 있기 때문이다. 뇌수액이 빠져나갈 길이 점점 막혀서 시간이 지날수록 서서히 액체가 고이는 병이다. 이 병은 요실금 및 보행장애를 일으키는 경우가 많다(항상 그렇지는 않다).

에드는 다른 증상이 없었기 때문에 신경과 전문의가 NPH를 생각하지 않은 것 같았다. 그 결과 에드의 뇌는 계속 나빠져갔다. 나는 스캔 영상을 보자마자 즉시 신경외과 진찰을 받으라고 권했다. 신경외과 전문의는 내 의견에 동의하고, 에드의 뇌에서 수액을 빼낼 관을 설치했다. 3주 후 에드의 기억력이 돌아왔다. 보지 않으면 어떻게 알 수 있겠는가?

3단계. 위험 인자를 줄이는 데 집중하자.
자신에게 해당하는 위험 인자를 알았다면, 이제 어떻게 해야 할까? 다음은 위험 인자를 줄이는 방법이다.

위험 : 알츠하이머병이나 관련 장애를 가진 가족 구성원이 있다. 또는 APOE e4 유전자를 가지고 있다.
대책 : 조기 검사를 받고, 최대한 빠르고 진지하게 예방 노력을 시작

한다. 이 책에 설명된 모든 전략을 당장 시도한다.

위험 : 한 번 또는 여러 번 머리를 다쳤다.

대책 : 다시는 머리 부상을 당하지 않게 조심하고, 최대한 빨리 예방
노력을 시작한다.

위험 : 과거에 알코올·약물에 의존했거나 흡연을 했거나 현재 하
고 있다.

대책 : 끊기 위한 치료를 받고, 근본적인 원인을 찾는다. 하루빨리 예
방 노력을 시작한다.

위험 : 과거에 심각한 우울증이나 ADHD 진단을 받은 적이 있거나
현재 받은 상태다.

대책 : 치료를 받고, 당장 예방 노력을 시작한다.

위험 : 과거에 뇌졸중, 심장병, 콜레스테롤 과다, 고혈압, 당뇨, 항암
치료, 발작 경험이 있거나 현재 진행 중이다.

대책 : 치료를 받고, 예방 노력을 시작한다.

위험 : 운동량이 부족하다(일주일에 두 번 미만 또는 한 번에 30분 미만).

대책 : 일주일에 세 번 이상 운동한다.

위험 : 학력이 중졸 이하거나 주기적으로 새로운 정보를 습득할 필
요가 없는 직업에 종사하고 있다.

대책 : 평생 배우려는 태도를 유지한다.

위험 : 수면무호흡증이 있다.

대책 : 검사를 받고, 수면무호흡증 치료를 받는다.

위험 : 에스트로겐이나 테스토스테론 수치가 낮다.

대책 : 해당 시 호르몬 대체요법을 고려한다.

이제 방법을 알았으니 가능한 한 모든 위험 인자를 제거하고, 뇌를 건강하게 유지하도록 노력하기 바란다.

4단계. 뇌와 몸을 활동적으로 유지하자.

앞으로 보게 되겠지만 신체 운동과 정신운동은 뇌를 젊게 유지하는 최선의 방법이다. 정신운동은 뇌를 관리하고 새로운 신경 연결을 만드는 데 도움이 된다. 정신운동에 대한 자세한 내용은 제5장을 참조한다. 신체 운동은 뇌로 가는 혈류와 산소 공급을 증가시키고, 뇌가 포도당을 효율적으로 사용하게 하며, 활성산소 같은 분자로 인해 뇌가 손상되지 않도록 보호한다. 신체 운동에 대한 자세한 내용은 제3장을 참조한다.

5단계. 건강한 뇌 기능을 돕는 보조제를 섭취하자.

보조제에 대해서는 수많은 정보와 오해가 있다. 그러나 효과가 있는 비타민과 보조제도 있으므로 어떤 것을 선택하는 것이 좋은지 알아야 한다. 멀티비타민과 생선기름을 매일 섭취하라. 비타민 D 수치를 확인하고 최적 수준으로 유지하라. 다음은 도움이 되는 것으로 알려진 기타 보조제들이다.

- 염증을 줄여주는 생선기름과 커큐민(커리의 원료인 울금에 포함된 성분-옮긴이)
- 활성산소를 처리하고 항산화 작용을 촉진하는 N-아세틸시스테인(NAC)과 알파리포산
- 혈액순환을 개선하는 빈포세틴과 은행
- 학습과 관련된 신경전달물질 아세틸콜린을 증가시키는 후페르진 A와 아세틸-L-카르니틴
- 미토콘드리아(나이를 먹고 노화가 진행될수록 감소하는 세포의 에너지 발전소) 작용을 촉진하는 아세틸-L-카르니틴과 CoQ10(코엔자임 Q10)
- 브레인 & 메모리 파워 부스트 : 혈액순환 개선 및 인지능력 향상을 위해 빈포세틴과 은행, NAC와 알파리포산, 후페르진 A와 아세틸-L-카르니틴 등을 결합해 에이멘클리닉에서 자체 개발한 보조제다. 멀티비타민, 생선기름과 함께 섭취하고, 뇌가 건강해지는 프로그램을 병행하면 좋다.

6단계. 장수에 도움이 되는 음식을 먹자.

먹는 것이 우리를 말해준다. 인간의 모든 세포가 5개월마다 새롭게 만들어진다는 사실을 모르는 사람들이 많다. 음식은 보약이다. 이 점은 모두가 직관적으로 알고 있다. 아침에 도넛 3개를 해치우면 30분 후 어떤 느낌이 드는가? 속이 니글거린다! 점심 때 커다란 접시에 가득한 파스타를 흡입하면 오후 2시쯤 어떤 느낌이 드는가? 역시 속이 니글거린다! 제대로 된 식사는 좋은 느낌을 주고, 잘못된 식사는 불편한 느낌을 준다. 식단은 나이를 먹을수록 뇌 건강을 유지하는 엄청나게 중요한 전략이다.

가장 좋은 식단은 영양이 풍부하고, 칼로리는 적고(칼로리 제한은 장수의 비결), 오메가 3 지방산이 많고(생선, 생선기름, 호두, 아보카도), 항산화 작용이 뛰어난 식품들(채소류)로 구성된다. 미국 농무부에 따르면 항산화 작용이 가장 뛰어난 과일과 채소는 말린 자두, 건포도, 블루베리, 블랙베리, 크랜베리, 라즈베리, 딸기, 시금치, 방울양배추, 자두, 브로콜리, 비트, 오렌지, 포도, 빨간 파프리카, 체리, 키위 등이다. 과일과 채소를 먹으라고 잔소리하던 어머니 말씀이 옳았다. 영양에 대한 더 자세한 내용은 제2장을 참조한다.

지금까지 말한 대로 하면 알츠하이머병에 걸릴 위험을 50퍼센트 이상 줄일 수 있다. 샌프란시스코 연구팀은 운동을 열심히 하고, 담배를 피우지 않고, 고혈압, 우울증, 비만을 제거하면 알츠하이머병 및 기타 노화 문제가 생길 가능성을 엄청나게 줄일 수 있다는 새로운 결과를 발표했다. 선택은 당신의 몫이다. 계속 멀쩡한 정신으로 살고 싶은가? 그렇다면 지금 당장 시작해야 한다. 나중에 언젠가 하겠다는 말은 소용없다.

알츠하이머병에 걸릴 위험을 대폭 줄일 수 있는 간단한 방법

물론 누가 무엇을 권하든지 항상 "당신이 어떻게 알지?" 하고 묻는 태도가 중요하다. 특히 알츠하이머병에 걸릴 위험을 줄일 수 있다는 장담이라면 더욱 그럴 것이다. 샌프란시스코 VA메디컬센터의 정신 건강 전문가 데보라 반스 박사는 알츠하이머병을 예방하기 위해 위험 인자를 줄이는 전략을 연구했다. 그녀는 모든 알츠하이머병 환자의 절반 이상이 생활 방식 변화와 치료 또는 조기 예방으로 대처할 수 있다는 사실을 발견했다. 그녀는 전 세계 알츠하이머병 사례 수십만 건에 대한 연구를 살펴본 뒤 알츠하이머병의 위험 인자 다수를 줄일 수 있다는 결론을 내렸다.

전 세계적으로 인정하는 알츠하이머병의 위험 인자로는 저학력, 흡연, 운동 부족, 우울증, 고혈압, 당뇨, 비만 등이 있다. 반스 박사는 미국에서 가장 심각한 위험 변수는 운동 부족, 우울증, 흡연, 고혈압, 비만, 저학력, 당뇨임을 발견했다. 그녀는 이러한 위험 인자가 전 세계 알츠하이머병의 최대 51퍼센트(1720만 건)를 차지하고, 미국 내 알츠하이머병의 경우에는 최대 54퍼센트(290만 건)를 차지하는 것으로 결론 내렸다.

반스 박사는 몇 가지 간단한 생활 방식 변화만으로도 미국은 물론 전 세계 알츠하이머병 및 기타 치매를 예방하는 데 엄청난 영향을 미칠 수 있다고 주장한다. 이 연구 결과는 2011년 파리에서 열린 알츠하이머협회 국제 콘퍼런스에서 발표되었고, 〈랜싯 뉴롤로지〉 온라인 사이트에도 발표되었다.

알츠하이머병의 예방은 어린 시절부터

알츠하이머병에 걸릴 위험은 어린 시절에 시작되는 경우가 많다. 알츠하이머병 및 관련 문제를 진지하게 예방할 생각이 있다면, 어릴 때부터 관리를 시작해야 한다.

APOE e4 유전자는 알츠하이머병에 걸릴 위험을 증가시킨다. 이 유전자를 가진 데다가 머리 부상을 당한 적이 있다면, 위험은 더욱 증가한다. 머리 부상은 어린 시절에 일어나는 경우가 많다. 특히 신체를 접촉하는 운동을 하거나 위험도가 높은 기타 활동을 할 때 발생한다. 아이들이 이런 활동을 하도록 허락하기 전에 먼저 APOE e4 유전자 검사를 해야 한다. 이 유전자가 있다면 아이들의 머리를 보호하는 데 더 신경을 써야 한다.

ADHD와 학습 장애가 있는 아이들은 학교를 중퇴하는 경우가 많고 치매에 걸릴 위험도 크다. 아이들이 평생 배움의 기회를 누릴 수 있게 하려면, 제대로 진단하고 적절한 도움을 주어야 한다. 우울증의 씨앗은 어린 시절에 생긴다. 우울증은 부정적인 사고 패턴이 지속된 결과인 경우가 많다. 학교에서 이런 패턴을 교정하는 법을 가르쳐서 우울증을 줄여주는 프로그램을 개발해야 한다. 비만 아동은 성인이 되어서도 비만으로 살아간다. 아이들에게 영양과 운동에 대해 교육하면 평생 큰 도움이 될 것이다.

우리는 우리 자신은 물론이고, 우리 아이들, 그리고 그들의 자녀와 손주를 위해서도 건강해져야 한다. 그들은 우리가 인간으로서 가능한 한 오래, 맑은 정신으로, 활력이 충만한 상태로, 항상 웃으면서 인생을 즐기길 바랄 것이다.

뇌가 건강해지는
20가지 브레인 팁과
건강하게 장수하기 위해 알아야 할 수치

1. 건강에 중요한 수치를 알자.

검사를 받고, 수치를 기록해두고, 생활 방식을 바꿔서 수치를 개선하자. 그리고 위험 수준에서 벗어날 때까지 3개월마다 검사를 받자. 다음은 꼭 알아야 할 수치 중 몇 가지 예다.

2. BMI를 알자.

과체중인 사람은 칼로리는 적지만 영양이 풍부한 음식을 먹으면서 살을 빼야 한다. CROND 원칙을 명심하라. 즉 칼로리를 제한하고, 영양이 최적화된 음식을 먹어야 한다. 비만은 뇌 조직 감소 및 저조한 뇌 활동과 관련이 있고, 알츠하이머병에 걸릴 위험을 두 배로 높인다. 허리둘레가 신장의 절반 미만인 것이 좋다. 줄자를 가지고 실제로 허리둘레를 측정해야 한다.

3. 매일 과일과 채소를 5~10회에 걸쳐 먹자.

과일과 채소 먹는 횟수를 세라! 뇌를 개선하고 암에 걸릴 위험을 줄이려면 과일보다 채소를 더 많이 먹고 매일 5~10회에 걸쳐 먹도록 노력해야 한다.

4. 매일 밤 8시간 잠을 자자.

8시간보다 적게 자는 사람들은 인지능력이 떨어지는 경향이 있다. 만성 불면증은 사망률을 세 배로 높인다. 잠자리에 들기 1시간 전부터 텔레비전을 보지 말고, 따뜻한 물로 목욕을 하고, 수면을 유도하는 최면 CD와 멜라토닌 계열의 수면 보조제 등을 활용한다. 수면무호흡증은 알츠하이머병에 걸릴 위험을 두 배로 높인다. 수면무호흡증의 가능성이 조금이라도 있다면, 반드시 수면 검사를 받기 바란다.

5. 혈압을 자주 확인하고 관리하자.

혈압이 높은 사람에게는 체중 감량과 더불어 생선기름 섭취와 운동이 도움이 될 수 있다. 이 방법이 도움이 되지 않으면 의료 전문가와 상담해야 한다. 고혈압은 몸 전체의 비상사태고, 미국에서 '예방 가능한 사망 원인 2위'다(1위는 흡연).

6. 담배를 피운다면 당장 끊자.

흡연은 뇌와 몸을 일찍 늙게 한다.

7. 과음하지 말자.

수많은 뇌 스캔 영상을 관찰한 결과, 음주를 권하지 않는다.

8. 전혈구 검사를 받자.

혈구 수치가 낮은 사람들은 불안이나 피로를 느끼고 기억력에 문제가 생길 수 있다. 한 환자는 건강검진 중에 백혈병이 발견되었다. 어떤 병이든 조기 치료가 뒤늦은 치료보다 훨씬 더 낫다.

9. 종합 대사 검사를 받자.

이 검사를 통해 간과 신장의 건강 상태, 공복 혈당, 콜레스테롤 등의 수치를 확인한다. 우리 몸의 모든 기관은 뇌 건강과 관련이 있고, 뇌는 다른 모든 기관의 건강과 관련이 있다.

10. HbA1C 검사를 받자.

이 검사는 최근 2~3개월간 평균 혈당 수치를 보여주며, 당뇨병과 당뇨 전 단계를 진단하는 데 활용된다. 알파리포산은 혈당을 안정시키는 데 도움이 되는 것으로 알려졌다.

11. 25-하이드록시 비타민 D 수치를 확인하자.

비타민 D 수치는 반드시 검사해야 하며, 바로잡기도 쉽다. 또한 엽산과 B_{12} 수치도 확인하자. 이런 비타민들이 결핍되면 인지능력이 감퇴할 수 있다.

12. 갑상선호르몬 수치를 알자.

갑상선호르몬 이상은 남녀를 불문하고 건망증, 혼란, 무기력감 등 기타 치매 증상의 흔한 원인이 된다. 갑상선호르몬 수치가 낮으면 전반적인 뇌 활동이 감소한다.

13. C-반응성 단백질 수치를 알자.

이 검사는 염증을 측정하는 척도다. 염증 증가는 노화와 인지능력 감퇴를 일으키는 각종 질환 및 상태와 관련이 있다. 내가 이 책에서 권하는 식사 방법은 항염증 식단이기도 하다. 생선기름 섭취도 염증을 줄이는 데 도움을 준다.

14. 호모시스테인 수치를 알자.

혈중 호모시스테인 수치가 증가하면 동맥 건강에 이상이 생길 수 있고, 혈전(혈괴, 혈병)이 형성되며 심장병, 뇌졸중, 알츠하이머병에 걸릴 위험이 높아진다. 렌틸, 아스파라거스, 시금치, 대부분의 콩류는 호모시스테인 수치를 낮추는 데 도움이 된다. 엽산(1밀리그램), B_6(10밀리그램), B_{12}(500마이크로그램)도 같이 섭취하면 좋다.

15. 페리틴 수치를 검사하자.

이 검사는 염증과 인슐린 저항성을 증가시키는 철분 저장량을 측정하는 척도다. 철분 저장량이 과다하면 혈관이 뻣뻣해지고, 혈관성 질환에 걸릴 위험이 있다.

16. 유리 테스토스테론과 총 테스토스테론 수치를 알자.

남녀를 불문하고 테스토스테론 호르몬 부족은 활력 저하, 심혈관계 질환, 비만, 성욕 부진, 우울증, 알츠하이머병 등과 관련이 있다.

17. 건망증이 심해진 것을 무시하거나 과소평가하지 말자.

또는 "원래 머리가 나쁘잖아"라거나 "그냥 나이를 먹는 거야"라는 식으로 대수롭지 않게 여기지 말자. 건망증과 브레인 포그는 성인 주의력결핍장애(ADD), 빈혈, 조발성 치매 등의 원인이 될 수 있다. 그러나 이런 신호를 잘 알아차리면 얼마든지 뇌를 개선할 수 있다.

18. GPS시스템은 치매 진단을 지연시킬 수 있다.

50세 이후에는 규칙적으로 기억력 검사를 하는 것이 좋다(www.theamensolution.com에서 검사할 수 있다).

19. 알츠하이머병과 관련된 모든 위험 인자를 줄이자.

위험 인자로는 당뇨, 심장병, 비만, 우울증, 뇌 부상, 암 등이 해당된다.

20. 진정한 예방은 자녀들이 어릴 때부터 건강 관리를 시작하는 것이다.

제 2 장

머리가 똑똑해지는,
제대로 된 음식만 먹어라

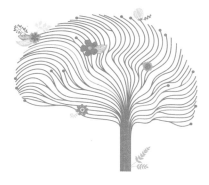

건강을 훔치는 음식이 아니라
도움이 되는 음식을 택하라

Use Your Brain to Change Your Age

음식은 약이거나 독이다.
선택은 당신의 몫이다.

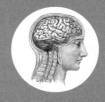

"염증의 주요 원인은 당분이 많고 섬유질이 적은 가공식품, 패스트푸드, 정크 푸드, 공장에서 생산된 칼로리가 높고 영양분은 빈약한 식품, 그리고 운동이 부족한 생활 방식이다. 식물성 홀 푸드(가공하거나 정제하지 않은 자연식품-옮긴이)를 중심으로 당분과 밀가루가 빠진 '진짜 음식'을 약이 될 만큼 충분히 먹고, 항염증 작용을 하는 오메가3 지방산을 많이 섭취하고, 운동을 충분히 하면 심장병과 당뇨병에 걸릴 위험을 대폭 줄일 수 있다. 또한 병에 걸렸을 경우 회복이 빠르다. 그리고 그렇게 하는 것이 훨씬 더 대가를 적게 치를 수 있다."

아마존의 베스트셀러 작가이자 의학박사인 마크 하이만의 말이다.

우리의 식단이 후세에도 영향을 미친다는 연구 결과가 있다. 또 다른 연구는 수 세대에 걸쳐 서구식 식단을 섭취한 동물의 자손이 더 비만인 것을 실험을 통해 발견했다.

서구식 식단은 유전자를 변화시켜서 시간이 지날수록 각 세대가 점점 더 많이 먹고 점점 더 뚱뚱해졌다. 매우 충격적이고 놀라운 결과다. 우리가 지금 건강관리를 하지 않으면 우리 아이들, 그리고 그들의 자녀와 손주에게까지 엄청난 영향을 미칠 수 있다는 뜻이기 때문이다.

물론 반대의 경우도 마찬가지다. 우리가 건강을 잘 관리하면 우리 아이들과 그들의 자녀가 더 건강하게 살 가능성이 커진다. 많은 과학자, 연구자, 정신과 의사들은 지금의 행동이 후세의 몸과 마음의 건강에 영향을 미친다는 사실을 발견했다. 우리에게는 자신의 건강은 물론이고, 후세의 삶을 변화시킬 수 있는 능력이 있다.

32세의 할머니

내 처제 타마라가 겪은 그 비참한 날은 여는 때와 다름없이 시작되었다. 당시 타마라는 32세였고, 5세 아이와 갓난아이의 엄마였다. 그녀는 밤에 제대로 자지 못했고, 주기적으로 깰 때마다 단것이 심하게 당겼다. 타마라는 한밤중에 단것을 찾으러 주방에 가기 일쑤였는데, 달달하게 먹을 만한 음식을 찾지 못하면 아이들이 먹는 단맛 나는 비타민을 먹곤 했다.

타마라는 하루에도 수없이 화장실을 들락거렸다. 그런 증상이 매일 새벽 4시경이면 어김없이 나타났다. 그녀의 장은 거의 물 같은 것을 좍좍 쏟아냈다. 전날 그녀가 화장실에 간 횟수를 마지막으로 셌던 게 열세 번이었다. 그녀는 매일 3~5시간을 화장실에서 보냈다. 몸의 모든 관절이 관절염에 걸린 할머니처럼 아팠다. 그리고 어떤 동작을 하든지 근육에 불이 붙은 것처럼 화끈거렸다. 손은 너무 부어서 그날 아침에는 아기 기저귀를 갈 때 손가락 마디가 갈라지고 피가 날 정도였다. 그녀의 몸을 풍선처럼 부풀게 하는 괴물이 무엇이든 피부가 그 괴물을 더 이상 품고 있을 수 없어서 터져버린 것 같았다. 배 역시 심하게 부풀어서 마치 임신 중인 것처럼 보였다.

하루 종일 기운이 하나도 없어서 아무 일도 하지 못했다. 화창한 날에는 아이들을 공원에 데려가고 싶었지만, 그런 일은 꿈에서나 가능했다. 그녀가 할 수 있는 일이라곤 온종일 소파에 누워 있다가 간신히 힘을 쥐어짜 아이들의 기본 욕구를 처리해주는 것뿐이었다. 그나마도 몸을 움직일 때마다 끔찍한 통증이 밀려왔다.

"에너지 드링크나 진한 커피를 마셔도 몸이 꼼짝도 하지 않았어요."

타마라는 말했다. 그녀의 남편 헥터는 멋진 남자였다. 인정이 많고 열심히 일하는 사람이었다. 헥터 또한 아내의 건강 상태 때문에 마음을 졸였다. 타마라가 사랑하고 돌보았던 가족 중에 최근 여러 명이 세상을 떠났다. 그리고 그 많은 죽음의 그림자가 점점 병들어가는 그녀의 삶에 먹구름처럼 드리워져 있었다. 그녀는 밤낮으로 자신을 짓누르는 어둠을 조금이라도 몰아낼 수 있을까 싶어 항우울제를 복용하기 시작했다.

이유야 어찌 됐건 2010년 11월의 바로 그날, 타마라는 한계에 부딪혔다. 마침내 갈 때까지 간 것이다. 그녀는 뭔가 근본적인 조치를 취하지 않으면, 더 이상 살 수 없다고 생각했다. 남편은 살아갈 힘을 잃을 것이고, 아이들은 엄마를 모르는 채 자랄 것이다.

그녀는 소파에 누워 펑펑 울면서 큰언니 타나를 생각했다. 타나는 내 아내다. 타마라는 타나가 운동 및 영양 코치이자 건강한 사람이라는 것을 알았다. 그리고 타나 또한 과거에 건강 문제로 심하게 고생하다가 극복한 것도 알고 있었다. 타나는 가족에게 영양이나 운동에 대한 신조를 강요한 적이 없었다. 그러나 타마라는 자신이 진지하게 건강을 돌볼 준비가 되어 있다면, 타나가 기쁘게 도와줄 것임을 알고 있었다. 타마라는 도움을 청할 때가 왔다고 생각했다. 그녀는 휴대전화를 들고, 앞으로 삶을 완전히 바꾸게 될 전화를 걸었다.

병명도 모른 채 처방받은 지긋지긋한 약들

삶을 바꾸게 될 전화를 하기 직전에 타마라는 수많은 문제를 상담하러 병원에 갔다. 그녀는 몇 년째 설명할 수 없는 자가면역 질환으로 고생하고 있었다. 한때 의사들은 루푸스가 아닌지 의심했다. 루푸스가 아니라는 게 밝혀진 후에는 류머티즘과 기타 질환 검사를 했고, 결국 섬유근통이라는 두루뭉술한 진단을 받았다. 그러나 그녀는 다른 섬유근통 환자들도 자신처럼 매일 화장실에서 몇 시간씩 보내는지는 알 수 없었다.

최근에 간 병원에서도 수많은 검사를 했고, 류머티즘과 복강 스프루, 크론병, 과민성대장증후군이 아니라는 결과지를 받았다. 검사 결과 트리글리세라이드 수치는 290mg/dL(정상은 150mg/dL 미만)로 나왔고, 콜레스테롤 수치는 250mg/dL(최적 수준은 200mg/dL 미만), 혈압은 139-96mm/Hg(최적 수준은 120-80mm/Hg)로 나왔다! 키가 163센티미터인 타마라의 체중은 슬금슬금 늘어 어느새 93킬로그램에 육박했다. 비타민 D 수치는 20ng/mL도 못 되었다(최적 수준은 50~90ng/mL). 이런 수치를 보면서도 의사는 생활 방식에 대해 아무런 말도 해주지 않았다. 그 대신 다양한 증상에 대한 약물을 처방해주었을 뿐이다.

타마라는 불길한 예감을 느끼며 병원을 나왔다. 왠지 몰라도 병원에서 처방한 약을 먹기가 꺼려졌다. 대부분의 병원은 처방전이나 약을 주었는데, 지금까지 경험상 결과가 좋았던 적은 한 번도 없었다.

그녀는 과거에 처방받았던 진통제를 끊었을 때 얼마나 끔찍한 일이 일어났는지를 아주 잘 기억했다. 그리고 다시는 그런 일을 겪고 싶지 않았다.

식탐을 버리고 고릴라처럼 먹어야 해

타나가 전화를 받았다. 그녀는 타마라가 절망적인 상황을 털어놓는 동안 안타까워하며 열심히 들었다. 타나는 여동생의 고통과 좌절감을 이해했다. 그녀 역시 몇 가지 식품 알레르기를 발견하기 전 여러 가지 건강 문제로 고생했기 때문이다. 타나와 타마라는 이복 자매로 같은 유전자를 받았기 때문에 타마라에게도 식품 알레르기가 있을지 모른다고 의심했다. 타마라는 귀를 쫑긋 세우고 무엇이라도 할 준비가 되어 있다고 말했다.

"선택을 해야 해. 건강을 바로잡을 각오가 되어 있다면, 몇 가지 보조제를 섭취하면서 '제거 식단'을 시작해보면 좋겠어. 그것도 오늘부터 당장!"

타나는 여동생에게 그녀와 가족이 어떤 음식을 먹는지 물었다.

"아, 그냥 미국 사람들이 흔히 먹는 걸 먹어요. 상자에 들어 있는 것들이요."

타마라가 변명하듯이 말했다.

"채소는 먹니?"

"솔직히 말할게요, 언니. 마지막으로 채소를 먹은 게 언젠지 기억이 안 나요."

타나는 깊은 한숨을 쉬었다.

"좋아. 큰 변화를 일으킬 준비를 하자. 너는 고릴라처럼 먹어야 해."

타마라는 웃었다. 그러나 타나는 멈추지 않고 말했다. 이 말 많은 자매들로 말할 것 같으면, 말문이 막히는 법이 절대 없다. 그들은 뭔가 할 말이 있으면 열정적으로, 빠른 속도로 말했다.

"녹색 채소를 최대한 많이 먹어야 해. 살짝 데치거나 샐러드로 먹어. 그리고 매일 세 번씩 단백질 식품을 손바닥 크기만큼 먹어야 해. 또 물을 매일 열 컵에서 열두 컵 정도 마셔. 아침 먹기 전에 두 컵을 마셔서 몸 안의 독소를 씻어내. 네 몸에는 염증이 엄청나게 많고, 그게 널 죽이고 있어. 염증을 없애려면 이 방법이 제일 빠른 길이야. 또 몇 가지 견과류와 씨앗, 베리 종류를 먹는 것도 좋은데, 베리는 일상적인 식단에 과일을 추가하기 시작한 후에나 먹을 수 있어. 그러나 지금은 일단 과일은 피하자. 당분 욕구를 완전히 다스릴 수 있을 때까지 말이야. 그리고 유제품도 안 돼."

타마라는 한숨을 쉬었다.

"주방 수납장을 모조리 비워야겠네요. 정크 푸드가 가득 차 있거든요. 집에 단것이 하나라도 있으면 지금으로선 안 먹고는 못 배길 거예요."

타나는 좋은 생각이라고 동의하고 '냉장고를 무지개 색깔로 채우라'고 권했다. 그래서 타마라는 튀긴 과자류를 내다 버리고 후머스(삶은 콩을 으깨고 올리브 오일과 마늘 등을 섞어 갈아낸 걸쭉한 소스-옮긴이)와 알록달록 다양한 색깔의 파프리카를 샀다. 타마라의 가족은 생활비가 빠듯했기 때문에 저렴하고 건강한 식품을 찾기 위해 열심히 돌아다녀야 했다.

타마라는 아주 오랫동안 채소를 사지 않아서 채소가 얼마나 비싼지 몰랐다. 그러나 그녀는 유명한 할인점에서 대량으로 파는 유기농 시금치를 찾아냈고, 지방이 없고 맛있으면서 값이 싼 다진 칠면조 살코기도 구했다.

처음 이틀간 그녀는 식탐과 싸우면서 '고릴라 다이어트'를 했다. 즉 신선한 채소 샐러드와 칠면조 살코기에 부드러운 아보카도를 곁들여 먹었다. 그녀는 치즈를 아주 좋아해서 포기하기 힘들었지만 우유는 전혀 좋아하지 않았다. 그 대신 아몬드와 코코넛을 갈아 만든 음료가 아주 맛있다는 걸 알았다. 타마라는 포기한 것들보다 더 영양이 풍부한 새로운 먹을거리를 발견했다. 그녀는 그런 음식을 정말 좋아했고, 몸이 좋아지는 것을 느꼈다. 그렇게 식사를 하고 나면 비정상적인 식탐이 찾아오지 않았다.

타나는 영양이 풍부한 가루 형태의 셰이크 믹스와 몇 가지 보조제를 타마라에게 보냈다. 그중에는 에이멘클리닉에서 판매하는 질 좋은 생선기름과 비타민 D도 포함되어 있었다. 또한 타나는 식탐을 다스리고 카페인의 부작용 없이 집중력과 활력을 개선하기 위해 에이멘클리닉에서 특별히 개발한 보조제도 함께 보냈다.

이틀 뒤 일어난 첫 번째 기적

이틀 후 기적이 일어났다. 타마라에게는 기적처럼 느껴졌다. 그녀는 화장실에 갔다가 울면서 타나에게 전화했다.

"언니! 몇 달 만에 처음으로 장이 정상적으로 움직였나 봐요! 믿을 수가 없어요! 이게 단지 식단을 바꾸었기 때문이란 말이에요? 분명히 우연일 거예요. '정상적인 똥'을 누었다고 이렇게 행복해하는 게 제정신이 아닌 줄은 알아요. 하지만 그동안 어디다 말하기도 민망한, 기운이 쭉 빠지는 만성 설사 때문에 아주 오래 악몽에 시달리듯 살았거든요. 이게 저한테 얼마나 대단한 일인지 말로 할 수가 없어요!"

타나는 웃었다. 그리고 여동생을 격려하면서 말했다.

"걱정 마. 우린 아직 멀었어. 이제 시작일 뿐이야."

두 달 후 타마라는 8킬로그램이 빠졌다. 목표는 살을 빼는 것이 아니라 수렁에 빠진 타마라의 건강과 삶을 구하는 것이었다. 그러나 체중 감량 효과는 타마라에게 큰 즐거움을 주었고, 활력이 돌아온 것은 물론 자존감도 높아졌다.

"이제 숨을 크게 쉬면 배가 들어가요! 전에는 항상 부어 있었거든요. 배에서 근육을 느낄 수도, 찾을 수도 없었죠."

타마라는 병원에 가서 이러한 발전에 대해 신나게 이야기했다. 그녀는 의사가 하이파이브를 해주고, 건강을 회복하기 위해 무엇을 했는지 물을 거라고 생각했다. 그런데 충격적이게도, 의사는 그녀가 한 말을 듣지 못한 것 같았다. 실제로 의사는 이렇게 말했다.

"당신에겐 이 약이 필요해요. 식단만으로는 문제를 치료하지 못할 거예요. 아마도 평생 약을 먹어야 할 겁니다."

병원에서 나오기 전에 타마라는 최근 혈액검사 결과를 달라고 했다. 그리고 아무런 격려도 받지 못한 것에 여전히 충격을 느끼며 병원을 나왔다.

그녀는 타나에게 전화를 걸어 이 일을 이야기했다. 그리고 식단을 바꾼 것만으로 이렇게 빨리, 많은 성과를 얻었다면 약을 계속 먹고 싶지 않다고 했다. 그러자 타나는 혈액검사에 대해 물었다. 타마라는 검사 결과를 팩스로 보냈다. 몇 분 후 타나가 전화를 걸었다. 그녀의 목소리는 들떠 있었다.

"타마라, 믿을 수 없을 만큼 좋은 소식이야. 트리글리세라이드 수치가 295에서 129로 내려갔어. 콜레스테롤 수치는 258에서 201이 되었고, 136-94였던 혈압은 이제 정상으로 떨어졌어. 의사가 이렇게 좋아진 결과에 대해 말해주지 않고 같이 기뻐하지 않았다니 믿을 수가 없구나!"

타나는 계속해서 말했다.

"약을 먹지 말라는 말은 안 할게. 하지만 지금 프로그램을 유지하면서 실험을 해보자. 약 없이 한 달을 더 해보고 이 문제를 다시 살펴보자꾸나."

미래는 밝다, 선글라스가 필요할 만큼

한 달 후 타마라는 마치 새사람이 된 것처럼 엄청나게 좋아졌다. 병원에서 처방해준 약은 여전히 뜯지도 않고 먹지도 않았다. 지난번 이후로 9킬로그램이 더 빠졌고, 삶에 활력이 넘쳤다.

얼마 전 타마라의 남편이 경제 불황의 여파로 실직했다. 타마라는 스트레스 때문에 자신의 생활이 무너질 거라고 생각했다. 그러나 놀랍게도 그렇게 되지 않았다. 그녀는 잘 버텼다. 아니, 잘 버틴 정도가 아니라 위기에 처한 가계를 구하기 위해 근사한 패밀리 레스토랑에 웨이트리스로 취직하기까지 했다. 무거운 쟁반을 나르고 계속 서 있어야 하는 일이었다.

게다가 요즘 그녀는 함께 일하는 친구들과 집 근처 호숫가를 규칙적으로 산책한다. 그들 중 다수가 섬유근통과 비슷한 증상과 체중 문제로 고생하고 있었다.

"친구들에게 가르치듯 말하지 않아요. 저도 아직 배우는 중이니까요. 하지만 제 삶을 옆에서 보는 것만으로도 건강해져야겠다는 자극을 받는 것 같아요. 물론 친구들이 물으면 대답해줄 준비는 되어 있죠."

타마라가 말했다.

헥터는 훌륭한 요리사고, 특히 양념 맛과 풍미가 강한 멕시코 요리를 아주 잘한다. 그는 여전히 남서부식 양념 맛과 풍미가 돋보이는 음식을 만들지만 채소를 많이 넣고 신선한 샐러드를 넉넉하게 곁들여낸다. 아이들은 건강한 식사에 쉽게 적응했고, 특히 신선한 과일을 좋아했다.

이 글을 쓸 당시에 타마라는 불과 7개월 전보다 훨씬 더 젊어 보이고 마음도 젊어진 느낌이었다. 타마라뿐만이 아니다. 그녀의 새로운 행동은 아이들에게도 영향을 주었다. 뇌가 건강해지는 영양이 풍부한 식사를 계속 유지한다면, 그녀의 손주에게까지 긍정적 영향을 미칠 수 있을 것이다.

세상이 퍼붓는 거짓말 폭격

젊어 보이고 장수하고 싶다면, 또 더 건강하고 행복하고 똑똑해지고 싶다면 반드시 식단을 관리해야 한다. 실제로 음식은 장수 확률을 높이는 데 가장 중요한 요인일지도 모른다. 음식은 보약이다. 또는 타마라의 사례에서 보았듯이 독이 될 수도 있다. 그녀의 경우 식단을 바꾼 것이 성공의 결정적 요인이었다. 그리고 바꾼 식단을 오랫동안 유지한다면, 인생을 구하고 생명을 연장할 수 있다.

현대사회에서 식단을 관리하기란 쉬운 일이 아니다. 우리는 아주 이상한 세상에서 살고 있기 때문이다. 어디를 가든지 거의 모든 곳에서 우리를 뚱뚱하고, 우울하고, 마음 약하게 만드는 음식에 대한 잘못된 메시지가 쏟아진다. 쉴 새 없이 퍼붓는 메시지의 폭격을 살펴보자.

- 야구장에서 파는 30센티미터 길이의 핫도그
- 레스토랑에서 나오는 푸짐한 고기 요리
- 사이즈를 업그레이드하는 게 더 싸다고 부추기는 판매원들
- 괴물 식품을 사라고 재촉하는 대형 광고판

최근 로스앤젤레스 405번 고속도로를 달리다가 거대한 패스트푸드 샌드위치 광고를 보았다. 그러고 나서 고속도로 건너편으로 고개를 돌렸는데, '무릎 밴드'로 살을 빼라고 권유하는 또 다른 광고판이 보였다. 거짓말이 아니다.

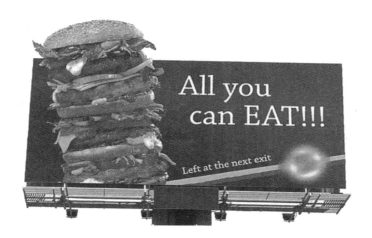

내면의 아이가 원하는 대로 다 들어주고 계속 나쁜 결정을 내리면, 얼마 지나지 않아 그 아이를 다스리기 위해 수술을 해야 할 것이다. 말도 안 되는 일이다. 우리는 더 나은 길을 택해야 한다. 그러자면 똑똑하게 영양을 챙기고, 병이 낫지 않도록 만드는 거짓말을 멈춰야 한다.

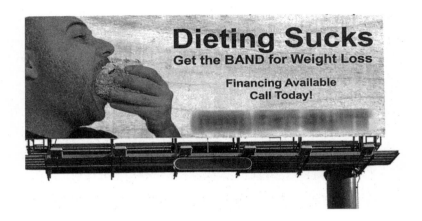

다음은 최근에 내가 들었던, 사람들이 질이 떨어지는 음식을 먹는 이유에 대한 거짓말들이다. 괄호 안은 나의 반응이다.

- 여행을 많이 하기 때문에 몸에 좋은 음식을 먹을 수가 없어요. (이런 말을 들을 때마다 항상 놀란다. 나 역시 텔레비전 출연을 위해 자주 여행하기 때문이다. 조금만 신경 써서 미리 생각하고, 주문할 때 잘 판단하면 얼마든지 가능하다.)
- 열심히 운동하고 외식을 자주 해요. (아마 나보다 혹은 정말 건강한 다른 많은 사람들보다 더 열심히 하지는 않을 것이다.)
- 가족이 전부 다 뚱뚱해요. 유전이에요. (이것은 진짜 심각한 거짓말이다. 유전자를 발현시키는 것은 행동이다. 나도 뚱뚱한 집안의 유전자를 물려받았다. 그러나 나를 뚱뚱하게 만드는 행동에 넘어가지 않는다.)
- 가족이 협조하지 않을 거예요. (가족이 마약을 하거나 도둑질을 시작한다면, 당신은 그들을 따라 할 것인가? 가족이 다 함께 몸에 좋은 음식을 먹으면 좋지만, 결국 자신에 대한 책임은 자신이 지는 것이다.)

- 제 상사가 문제예요. (무능한 사람은 남 탓을 하는 경우가 많다. 당신이 더 나아지기 위해 스스로 책임을 진다면, 성공할 가능성이 훨씬 크다.)
- 부활절, 현충일, 독립기념일, 노동절, 추수감사절, 크리스마스, 설날, 내 생일, 애완견 생일, 월요일, 화요일, 수요일, 목요일, 금요일, 토요일, 일요일이잖아요. (항상 거짓말을 하고, 기념하고 위로할 이유가 있다. 음식이 약이 아니면 독이라는 사실을 깨달아야 음식을 통해 건강해질 수 있다.)
- 내일 시작할 거예요! (예전에는 나도 해마다 이렇게 말했다. 그리고 그 내일은 절대로 오지 않는다는 것을 깨달았다.)
- 우리 아들은 아침에 시리얼만 먹으려고 해요. (최근 같은 교회에 다니는 한 부인의 주방을 아내와 함께 청소해주었다. 그녀는 거의 채식만 하고, 건강한 식사를 한다고 말했다. 그러나 그녀의 찬장은 몸에 나쁜 음식들로 가득 차 있었다. 우리가 시리얼을 집어 들자 그녀는 10대 아들이 아침에 먹는 유일한 음식이라고 말했다. "정말요?" 내가 물었다. "집에 시리얼이 없으면 아이가 굶을까요?" 그러자 그녀는 고개를 돌리며 말했다. "아뇨. 몸에 좋은 다른 걸 찾을 거예요." 작은 거짓말은 우리를 망칠 뿐만 아니라 우리가 사랑하는 사람들도 망친다.)
- 몸에 좋은 음식은 비싸요. (병이 났을 때 치료비야말로 정말 비싸다. 사실 값싼 음식은 질병과 생산성 손실 측면에서 보면 가장 비싼 것이다.)
- 단것을 포기하느니 차라리 알츠하이머병, 심장병, 암, 당뇨에 걸리겠어요. (이런 말을 들을 때마다 나는 엄청난 충격을 받는다. 그러나 나는 중독을 이해한다. 지방, 당분, 염분이 특정한 형태로 합쳐지면 뇌의 중독 중추에 작용하기 때문에 도저히 끊기 힘든 지경이 될 수 있다.)

'사람은 먹는 대로 된다'는 말이 있다. 평생 우리 몸은 쉬지 않고 새로운 세포를 만들어낸다. 뇌세포도 마찬가지다. 피부세포는 30일마다 새롭게 만들어진다! 그래서 제대로 된 음식을 먹으면 단기간에 피부가 엄청나게 좋아질 수 있다. 음식은 세포의 성장과 재생을 촉진하므로 우리가 매일 섭취하는 것이 뇌와 몸 건강에 직접적인 영향을 미친다.

게다가 음식이 기분과 활력에 어떤 영향을 미치는지 모두가 이미 알고 있을 것이다. 아메리카노 그란데 사이즈를 마신 후 1시간 동안 가슴이 벌렁거리다가 긴 겨울잠을 자고 싶었던 적이 있는가? 아침에 오렌지 주스 한 잔과 시럽을 듬뿍 바른 팬케이크를 먹고 불안하고, 멍하고, 머리가 아프고, 무력감을 느낀 적이 있는가? 너무 많이 먹어서 배가 터질 것 같을 때는 어떤가? 그냥 드러누워서 자고만 싶지 않았는가?

흰 빵과 단백질을 너무 많이 먹고 신선한 과일과 채소를 먹지 않으면 변비가 기다린다. 사람들이 여행할 때 소화가 잘 안 되어 고생하는 이유 중 하나다(운동 부족은 또 다른 원인이다). 여행하는 사람들은 드라이브 스루(자동차를 탄 채 이용할 수 있는 식당-옮긴이)나 공항 매점에서 흰 빵으로 만든 버거, 치킨 너겟, HFCS(고과당 옥수수 시럽 또는 액상과당이라고 함-옮긴이)가 잔뜩 들어간 탄산음료, 거품이 가득한 맥주 따위를 사 먹는다. 요컨대 당신이 늙은 것 같고, 몸이 약해지거나 부은 것 같고, 짜증스럽고, 졸리고, 변비에 걸린 것 같은 답답함을 느끼고 싶다면, 그런 음식을 먹으면 된다!

흐름을 끊는 '휴식'은 필요하지 않다

앞으로 몸과 마음이 더 행복해지고, 건강해지고, 젊어지고 싶다면 영양을 사수하는 전사가 돼라. 흐름을 끊는 휴식은 전혀 필요하지 않고 바람직하지도 않다. 나는 '휴식'을 권장하는 건강 프로그램이 정말 많은 것을 보고 자주 놀란다.

음식은 확실히 중독성이 있어서 며칠 휴식을 가져도 괜찮지 않느냐고? 코카인 중독자나 흡연자나 알코올 의존자에게 며칠 흐름을 끊고 쉬라고 말하는 것을 상상해보자. 그러면 금단증상이 일어날 것이다. 섹스 중독은 어떤가? 하루 쉬고 창녀를 구해 즐기라고 말해도 괜찮을까? 그런 태도가 신진대사를 재설정하는 데 도움이 될까? 나이를 바꾸고 싶다면, 뇌와 건전한 상식을 활용하라.

뇌가 건강해지는 식단의 7가지 규칙

오랜 경험을 통해 나는 뇌가 건강해지는 영양이 풍부한 식단에 대해 7가지 단순한 규칙을 정리했다. 이대로 따라 하면 음식이 장수를 돕는 보약이 될 것이다.

규칙 1. 질 좋은 칼로리를 섭취하되 너무 많이 먹지 않는다.
내가 구두쇠가 아니라는 건 아내가 증명해주겠지만, 나는 언제나 가치 있는 것에만 돈을 쓰려고 한다. 칼로리도 마찬가지다. 나는 몸과 마음에 도움이 되는 질 좋은 영양소를 원한다. 당신도 그렇게 되어야 한다. 질 좋은 칼로리만 먹고 마시되 너무 많이 섭취하지는 말자. '적게 먹는 것'과 '오래 사는 것'의 관계에 대해서는 이미 폭넓은 연구가 이루어지고 있다.

칼로리를 제한하면 체중을 조절하는 데 도움이 될 뿐만 아니라 심장병, 암, 당뇨, 뇌졸중에 걸릴 위험을 줄인다. 칼로리 제한이 좋은 또 다른 이유는 신경 성장 인자가 많이 생성되도록 우리 몸의 특정한 메커니즘을 작동시키기 때문인데, 이는 뇌에도 유익하다. 식품에서 최대한의 가치를 얻으려면 CROND 원칙을 명심하라. 즉 칼로리를 제한하고 영양이 최적화된 음식을 먹어야 한다. 일단 체중을 유지하기 위해(필요하다면 체중을 줄이기 위해) 가장 적합한 칼로리가 얼마인지 파악한 다음 모든 칼로리를 영양 성분으로 꽉꽉 채워야 한다.

영양이 풍부한 식품을 적절하게 먹는 것이 좋은 또 다른 이유는 자연스러운 포만감이 들기 때문이다. 그러니 칼로리를 줄였다고 "굶어 죽겠다"느니 "배가 고프다"느니 하는 생각은 하지 마라. 제대로만 먹으면 섬유질과 단백질과 깨끗하고 신선한 물이 충분한 만족감을 유지해준다. 덤으로 더 가벼워지고 군살이 빠진 느낌과 넘치는 활력을 얻을 것이다.

전문가들이 하는 또 다른 작은 거짓말 중 하나는 칼로리를 계산할 필요가 없다는 말이다. 건강을 유지하고 싶다면, 당연히 계산해야 한다. 칼로리를 헤아리지 않는 것은 은행에 돈이 얼마나 있는지 모른 채 계속 쓰고, 또 쓰고, 몸이 파산할 때까지 써버리는 것과 마찬가지다. 몸에 집어넣는 것을 의식하고 CROND 원칙을 명심하면, 훨씬 더 건강하게 장수할 수 있다.

평균적으로 50세 여성이 체중을 유지하려면 하루에 약 1800킬로칼로리가 필요하다. 그리고 50세 남성은 하루에 2200킬로칼로리가 필요하다. 물론 신장과 활동량에 따라 달라질 수 있다. www.amenclinics.com에서 자신에게 필요한 칼로리를 계산해보자.

중요한 것은 마음가짐이다. 칼로리를 가치 있게 쓰는 사람이 되면, 좋은 음식을 먹고 만족감 그 이상을 느낄 수 있다. 그리고 몸에 해가 되는 음식을 피하려 할 것이다. 나쁜 지방, 염분, 당분이 많은 전형적인 서구식 식단(치즈버거, 프렌치프라이, 탄산음료 등)은 염증을 증가시키고, 그 자체로 우울증, ADD, 치매, 심장병, 암, 당뇨, 비만과 관련이 있다. 그러나 오늘부터 더 나은 선택을 한다면 활력, 집중력, 기억력, 기분이 좋아지고, 허리둘레가 더 날씬해지고, 섹시해진 것을 금세 알아차릴 것이다. 건강한 식단이 알츠하이머병과 우울증에 걸릴 위험을 대폭 줄인다는 새로운 연구 결과들도 쏟아지고 있다. 나 또한 건강해지기로 결심하고 식품에 대해 제대로 알게 되었을 때, 놀랍게도 점점 더 좋은 식품을 선택하게 되었다.

그때부터 음식과 멋진 관계를 맺었다. 나는 더 이상 자신을 해치는 음식의 노예가 아니었다. 물론 요요현상을 겪곤 했다. 나쁜 음식을 갈망하고, 과식하고, 불쾌감이 들고, 자신을 미워하는 패턴을 반복했다. 너무 피곤하고 소모적이었다.

그러나 프로그램을 시작한 이후로 '이보다 더 잘 먹을 수는 없다' 싶을 정도로 식사를 하고 있다. 그리고 내 삶의 모든 측면에 긍정적인 영향이 번졌다. 아내 타나는 사람들이 더 날씬해지고, 똑똑해지고, 행복해지도록 돕기 위해 멋진 요리책을 몇 권 썼다. 그녀가 만든 모든 음식은 내가 제일 먼저 맛본다. 나는 그녀가 만든 렌틸수프와 속을 채운 파프리카를 사랑한다. 그리고 베리와 견과류를 섞은 퀴노아를 디저트로 먹고, 신선한 자연산 연어를 먹으면서 더 똑똑해지는 느낌을 받는다.

나는 더 이상 패스트푸드를 원하지 않는다. 그런 음식을 먹으면 피로감이 들고 머리가 나빠지기 때문이다. 이제는 머리가 똑똑해지는 제대로 된 음식만 원한다. 그리고 대부분의 사람들이 생각하는 것과 달리 뇌가 건강해지는 음식이라고 해서 더 비싼 것도 아니다. 오히려 돈이 덜 든다. 내 경우 병원에 가서 쓰는 돈이 줄었고, 생산성이 훨씬 향상되었다. 그리고 놀라울 만큼 좋아진 기분에 대해서는 얼마의 값을 매길 수 있을까? 똑똑해지자. 음식을 몸을 치료하는 약으로 활용하자.

규칙 2. 물을 충분히 마시고 칼로리 높은 음료는 피한다.

우리 뇌는 80퍼센트가 물이다. 지나친 카페인 섭취나 과음 등으로 뇌가 탈수되면 사고력과 판단력이 저하된다. 매일 정수된 물을 충분히 마시자.

최근 뉴욕에 갈 일이 있었는데 "칼로리를 마시고 있습니까? 살찌는 음료를 마시지 맙시다"라고 쓰인 포스터를 보았다. 매우 지혜로운 광고다. 최근 한 연구에서 미국인은 하루 평균 450킬로칼로리를 음료로 섭취하는 것을 발견했다. 30년 전에 비하면 두 배에 해당한다. 하루에 225킬로칼로리를 더 섭취하면 1년 만에 10킬로그램의 지방이 붙는다. 그리고 대부분의 사람들은 음료의 칼로리는 하루 섭취 칼로리로 포함하지 않는 경향이 있다. 커피 음료나 마르가리타 같은 칵테일 중 일부는 700킬로칼로리가 넘는다는 사실을 알고 있는가?

장수하기 위해 칼로리를 관리하는 전략 중 제일 간단한 방법은 음료로 칼로리를 섭취하지 않는 것이다. 내가 제일 좋아하는 음료는 레몬주스를 살짝 섞거나 천연 감미료 스테비아를 약간 넣은 물이다. 이런 음료는 레모네이드와 맛이 비슷해서 내 몸에 나쁜 짓을 하는 듯한 기분마저 든다. 그러나 사실상 칼로리는 거의 없다.

적절한 수분은 영양 관리의 매우 중요한 규칙이다. 조금만 수분이 부족해도 신체의 스트레스 호르몬이 증가한다. 그러면 쉽게 짜증이 나고 생각을 제대로 할 수 없다. 오랜 시간에 걸쳐 스트레스 호르몬이 증가하면 기억력 문제나 비만으로 이어질 수 있다. 또한 수분이 부족하면 피부가 나이 들어 보이고 주름도 더 많아진다. 물은 몸에서 불순물과 유해물질을 씻어내는 데도 도움을 준다.

반드시 깨끗한 물을 마셔야 한다. 집에 있는 수도꼭지에 필터를 설치하고, 프탈레이트와 비스페놀(BPA)이 없는 용기를 사용해서 물을 마시는 것이 가장 좋다.

모든 음료가 다 똑같지 않다는 걸 알아야 한다. 칼로리가 적거나 아예 없는 음료, 그리고 인공감미료나 당분, 카페인, 알코올이 없는 음료를 마시는 것이 가장 좋다. 나는 환자들에게 하루에 두세 번 녹차를 마시도록 권장한다(당분을 첨가하지 않거나 스테비아로 약간만 첨가한 것). 카페인이 함유된 녹차는 커피 칼로리의 절반밖에 안 되기 때문에 별로 나쁘지 않다. 카페인이 없는 녹차는 식단에서 카페인을 제한할 때 대안이 될 수 있다(많은 경우 이렇게 하는 것이 좋다). 중국에서는 매일 녹차 두세 잔을 마신 사람이 그렇지 않은 사람보다 더 젊어 보인다는 연구 결과도 있다.

규칙 3. 질이 좋은, 지방 없는 단백질을 섭취한다.

단백질은 혈당 균형을 유지하는 데 도움이 되고, 뇌 건강에 꼭 필요한 영양소다. 단백질에는 뇌 신경전달물질 합성에 중요한 아미노산인 L-티로신이 포함되어 있다. L-티로신은 육류, 가금류, 생선, 두부 등에 들어 있는데 도파민, 에피네프린, 노르에피네프린 같은 기분과 활력 균형에 필수적인 물질의 전구체. 또한 신진대사 및 에너지 생성에 중요한 갑상선호르몬을 만드는 과정에도 도움이 된다. 티로신 보조제를 섭취하면 스트레스와 피로감이 심할 때 인지능력이 개선되는 것으로 알려졌다. 스트레스는 신경전달물질인 노르에피네프린을 고갈시키는 경향이 있는데, 티로신은 이를 보충해주는 아미노산 성분이다.

또한 단백질에는 세로토닌 합성에 필요한 아미노산 성분인 L-트립토판도 포함되어 있다. L-트립토판은 육류, 계란, 우유에 들어 있다. L-트립토판 섭취를 늘리면 기분이 안정되고, 정신이 맑아지며, 잠을 잘 자고, 공격성을 줄여준다.

생선, 닭고기, 쇠고기 같은 단백질이 풍부한 식품을 먹으면 글루타민 아미노산이 공급된다. 이는 신경전달물질인 GABA(감마아미노부티르산)의 전구체 역할을 한다. 허브 관련 문헌을 보면, GABA는 불안 및 경련 진정제와 아주 흡사한 방식으로 작용한다고 되어 있다. 즉 신경세포가 일정하지 않게 활성화되거나 과도하게 활성화되지 않도록 안정시키는 역할을 한다. 다시 말해 성질을 다스리지 못하거나 짜증 또는 불안으로 고생하는 사람들에게 진정 효과가 있다는 뜻이다.

지방 없는 단백질을 섭취하려면 생선, 껍질 벗긴 칠면조, 닭고기, 지방 없는 쇠고기(호르몬과 항생제를 투여하지 않고 방사한 것), 콩류, 가공하지 않은 견과류, 단백질 함량이 높은 곡물과 채소(브로콜리, 시금치) 등을 먹는 것이 좋다. 시금치는 거의 50퍼센트가 단백질이라는 것을 알고 있는가? 나는 영양 성분을 늘리기 위해 샌드위치에 상추 대신 시금치를 넣는다.

단백질은 아침에 먹는 것이 특히 중요하다. 주의력과 집중력을 개선해서 직장이나 학교생활에 도움을 주기 때문이다. 반면 탄수화물을 섭취하면 뇌에 세로토닌이 증가해서 긴장이 풀리고, 아침 회의 때 자고 싶어진다.

그런데 미국 사람들은 완전히 거꾸로 한다. 아침에는 탄수화물 함량이 높은 시리얼, 팬케이크, 베이글을 먹고, 저녁에 큼지막한 스테이크를 먹는 경향이 있다. 반대로 하는 것이 뇌에 더 이로운 행동이다. 나는 음식을 활용해서 집중력을 높이거나 긴장을 푸는 것을 아주 좋아한다. 밤에 일을 해야 할 때는 단백질을 많이 섭취한다. 그리고 스트레스가 심한 날에는 뇌를 진정시키기 위해 탄수화물 함량이 높은 식사를 하는 경우가 많다.

규칙 4. '똑똑한(혈당 지수가 낮고 섬유질이 많은)' 탄수화물을 섭취한다.

혈당 지수가 낮고 섬유질이 많은 탄수화물, 즉 통곡물, 채소, 블루베리나 사과 같은 과일을 먹어야 한다. 탄수화물은 적이 아니다. 우리 삶에 반드시 필요한 영양소다. 나쁜 탄수화물이 적이다. 단순한 당분이나 정제 탄수화물처럼 영양적으로 가치가 없는 탄수화물이 나쁘다.

혈당 지수(GI)를 알아야 한다. 혈당 지수는 혈당에 미치는 영향에 따라 탄수화물을 평가한 수치다. 1에서 100 이상까지 등급이 있는데, 숫자가 작을수록 혈당 지수가 낮은 것이다. 혈당 지수가 낮은 탄수화물을 먹었을 때 혈당이 급격히 올라가지 않기 때문에 일반적으로 몸에 더 좋다고 말할 수 있다. 그리고 숫자가 클수록 혈당 지수가 높은 것인데, 혈당이 빨리 올라가서 일반적으로 몸에 좋지 않다.

혈당 지수가 낮은 식품 위주로 식사를 하면 혈당 수치가 내려가고 식탐도 잠잠해진다. 기억해야 할 중요한 점은 '혈당이 높으면 뇌에 좋지 않으며 결국 장수에도 지장을 준다'는 사실이다.

혈당 지수에 따라 음식을 선택할 때는 주의해야 한다. 혈당 지수가 낮은 식품 중에도 몸에 좋지 않은 것이 있기 때문이다. 예를 들어 다음 리스트에서 땅콩 M&Ms의 혈당 지수는 33이지만 잘게 부순 통귀리죽(오트밀)은 약 52인 것을 볼 수 있다. 그렇다면 땅콩 M&Ms를 먹는 게 몸에 더 좋다는 말인가? 천만의 말씀! 땅콩 M&Ms는 당분, 포화지방, 인공착색제, 기타 뇌 건강에 좋지 않은 것들로 범벅되어 있다. 잘게 부순 통귀리죽은 섬유질이 풍부한 식품으로 장시간 혈당을 조절하는 데 도움이 된다. 식품을 고를 때는 머리를 쓰자.

일반적으로 채소, 과일, 콩류, 견과류는 혈당 지수가 낮은 식품으로 가장 좋다. 2010년 〈영국영양학회지〉에 실린 과학 문헌 리뷰에 따르면, 혈당 지수가 낮은 식품 위주로 식단을 구성하면 체중 감량과 당뇨 관리에 도움이 된다고 한다. 그러나 건강해 보이는 식품 중에도 혈당 지수가 높은 것들이 있음을 알아야 한다. 예를 들어 수박과 파인애플 같은 일부 과일은 혈당 지수가 높다. 혈당 지수가 낮은 과일을 더 많이 먹는 것이 지혜로운 일이다. 마찬가지로 감자와 쌀 같은 전분, 통밀빵 같은 섬유질이 풍부한 일부 식품도 혈당 지수가 높다. 이런 식품은 적은 양을, 지방 없는 단백질이나 건강한 지방과 함께 먹으면 혈당에 미치는 영향을 줄일 수 있다.

아래의 식품과 혈당 지수 리스트는 2008년 호주 시드니 비만영양운동연구소에서 발표한 약 2500개 식품에 대한 리뷰 자료를 포함해 수많은 문헌을 참고해 추려낸 것이다. 이 리스트를 복사해서 장을 볼 때마다 가지고 다니기 바란다.

• 혈당지수 – 낮음 55 이하 · 중간 56~69 · 높음 70이상

아침식사 혈당 지수 순위			
아침 식사	혈당 지수	아침 식사	혈당 지수
스콘	92±8	카시 7홀 그레인 퍼프스	65±10
인스턴트 오트밀	79±3	밀겨 머핀	60
콘플레이크	77	블루베리 머핀	59
와플	76	잘게 부순 귀리죽	52±4
켈로그 프루트 루프스	69±9	켈로그 올브랜	38
팬케이크	66±9		

곡물	혈당 지수	곡물	혈당 지수
백밀빵	75±2	쿠스쿠스*	65±4
통밀빵	74±2	바스마티 쌀*	57±4
백미	72±8	퀴노아	53
백밀 베이글	69	호밀 흑빵	41
현미	66±5	통보리	25±2

* 쿠스쿠스 : 세몰리나 밀을 작은 알갱이 형태로 만든 것-옮긴이
* 바스마티 쌀 : 쌀알이 길쭉하고 밥을 하면 끈기가 없는 인도 쌀-옮긴이

| 콩류와 견과류 혈당 지수 순위 |

콩류와 견과류	혈당 지수	콩류와 견과류	혈당 지수
익힌 콩 통조림	40±3	렌틸	29±3
병아리콩(가반조 콩)	36±5	캐슈	25±1
핀토 콩	33	모둠 견과류	25±10
버터 콩(리마 콩)	32±3	강낭콩	22±3

| 음료 혈당 지수 순위 |

음료	혈당 지수	음료	혈당 지수
게토레이 오렌지 맛	89±12	두유	44±5
라이스 밀크	79±8	무가당 사과 주스	41
코카콜라	63	일반 우유	41±2
크랜베리 주스	59	무지방 우유	32
오렌지 주스	50±2	토마토 주스	31

과일	혈당 지수	과일	혈당 지수
말린 대추야자	103±21	오렌지	45±4
수박	80±3	블루베리	40
파인애플	66±7	딸기	40±7
캔털루프 멜론	65	자두	39
건포도	64±11	배	38±2
키위	58±7	사과	36±5
망고	51±5	살구	34±3
푹 익은 바나나	48	털복숭아	28
포도	43	자몽	25
천도복숭아	43±6	체리	22
덜 익은 바나나	42		

채소	혈당 지수	채소	혈당 지수
구운 감자	86±6	오이	15
고구마	70±6	가지	15
사탕옥수수	52±5	깍지콩	15
완두콩	51±6	상추	15
익힌 당근	39±4	피망 또는 파프리카	15
아티초크	15	깍지완두	15
아스파라거스	15	시금치	15
브로콜리	15	스쿼시 호박	15
꽃양배추	15	토마토	15
셀러리	15	주키니 호박	15

간식	혈당 지수	간식	혈당 지수
두부 냉동 디저트	115±14	감자 칩	56±3
프레첼	83±9	스니커즈 바	51
쌀 튀밥 과자	82±10	도브 밀크 초콜릿	45±8
젤리 빈*	80±8	옥수수 칩	42±4
감초	8±11	저지방 요구르트	33±3
파이럿츠 부티	70±5	땅콩 M&Ms	33±3
에인절 푸드 케이크	67	도브 다크 초콜릿	23±3
팝콘	65±5	그리스식 요구르트	12±4
워터 크래커*	63±9	후머스	6±4
아이스크림	62±9		

* 젤리 빈 : 속에 젤리가 든 콩 모양 사탕-옮긴이
* 워터 크래커 : 물과 밀가루만으로 구운 과자-옮긴이

섬유질이 많은 탄수화물을 선택하라. 섬유질이 많은 식품은 장수를 위한 최고의 무기 중 하나다. 수년간 발표된 연구에 따르면, 섬유질을 많이 섭취할수록 건강과 체중 관리에 좋다고 한다.

식이 섬유는 어떻게 지방과 싸울까? 일단 배가 고프다고 알려주는 식욕 호르몬인 그렐린을 조절하는 데 도움을 준다. 그렐린 수치는 BMI가 큰 사람들에게 문제가 되는 경우가 많다. 그래서 아무리 많이 먹어도 늘 배가 고프다고 느낀다. 그렐린 수치가 높으면 배고픔을 더 많이 느낄 뿐만 아니라 저칼로리 식품보다 고칼로리 식품에 대한 욕구가 증가한다는 새로운 연구 결과도 있다. 다시 말해 이중의 고통을 겪는 것이다.

이때 섬유질이 도움을 준다. 우선 2009년 발표된 연구에 따르면, 섬유질이 많은 식사를 하면 그렐린 수치에 균형이 생기고, 끊임없는 배고픔이 사라지며, 조기 사망을 불러오는 고칼로리 식품에 대한 욕구가 줄어든다고 한다.

둘째로 체중이 얼마나 많이 나가든지 섬유질을 섭취하면 포만감을 오래 느끼는 데 도움이 되므로 먹은 지 1시간이 지나도 배가 고프지 않다. 셋째로 섬유질은 식품이 혈액에 흡수되는 속도를 늦춰 혈당 균형에 도움을 주고, 당뇨에 걸릴 위험도 줄여준다. 실제로 섬유질은 소화되는 시간이 아주 길어서 매일 섬유질 20~35그램을 먹는 사람은 하루에 150킬로칼로리를 더 태울 수 있고, 1년이면 7킬로그램을 뺄 수 있다.

이 3가지만으로도 장수에 큰 도움이 되지만, 이외에 섬유질이 많은 식품은 다음과 같은 장점도 있다.

- 콜레스테롤 수치 감소
- 소화관 운동 촉진
- 고혈압 완화
- 암 발생률 감소

전문가들은 매일 섬유질 25~35그램을 섭취하라고 권장한다. 그러나 연구 결과 대부분의 성인이 섭취하는 섬유질의 양은 그에 훨씬 못 미치는 것으로 나타났다. 그러면 어떻게 섬유질 섭취량을 늘릴 수 있을까? 과일, 채소, 콩류, 통곡물 등 섬유질이 많고 뇌가 건강해지는 식품을 많이 먹으면 된다. 다음은 뇌가 건강해지는 몇 가지 식품의 섬유질 함량이다. 이 리스트에 나온 식품을 매끼 식사나 간식에 포함시키자.

식품	조리 형태	무게(g)	섬유질 함량(g)
강낭콩	통조림	1컵	16.4
둘로 쪼개서 말린 완두콩	익힌 것	1컵	16.4
렌틸	익힌 것	1컵	15.6
검은콩	통조림	1컵	15.0
가반조 콩 (병아리콩)	통조림	1컵	10.6
완두콩	냉동, 익힌 것	1컵	8.8
라즈베리		1컵	8.0
블랙베리		1컵	7.6
시금치	익힌 것	1컵	7.0
시금치	날것	1컵	0.7
방울양배추	익힌 것	1컵	6.4
브로콜리	익힌 것	1컵	5.6
배(중간 크기)	껍질 안 벗긴 것	1개	5.1
고구마(중간 크기)	익힌 것	1개	4.8
당근	익힌 것	1컵	4.6
당근(중간 크기)	날것	1개	2.0
블루베리		1컵	3.5
딸기		1컵	3.3
사과(중간 크기)	껍질 안 벗긴 것	1개	3.3
바나나(중간 크기)		1개	3.1
오렌지(중간 크기)		1개	3.1
아스파라거스	익힌 것	1컵	3.0
자몽(중간 크기)		반 개	2.0

아보카도		1온스	1.9
통밀빵	자른 것	1조각	1.9
호두	통째로	7개	1.9
자두(중간 크기)		2개	1.8
털복숭아(중간 크기)	껍질 안 벗긴 것	1개,	1.5
토마토	날것	반 컵	1.5
체리(큰 것)		10개	1.4
오트밀	익힌 것	4분의 3컵	0.8
아몬드(통째로)		6개	0.8

• 출처 : U. S. Department of Agriculture, Agricultural Research Service, 2004.
USDA Nutritional Nutrient Database for Standard Reference, Release 17.

나쁜 탄수화물을 피하라. 단순한 당분이나 정제 탄수화물(머핀, 스콘, 케이크, 쿠키 등 빵류와 과자류)처럼 영양적으로 가치가 없는 탄수화물은 나쁘다. 식탐을 다스리고 싶다면, 나쁜 탄수화물을 식단에서 완전히 제거하라. 나는 "흰 빵이 죽음을 재촉한다"는 속담을 좋아한다.

당분은 친구가 아니다. 많은 사람들이 당분을 '속 빈 칼로리(empty calories)'라고 부른다. 실제로 당분은 뇌와 몸에 너무 많은 해를 끼치기 때문에 나는 '안티 영양소' 또는 '유해 칼로리'라고 부른다. 당분은 몸의 염증을 증가시키고, 뇌세포를 일정하지 않게 활성화하며, 롤러코스터처럼 급작스럽게 혈당을 높인다. 게다가 새로운 연구 결과에 따르면, 당분의 중독성은 코카인보다 더 강할 수 있다고 한다.

이러한 결과는 우리가 당분을 왜 그렇게 많이 먹는지를 설명하는데 도움을 준다. 미국 사람들은 평균적으로 매일 설탕 22.2티스푼을 소비한다. 이는 날마다 355킬로칼로리를 추가로 섭취한다는 뜻이다.

미국인의 설탕 섭취량은 1970년 이후 19퍼센트 증가했다.

설탕이 우리를 뚱뚱하게 만드는 유일한 범인은 아니다. 연구 결과 수많은 탄산음료에 들어 있고, 미국에서 사용되는 고칼로리 감미료의 40퍼센트를 차지하는 HFCS는 설탕보다 훨씬 더 살을 찌우는 것으로 나타났다.

2010년 프린스턴 대학교 연구팀은 HFCS, 즉 고과당 옥수수 시럽 (또는 액상과당)과 설탕을 비교했다. 설탕을 첨가한 물을 마신 쥐에 비해 HFCS를 첨가한 물을 마신 쥐의 복부지방이 증가했을 뿐만 아니라 체중도 더 늘었다. 똑같은 칼로리를 소비했는데도 이런 결과가 나왔다. HFCS를 마신 쥐는 하나도 빠짐없이 비만이 되었으며, 6개월 뒤 인간으로 치면 대사증후군으로 알려진 위험한 상태를 보였다. 즉 체중과 복부지방이 증가하고 트리글리세라이드 수치가 높아졌다.

탄산음료와 HFCS를 치워라. 지금 당장!

많은 사람들이 내게 묻는다.

"단것을 적당히 먹는 건 괜찮지 않나요?"

개인적으로 나는 '적당히만 먹으면 무엇이든 괜찮다'라고 말하는 사람들에게 동의하지 않는다. 코카인이나 비소를 적당히 섭취하는 건 좋은 생각이 아니다. 당분을 적절히 섭취하면, 점점 더 많이 먹고 싶어진다. 당분 섭취가 적으면 적을수록 삶은 더 나아질 것이다. 대신에 바나나 또는 사과를 먹어라.

단것을 줄이는 것이 좋은 출발이긴 하지만, 당분은 케첩, 바비큐 소스, 샐러드 드레싱 등 수많은 가공식품에도 숨어 있다. 따라서 식품 라벨을 꼼꼼히 읽어야 한다. 처음에는 외국어를 읽는 것 같을지도 모른다. 소르비톨, 말토즈, 말토덱스트린, 갈락토즈 등은 식품 라벨에 표시되는 수많은 당분의 일부다.

규칙 5. 건강한 지방, 특히 오메가 3 지방산이 함유된 식품을 먹는다.

건강한 지방은 좋은 식단을 구성하는 중요한 요소다. 고체 상태의 뇌 무게 중 60퍼센트가 지방이기 때문이다! 뇌에 있는 1000억 개의 신경세포들이 제대로 작용하려면 필수지방산이 필요하다. 건강한 지방 위주로 식단을 구성하라. 특히 오메가 3 지방산이 함유된 연어, 참치, 고등어, 아보카도, 호두, 녹색 잎채소를 많이 먹도록 하자.

오메가 3 지방산은 우리가 더 날씬해지고, 똑똑해지고, 행복해지는 데 도움을 준다. 가장 많이 연구된 오메가 3 지방산은 에이코사펜타에노산(EPA)과 도코사헥사에노산(DHA)이다. DHA는 뇌의 회백질을 구성하는 성분이다. 뇌의 지방은 세포막을 형성할 뿐만 아니라 세포의 작용에 매우 중요한 역할을 한다. 뉴런에도 오메가 3 지방산이 풍부하다. EPA는 혈액순환을 개선하므로 전반적인 뇌 기능이 향상된다.

오메가 3 지방산이 부족하면 우울증, 불안, 비만, ADD, 자살, 알츠하이머병과 치매에 걸릴 위험이 높아진다. 또한 오메가 3 지방산이 부족하면 약물중독에 쉽게 노출된다는 과학적 증거도 있다. 나는 과식도 일종의 중독이라고 주장한다.

오메가 3 지방산 섭취는 체중, 기분, 뇌력, 장수를 위해 할 수 있는 가장 좋은 일 중 하나다. 2009년 〈영국영양학회지〉에는 흥미로운 연구 결과가 실렸다. 호주의 한 연구팀은 성인 124명(21명은 정상 체중, 40명은 과체중, 63명은 비만)의 혈액 샘플을 분석하고, BMI를 계산하고, 허리둘레와 엉덩이둘레를 측정했다. 그 결과 비만인 사람들은 정상 체중인 사람들에 비해 EPA와 DHA 수치가 상당히 낮은 것으로 나타났다. EPA와 DHA 수치가 높은 피험자는 BMI 및 허리둘레와 엉덩이둘레도 건강한 수준인 경우가 많았다.

지난 몇 년간 오메가 3 지방산이 풍부한 식단이 노년의 정서적 균형과 긍정적인 기분에 도움이 된다는 연구 결과들이 나왔다. 아마도 DHA가 뇌 시냅스의 주요 구성 성분이기 때문일 것이다. 생선기름이 우울증 증상을 완화하는 데 도움이 된다는 연구 결과도 점점 많아지고 있다. 한 연구는 남녀 3317명을 20년간 관찰했는데, EPA와 DHA를 많이 섭취한 사람들이 우울증 증상을 보일 가능성이 적은 것을 발견했다.

일본 사람들은 생선을 아주 많이 먹으며, 우울증 환자 수는 전 세계에서 최저 수준이다. 반면 생선을 별로 먹지 않는 북미 사람들은 우울증에 걸리는 경우가 많다.

오메가 3 지방산이 풍부한 생선을 먹는 것과 인지능력의 관계를 보여주는 과학적 증거는 엄청나게 많다. 덴마크의 한 연구팀은 건강한 노인 5386명의 식단을 비교한 결과 식단에 생선이 많을수록 기억력이 더 오래 유지되고, 치매에 걸릴 위험이 줄어든다는 사실을 발견했다. 캐나다 온타리오 겔프 대학교 J. A. 캉커 박사의 연구팀은 치매 초기와 후기에 혈중 지방산 함량을 조사한 결과 건강한 사람들에 비해 수치가 낮은 것을 발견했다.

생선 섭취는 인지 수행 능력 향상에도 도움이 된다. 스웨덴의 한 연구팀은 15세 남자아이 약 5000명을 대상으로 조사했는데, 일주일에 두 번 이상 생선을 먹은 아이들이 생선을 먹지 않은 아이들보다 일반지능검사 수치가 더 높았다. 이후 연구에서는 일주일에 두 번 이상 생선을 먹은 학생들이 생선을 별로 먹지 않은 학생들보다 학교 성적이 더 우수한 것을 발견했다. 또한 오메가 3 지방산은 ADD를 가진 사람들의 주의력을 개선하고, 정신병에 걸릴 위험을 줄여주는 효과도 있다.

| 오메가 3 지방산이 많은 식품 | ─────────────────────

멸치	브로콜리	방울양배추
양배추	꽃양배추	대구
아마 씨	광어	고등어
자연산 연어	정어리	가리비
새우	도미	대두
시금치	두부	송어
참치	호두	

나쁜 지방을 제거하라. 건강한 지방은 뇌력을 강화하고 체중 감량에 도움이 되는 반면 나쁜 지방은 뇌를 탈수시킨다. 포화지방이나 트랜스지방('괴물 지방')을 너무 많이 섭취하면 비만이 되거나 인지능력이 감퇴한다. 트랜스지방은 식품의 유통기한을 늘리기 위해 사용하는 것으로 마가린, 케이크, 크래커, 쿠키, 감자 칩 등에 들어 있다. 트랜스지방은 수명을 깎아먹는다!

규칙 6. 항산화제를 많이 얻기 위해 다양한 색깔의 자연식품을 섭취한다. 다시 말해 무지개 색깔대로 골고루 먹어야 한다는 뜻이다. 예를 들면 블루베리 같은 파란색 식품, 석류, 딸기, 라즈베리, 체리, 빨간 파프리카, 토마토 같은 붉은색 식품, 스쿼시 호박, 노란 파프리카, 바나나, 털복숭아 같은 노란색 식품, 오렌지, 귤, 참마, 얌 같은 주황색 식품, 시금치, 브로콜리, 완두콩 같은 녹색 식품, 자두 같은 보라색 식품을 먹어야 한다.

이런 식단은 우리 몸의 항산화제 수치를 높이고 뇌를 젊게 유지시켜준다. 수많은 과일과 채소 등 항산화제가 풍부한 식품을 섭취하면 인지능력이 감퇴할 위험이 상당히 줄어든다는 연구 결과도 있다.

블루베리에는 항산화제가 매우 풍부하다. 그래서 신경 과학계에서는 '브레인베리'라는 별명으로 불리기도 한다. 실험실 연구에서 블루베리를 먹은 쥐는 다른 쥐보다 새로운 활동을 더 잘 배웠고, 뇌졸중에 걸릴 위험도 줄었다. 이것이 전부가 아니다. 블루베리가 풍부한 식단을 먹은 쥐의 복부지방이 감소하고, 콜레스테롤과 포도당 수치가 개선되었다는 연구 결과도 있다. 비슷한 다른 연구에서는 딸기와 시금치를 섭취한 쥐도 상당한 예방 효과를 얻은 것으로 나타났다.

다양한 색깔의 과일 및 채소와 더불어 생선, 콩류, 견과류를 먹는 것은 일명 지중해식 식단에 해당한다. 연구 결과 지중해식 식단을 유지하면 더 똑똑해지고, 행복해질 수 있는 것으로 나타났다. 스페인 연구자들은 이러한 식사 방식을 오래 유지하면 우울증을 예방하는 데 도움이 된다는 연구 결과를 연이어 발표했다. 프랑스 보르도의 연구팀은 지중해식 식단이 인지능력 감퇴를 막고 치매에 걸릴 위험을 줄여준다는 결론을 내렸다.

물론 다양한 색깔의 식품을 먹으라는 게 스키틀즈(색색가지 과일 맛 추잉 캔디-옮긴이)나 젤리 빈을 마음껏 먹어도 된다는 뜻은 아니다.

| 항산화제가 많은 과일과 채소 |

아사이베리	아보카도	비트
블랙베리	블루베리	브로콜리
방울양배추	체리	크랜베리
키위	오렌지	자두
석류	라즈베리	빨간 파프리카
적포도	시금치	딸기

규칙 7. 뇌가 건강해지는 허브와 양념을 사용해 음식을 조리한다.

허브와 양념을 창의적으로 사용하면 먹는 즐거움은 물론 맛있는 음식을 훨씬 쉽게 만들 수 있을 뿐만 아니라 칼로리를 줄이기도 쉽다. 양념을 잘 쓰면 소금을 적게 넣어도 음식의 풍미가 좋아지며, 노화를 방지하고 건강을 개선하는 효과가 매우 뛰어나다. 건강 프로그램에 강력한 고농축 항산화제를 추가하고 싶다면, 양념 한 티스푼으로 충분하다. 젊음을 유지하기 위해 뇌가 건강해지는 허브와 양념 10가지를 시도해보자.

- 울금 커리의 원료인 울금에는 알츠하이머병의 원인으로 알려진 뇌의 플라크를 감소시키는 화학물질이 들어 있다.
- 사프란 3건의 연구에서 사프란 추출물은 우울증이 심각한 사람들을 치료하는 데 효과적인 항우울제인 것으로 나타났다.
- 세이지 기억력 개선을 돕는다는 과학적 증거가 많다.
- 계피 주의력 개선 및 혈당 조절 효과가 있어서 식탐을 다스리는 데 효과적인 것으로 알려졌다. 또한 (대부분의 남성은 별로 필요하지 않겠지만) 천연 최음제로도 쓰인다.
- 바질 심장과 뇌로 가는 혈류를 증가시키고, 알츠하이머병을 예방하는 항염증 효과가 있는 유능한 항산화제다.
- 타임 타임으로 식단을 보충하면 뇌에 필수지방산인 DHA 양이 증가하는 것으로 알려져 있다.
- 오레가노 말린 오레가노는 뇌를 치유하는 항산화 효과가 생블루베리보다 서른 배 뛰어나고, 사과보다는 마흔여섯 배, 딸기보다는 쉰여섯 배 뛰어나다. 따라서 지구상에서 뇌세포를 보호하는 능력이 가장 우수한 식품 중 하나다.

- 마늘 2007년 연구에 따르면, 마늘은 뇌로 가는 혈류를 증가시키고, 뇌의 암세포를 죽이는 것으로 나타났다.
- 생강 생강을 먹으면 더 똑똑해질 수 있을까? 생강과 은행을 함께 섭취하면 그렇다고 주장하는 연구 결과가 있다. 한편 생강 뿌리 추출물은 파킨슨병과 편두통 치료에 도움이 된다.
- 로즈마리 2006년 연구에 따르면, 로즈마리는 치매 환자의 인지 능력 감퇴를 줄여준다고 한다.

뇌와 몸의 장수에 도움이 되는 간단한 방법

카페인을 줄이자

대부분의 사람들은 '카페인' 하면 커피를 떠올리지만 차, 다크 소다(콜라, 닥터 페퍼 같은 진한 색 탄산음료-옮긴이), 초콜릿, 에너지 드링크, 각성제에도 카페인이 들어 있다. 하루에 일반 컵으로 커피를 1~2회 마시거나 차를 2~3회 마시는 식으로 카페인을 제한하면 아마도 별 문제가 아닐 것이다. 그러나 그 이상은 문제가 될 수 있다.

왜 그럴까?

카페인은 뇌로 가는 혈류를 제한한다. 혈액순환에 지장이 생기면 노화도 빨라진다.

카페인은 뇌와 몸을 탈수시킨다. 결과적으로 생각이 빨리 떠오르지 않는다. 뇌는 80퍼센트가 물이고, 충분한 수분이 필요하다는 점을 반드시 기억하자.

카페인은 수면을 방해한다. 뇌 건강, 식욕 통제, 피부 재생을 위해서는 잠을 잘 자야 한다. 카페인은 잠자리에 들 때가 되었다고 알려주는 화학물질인 아데노신을 차단하므로 수면 패턴을 방해한다. 이 화학물질이 차단되면 자는 시간이 줄어들어 수면 부족이 생길 수 있다. 그리고 잠을 충분히 자지 못하면, 아침에 꼭 커피를 마셔야 하루를 시작할 수 있을 것 같은 느낌이 든다.

카페인은 중독성이 강하다. 카페인 섭취 습관을 끊으려고 하면 금단증상을 경험할 가능성이 높다. 금단증상으로는 심각한 두통, 피로, 짜증 등이 있다.

카페인은 심장박동을 빠르게 하고 혈압을 높일 수 있다. 어떤 사람들의 경우 카페인을 너무 많이 섭취하면 일시적으로 혈압이 갑자기 올라가고 심장박동이 빨라진다.

카페인은 초조한 느낌을 일으킬 수 있다. 평소보다 카페인을 많이 섭취하면 초조하고 불안해질 수 있다.

카페인은 근육을 긴장시킨다. 근육긴장은 카페인 섭취와 관련이 있다.

카페인은 위장 장애를 일으킬 수 있다. 카페인을 과하게 섭취할 경우 위장 장애가 일어나기 쉽다.

카페인은 염증 지표를 증가시킬 수 있다. 2건의 연구 결과 카페인 200밀리그램(커피 두 잔에 해당)이 염증과 심장병의 지표인 호모시스테인 수치를 높인 것으로 나타났다.

카페인은 임신을 방해할 수 있다. 임신한 여성은 카페인 섭취에 주의해야 한다. 카페인은 조산, 선천적 기형, 불임, 신생아 체중 미달, 유산 등과 관련이 있다.

공정을 기하자면, 카페인이 도움이 된다고 주장하는 연구 결과도 많다. 카페인은 알츠하이머병을 일으키는 플라크를 감소시키고, 파킨슨병과 결장암과 당뇨에 걸릴 위험을 줄이는 것으로 알려졌다. 그러나 실제로 도움이 되는 것은 카페인이 아니라 커피에 들어 있는 다른 물질일 수도 있다. 그렇다면 카페인을 제거할 경우 위에서 나열한 문제들 없이 혜택만 누릴 수도 있을 것이다. 하버드 대학교 연구에 따르면, 카페인이 제거된 커피를 마신 사람들도 당뇨에 걸릴 위험이 줄어들었다고 한다. 그러나 카페인이 함유된 커피를 마신 사람들에 비해 절반만이 그런 결과를 나타냈다. 또 다른 연구는 카페인으로 인해 인슐린 감수성이 감소하고 혈당이 올라간 것을 발견했다. 둘 다 건강에 좋지 않은 상태다. 몸이 카페인에 어떻게 반응하는지 잘 살펴보고 최소한으로 줄이도록 하자.

슈퍼 브레인 푸드를 먹자

10년간 사회에서 격리되어 산 사람이 아니라면 아마도 항산화제에 대해 들어보았을 것이다. 항산화제는 우리 몸에서 생성되는 활성산소가 힘을 못 쓰게 만든다. 활성산소를 그냥 내버려두면 우리 몸에 온갖 나쁜 짓을 다 할 수 있다. 암, 지나치게 빠른 노화, 각종 질병에 대한 면역력 저하 등은 항산화제가 많은 슈퍼 브레인 푸드를 잔뜩 먹지 않을 경우 생길 수 있는 몇 가지 불행한 예일 뿐이다. 항산화제는 다양한 과일과 채소류에 많이 들어 있다.

블루베리, 딸기, 아사이베리를 섭취하면 뇌 나이를 건강하게 유지할 수 있다는 과학적 증거가 나온 지 얼마 되지 않았다. 베리 종류는 뇌에 결정적인 작용을 하지만 지금까지 제대로 알려지지 않았다. 이 연구는 베리 종류가 뇌의 자연스러운 '하우스키핑' 메커니즘을 활성화해서 노화에 따른 기억력 장애 및 기타 정신 능력 감퇴를 일으키는 유해 단백질을 청소하고 재활용한다는 결론을 내렸다(호두도 같은 작용을 하는 것으로 보인다). 항산화제 함량이 높은 딸기, 블루베리, 블랙베리 추출물(2퍼센트)이 포함된 식단을 2개월간 유지한 늙은 쥐의 노화 관련 증상(신경 기능 저하, 기억력 및 학습 행동 장애)이 역전되었음을 보고한 연구 결과는 이미 알려져 있었다. 또 다른 연구는 베리 종류가 늙고 물렁해져 제대로 힘을 못 쓰는 소교세포(뇌의 '빗자루')를 다시 자극해 노화의 원인이 되는 나쁜 찌꺼기를 청소해준다는 것을 발견했다.

하루에 사과 한 알을 먹으면 정말로 의사를 멀리할 수 있다. 사과에 들어 있는 건강한 항산화제 물질을 섭취한 실험동물이 평균 10퍼센트 더 오래 살았음을 보고한 과학적 증거들이 있다. 또한 사과의 폴리페놀이 초파리의 평균수명을 연장했을 뿐만 아니라 걷고, 기어오르고, 이리저리 움직이는 능력을 유지하는 데 도움이 되었다는 연구 결과들도 있다. 게다가 사과의 폴리페놀은 노화와 관련된 기능을 높이고 사망을 예고하는 증상을 개선했다. 또 다른 연구에서는 사과를 자주 먹는 여성이 심장병에 걸릴 위험이 13~22퍼센트 더 적은 것을 발견했다.

나는 여기서 베리 종류와 사과에 대한 연구만 언급했다. 그러나 노화 방지 작용을 하는 다양한 과일 및 채소의 항산화제에 대해서는 수없이 많은 연구 결과가 있다. 과일과 채소를 먹으라고 잔소리했던 어머니 말씀이 옳았다.

항산화제에 관해서는 타나가 타마라에게 했던 '냉장고를 무지개 색깔로 채우라'는 조언을 기억하라. 여러 가지 색깔의 과일과 채소를 먹으면 뇌를 보호하고, 풍부한 영양을 공급해주는 다양한 항산화제를 얻게 될 것이다(타나의 요리책《뇌 의사의 아내가 제안하는 건강하게 먹는 방법(Eat Healthy with the Brain Doctor's Wife)》에는 뇌에 좋은 최고의 식품을 활용하는 멋진 요리법이 소개되어 있다).

염분을 줄이고 칼륨 섭취를 늘리자

염분, 특히 가공식품에 들어 있는 염분을 피하는 것은 건강 유지에 중요한 또 다른 요소다. 일반 소금보다 미네랄이 풍부하고, 풍미가 훌륭한 천일염을 사용해 신선한 식품을 양념하는 것이 좋다. 옥수수 통조림 같은 가공식품을 먹으면, 생옥수수나 냉동 옥수수를 익혀서 천일염으로 가볍게 양념해 먹을 때보다 염분을 훨씬 더 많이 섭취하게 된다. 대부분의 사람들은 천일염보다 일반 소금을 더 많이 사용한다. 일반 소금에는 여러 가지 맛이 첨가되어 있기 때문이다. 가공된 채소 대신 신선한 채소나 냉동 채소를 더 많이 사기만 해도 나트륨 섭취를 상당히 줄일 수 있다. 미리 조미된 육류의 경우도 마찬가지다. 그런 것을 사지 말고 직접 만들어라. 미리 조미되어 포장된 고기보다 백배 더 맛있고 염분이 훨씬 적은 양념을 후딱 만들 수 있다.

또한 식단에 칼륨을 추가하는 것을 고려하자. 최근 연구에 따르면, 나트륨보다 칼륨을 두 배 더 많이 먹으면 심장병으로 사망할 확률이 절반으로 줄어든다고 한다. 1997년 〈미국의학협회지〉에 실린 한 연구는 33건의 임상 실험 결과를 검토했는데, 칼륨 보조제를 섭취한 사람들의 혈압이 낮아진 것을 발견했다. 칼륨 함량이 높은 식품으로는 바나나, 시금치, 허니듀 멜론, 키위, 리마 콩(버터 콩), 오렌지, 토마토, 육류 등이 있다.

간식을 허용하자

낮에 간식을 먹지 말라고 말하는 사람이 있다면, 들은 척도 하지 말라! 먹지 않고 너무 오래 버티면 뇌 기능이 손상되고, 혈당 수치가 지나치게 낮아질 수 있다. 혈당 수치가 떨어지면 충동을 제어하기 어려워지고 쉽게 짜증이 난다. 또한 일부 사람들의 경우 정서적인 스트레스를 일으킬 수도 있다.

낮 동안 대략 2.5~3시간마다 간식을 먹는 것이 혈당 균형에 도움이 된다. 그렇다고 하루 종일 계속 퍼먹어도 된다는 말은 아니다. 간식을 먹을 때는 칼로리가 적은 식품을 선택하고 단백질, 복합 탄수화물, 좋은 지방을 가능한 한 균형 있게 포함시키자.

개인적으로 나는 간식을 좋아한다. 여행을 자주 다니기 때문에 뇌가 건강해지는 간식을 준비하는 요령을 자연스럽게 터득했다. 그렇게 하지 않으면 공항 매점에서 캔디 바를 사고 싶은 유혹에 시달린다. 내가 좋아하는 저칼로리 간식 중 하나는 설탕이나 보존제가 첨가되지 않은 말린 과일과 신선한 생채소다. 그리고 과일과 채소의 탄수화물과 균형을 맞추기 위해 몇 가지 견과류와 저지방 스트링 치즈(게맛살처럼 길게 쭉쭉 찢어 먹는 치즈-옮긴이)를 약간 추가해 단백질과 지방을 보충한다. 말린 과일과 채소를 살 때는 주의해야 한다. 몸에 좋지 않은 당분과 보존제 등 기타 성분이 첨가된 제품이 너무 많다. 식품 라벨을 꼼꼼히 읽어야 한다. 그리고 아무것도 첨가되지 않은 제품을 고르자.

내가 오전 또는 오후에 즐겨 먹는 간식을 몇 가지 더 소개하겠다.

- 잘게 썬 채소와 후머스
- 신선한 과카몰리(아보카도를 으깬 것에 양파, 토마토, 고추 등을 섞어 만든 멕시코 음식-옮긴이)와 빨간 파프리카
- 아몬드 버터를 곁들인 셀러리
- 아몬드 버터를 곁들인 사과 또는 바나나
- 스테비아를 약간 첨가한 무가당 요구르트와 블루베리

- 후머스와 노른자를 뺀 데빌드 에그(삶은 달걀을 세로로 자르고 노른자위를 마요네즈 따위와 버무려서 흰자위에 채워 넣은 음식-옮긴이)
- 칠면조와 사과 몇 조각, 아몬드 몇 개
- 찐 깍지콩
- 신선한 과카몰리를 바른 발아 곡물 빵
- 홈메이드 칠면조 육포

식품 알레르기를 확인하자

많은 사람들이 알고 있듯이 식품 알레르기는 두드러기, 가려움, 습진, 메스꺼움, 설사 등을 일으킬 수 있고, 심한 경우에는 쇼크 또는 기도 협착을 일으켜 죽을 수도 있다. 그런데 식품이나 식품 첨가제가 감정, 행동, 학습과 관련된 문제를 일으킬 수도 있을까? 물론이다. 이러한 유형의 반응을 '숨은' 식품 알레르기라고 하며, 건강을 유지하려는 노력을 심각하게 방해할 수 있다. 내 아내 타나와 처제인 타마라는 둘다 이 반응의 전형적인 예다. 두 사람은 글루텐과 유제품을 먹으면 격렬한 반응을 보인다. 예전의 한 환자는 MSG(모노소듐글루타메이트)를 먹으면 아주 심하게 화를 냈다. 부정적인 감정이나 이상한 신체 증상을 경험하면, 그 전에 무엇을 먹었는지 확인하는 것이 좋다.

식품 알레르기와 관련해 가장 흔히 문제가 되는 것은 땅콩, 우유, 계란, 콩, 생선, 조개류, 견과류, 밀이다. 이 8가지 식품이 전체 식품 알레르기 반응의 90퍼센트를 차지한다. 흔히 알레르기와 관련이 있는 다른 식품은 옥수수, 초콜릿, 차, 커피, 설탕, 이스트, 감귤류, 돼지고기, 호밀, 쇠고기, 토마토, 보리 등이다.

식품 알레르기나 식품 민감성을 확인할 수 있는 신체 증상으로는 눈 밑 다크서클, 부은 눈, 두통이나 편두통, 귀 빨개짐, 피로, 관절 통증, 만성 콧병(코막힘이나 콧물), 위장 장애 등이 있다. 식품이 원인일 수 있는 행동 문제로는 공격성, 수면 장애, 집중력 부족, 말하기 패턴 변화(말이 많아지거나 발음이 불분명해지는 것) 등이 있다.

식품 알레르기나 식품 민감성이 의심되면, 의료 전문가는 '고릴라 다이어트' 같은 제거 식단을 권할 것이다. 타나가 타마라에게 권했던 것과 같은 방법이다. 흔히 문제를 일으키는 모든 식품을 배제한 제거 식단을 일주일 혹은 그 이상 유지한다. 이 식단은 매우 제한적이므로 따르기가 쉽지 않다. 그러나 (타마라의 경우처럼) 식품에 대한 반응 때문에 오랜 기간 비참한 삶을 경험했다면, 금세 나아질 수도 있다는 희망이 동기부여가 될 것이다.

제거 식단으로 한동안 식사를 한 후 알레르기를 일으키는 항원을 하나씩 도입한다. 비정상적인 행동이나 신체 증상을 일으키는 식품은 식단에서 영구적으로 추방해야 한다. 영양학 전문가의 도움을 받으면 훨씬 효과적일 것이다. 오랫동안 타마라는 빵 한 조각만 먹어도 비참한 상황이 다시 돌아오곤 했다. 그러나 이제 그녀는 훨씬 좋아졌고, 점점 치유되고 있다. 그래서 남편이 만들어 준 믿을 수 없을 만큼 맛있는 스페인식 밥을 가끔 먹어도 견딜 수 있다. 그러나 그것은 특별한 경우다. 그녀는 아주 조금만 먹고 자주 먹지 않는다.

장을 볼 때 갖고 가야 할 식품 리스트

작물에 사용되는 농약에 대해 우려하는 사람들이 많다. 실제로 내분비계를 교란시키는 잔류 농약으로 인해 미국 사람들의 호르몬 수치가 변하고 있는 듯하다. 설상가상으로 축산업계에서 우유 생산을 늘리고 소를 살찌게 하기 위해 사용하는 호르몬은 문제를 더욱 심각하게 만든다.

가장 흔한 문제는 요즘 식품에 '에스트로겐' 성질이 너무 많아져 정자 생산이 감소하고, 성욕이 부진하고, 전립선 문제가 생기는 등 남성이 여성화되고 있다는 점이다. 여성의 경우에는 사춘기와 폐경이 빨라지고 있다. 따라서 가능한 한 호르몬을 사용하지 않은 유기농 식품을 고르는 것이 좋다. 또한 오메가 3 지방산이 풍부한 식품을 먹고, 운동을 하고, 과일과 채소를 많이 섭취하면 몸에 지나치게 많은 에스트로겐을 씻어내는 데 도움이 된다.

환경실무위원회에서 발표한 다음 리스트에는 오염도가 가장 심한 더티 더즌 식품 12가지(이 제품들은 유기농을 구입하라)와 오염도가 가장 낮은 식품 12가지가 나와 있다. 이 리스트를 가지고 다니면서 장을 보면 예산을 최대한 활용하여 지혜롭게 돈을 사용할 수 있다.

| 가장 많이 오염된 과일과 채소 12가지 | ————————————

셀러리	털복숭아	딸기
사과	블루베리	천도복숭아
파프리카	시금치	체리
콜라드 그린*과 케일	감자	포도

* 케일의 변종-옮긴이

| 가장 덜 오염된 과일과 채소 12가지 | ————————————

양파	아보카도	사탕옥수수(냉동)
파인애플	망고	아스파라거스
스위트피	키위	바나나
양배추	브로콜리	파파야

생선은 어떨까? 영양학 전문가들은 생선을 먹으라고 권하지만 일부 생선의 경우 '수은' 수치가 어느 정도인지 살펴보라고 말한다. 수은 수치가 높은 생선을 자주 먹거나 많이 먹으면 문제가 생긴다. 미국 지역별로 가장 안전한 생선에 대한 정보를 다운로드해서 활용하기 바란다(http ://www.montereybayaquarium.org에 접속해 'Seafood Watch'를 클릭하면 된다).

다음의 2가지 대원칙을 참고하면 도움이 된다. 첫째, 생선 크기가 클수록 수은 수치가 높을 가능성이 크다. 따라서 작은 생선을 선택하라. 둘째, 안전한 생선 종류 중에서 되도록 넓적한 생선을 먹어라. 오메가 3 지방산이 많은 것이면 더 좋다. 다음 리스트가 도움이 될 것이다.

여러 자료를 참조한 결과 다음 어종에 수은 함량이 가장 많은 것으로 확인되었다.

| "무슨 일이 있어도 피해야 할" 어종 |————————————

참다랑어

눈다랑어('아이 튜나'라고도 함)

왕고등어

상어

황새치

옥돔

다음은 미국자원보호협회에서 수은 함량이 가장 적은 것으로 발표한 어종이다. 한 끼 분량을 기준으로 오메가 3 함량이 높은 것에서 낮은 것 순으로 나와 있다.

어종	조리 형태	무게(g)	오메가3(g)	지방(g)
연어	구운 것	약 113g	2.5	9.2
화이트피시	구운 것	약 113g	2.1	8.5
고등어	구운 것	약 113g	1.5	20
민물 송어	구운 것	약 113g	1.3	7
정어리	껍질 벗겨 물에 담근 것	약 57g	1.3	7
멸치	말려서 기름에 담근 통조림	약 57g	1.2	5.5
청어	구운 것	약 57g	1.2	6.5
줄무늬 배스	구운 것	약 113g	1.1	3.4
철갑상어 알		1T	1.05	2.9
핑크 연어	말린 통조림	약 85g	1	4.1
오징어	구운 것	약 113g	0.8	5.3
광어	구운 것	약 113g	0.6	3.3
철갑상어	구운 것	약 113g	0.6	5.9
가자미	구운 것	약 113g	0.6	1.7
게	찐 것	약 113g	0.5	1.4
메기	구운 것	약 113g	0.4	3.2
가리비	찐 것	약 113g	0.4	1.6
새우	찐 것	약 113g	0.4	1.2
굴	구운 것	약 57g	0.3	1.2
대합조개	찐 것	약 57g	0.2	1.1
틸라피아*	구운 것	약 113g	0.2	3
전복	익힌 것	약 85g	0.06	0.9

• 출처 : ESHA Research Food Processor SQL, 2008.

* 틸라피아 : 아프리카가 원산지인 담수어종으로 우리나라에서는 흔히 역돔이라고 함

뇌가 건강해지는 식사를 저렴하게 준비하기

경제 불황 이후 많은 사람들의 월급이 너무 빨리 바닥나고 있다. 한정된 예산으로 건강한 식사를 하려면 어떻게 해야 할까? 다음은 온라인 커뮤니티 회원들이 알려주는 요령이다.

- 최근에 냉동고를 애용하기 시작하면서 식비를 줄일 수 있었어요. 상할 만한 게 있으면 적절한 방법으로 얼려서 낭비를 최소한으로 줄인답니다. 집에 있는 식재료로 최대한 버텨야 할 때는 신선한 식품을 마련하기가 어려울 수도 있어요. 하지만 냉동고를 뒤져보면 대개 한두 끼 정도는 풍성한 채소로 식탁을 차릴 수 있는 재료가 나오지요. 통조림 음식이나 인스턴트식품을 먹으면서 다음 월급날까지 버티지 않아도 돼요.
- 더티 더즌에 해당하는 식품은 유기농으로 고르고, 덜 오염된 식품을 살 때는 유기농이 아닌 저렴한 것으로 사요.
- 냉동 유기농 블루베리를 대량으로 사둡니다.
- 직거래 장터에서 제철 작물을 구입해요. 그리고 냉동된 것보다 저렴한 제철 작물은 얼려서 두고두고 사용합니다.
- 특가 코너를 자주 이용해요. 주스나 스무디 용도로 파는 과일과 채소를 저렴하게 살 수 있거든요. 아니면 바로 당일 저녁 메뉴로 사용해도 되고요.
- 육류를 많이 먹진 않지만, 근처 농장에서 항생제나 호르몬을 투여하지 않은 소와 돼지를 한 마리 또는 반 마리씩 사는 친구들이 있어요. 커다란 냉동고를 마련하고 육류를 대량 구입하려면 초기 투자 비용이 들지만 결국 이익이에요.

- 계란을 얻으려고 직접 닭을 키우는 사람들이 늘고 있어요. 주로 직거래 장터나 가까운 양계장에서 방사 계란을 구입합니다.
- 과일과 채소를 적절하게 저장하는 법을 차근차근 배우면 돼요. 그러면 가장 신선한 상태로 활용할 수 있지요.
- 과일이 상하기 전에 얼렸다가 스무디를 만드는 데 사용해요. 바나나는 갑자기 익어버릴 때가 많아요. 그래서 껍질을 벗겨 비닐봉지에 넣어두었다가 스무디를 만들거나 간식으로 즐겨 먹지요.
- 견과류를 얼리는 것 또한 좋은 방법이에요. 견과류는 대량으로 사는 게 싸니까요. 냉동해두면 신선함을 유지할 수 있어요.
- 온라인으로 쇼핑하면 건강식품을 저렴하게 구입할 수 있어요. 특히 대량으로 사면 더 싸답니다. 치아 씨, 견과류, 코코넛 오일을 그런 식으로 사면 좋아요. 건강식품 매장에서도 대량 주문하면 할인해주는 경우가 많고요.
- 핀토 콩이나 검은콩 같은 콩류를 마늘, 양파, 각종 양념과 함께 냄비 가득 넣고 뭉근히 끓여요. 그리고 살사나 피코 데 가요(익히지 않은 토마토, 양파, 고추 등을 잘게 썬 양념을 말함. 한편 살사는 익히거나 익히지 않은 양념 모두를 가리키는데, 대개는 토마토를 기본으로 각종 채소를 넣고 끓인 양념을 말함-옮긴이)를 곁들여 현미밥에 끼얹어서 냅니다. 할라피뇨 고추, 아보카도, 그리스식 요구르트를 얹어 먹을 수도 있어요. 그리스식 요구르트는 사우어 크림과 맛이 비슷하지만 단백질이 더 많고 칼로리는 적지요. 남은 콩은 으깨서 통밀 토르티야에 싸서 부리토를 만들어 점심으로 먹으면 좋아요. 남서부식으로는 우에보스 란체로스(토르티야에 맵게 양념해서 토마토와 달걀부침을 올린 음식-옮긴이)에 콩을 곁들여 내기도 해요.

- 지역 생협에 가입하세요.
- 소농 공동체에 가입하세요.
- 분쇄한 칠면조 살코기와, 호르몬을 투여하지 않은 닭다리와 넓적다리 부위를 대량으로 사면 싸답니다. 건강한 먹을거리지요!
- 냉동 유기농 틸라피아를 대량으로 사서 활용합니다. 틸라피아는 멋진 생선이에요. 금세 익고 아주 저렴한 경우가 대부분이죠. 그냥 좋아하는 양념을 한 면에 약간 뿌리고, 올리브 오일이나 코코넛 오일로 살짝 튀겨내요. 맨 위에 감귤 한 조각을 짜서 즙을 뿌리고 식탁에 내면 됩니다. 타코(부리토와 비슷하지만 재료가 조금 들어가고 크기가 작으며 대개 살사를 따로 곁들임-옮긴이)를 만들기에도 아주 좋은 재료예요.

영양 성분과 식품 라벨 확인하기

외식할 때는 항상 영양 성분을 묻고 확인하자. 그러면 더 나은 결정을 내릴 수 있다. 요즘 대부분의 레스토랑은 메뉴판에 영양 성분을 표시한다. 그리고 그것을 보면 아마 영화 '피라냐'를 3D로 봤을 때보다도 더 경악하게 될 것이다. 양파링이나 포테이토 스킨(익힌 감자의 속을 파내고 각종 재료를 채워 넣은 후 치즈를 얹어 구운 것-옮긴이) 같은 애피타이저가 1200킬로칼로리를 넘는 경우도 있다. 1일 칼로리 허용량의 절반을 넘는 수준이다.

얼마 전 나는 체중 문제가 있는 친구와 커피숍에 갔는데, 그녀가 주문하려는 라테가 600킬로칼로리라는 것을 일깨워준 적이 있다. 음료 한 잔이 1일 칼로리 허용량의 3분의 1이나 되는 것이다. 충격을 받은 그녀는 녹차를 주문했다. 녹차는 사실상 칼로리가 없다. 나는 돈을 절약하는 것을 아주 좋아한다. 그리고 내가 먹는 음식에서 최대한의 가치를 얻는 것도 아주 좋아한다.

마찬가지로 항상 식품 라벨을 읽어야 한다. 최근에 나는 아들 앤서니와 휴가를 보냈는데, 함께 쇼핑할 때 그가 '건강한' 단백질 바를 카트에 넣는 것을 보았다. 우리는 함께 식품 라벨을 살펴보았다. '건강한' 단백질 바에는 14가지 당분과 인공 착색제, 감미료까지 들어 있었다. 나는 아들에게 라벨이 잘못된 것이 틀림없다고 말했다. 건강하기는커녕 실제로는 '일찍 죽게 만드는' 식품이었기 때문이다.

라벨을 읽자. 안에 뭐가 들었는지 모르는 것은 아예 먹지 말라. 어떤 대가를 치를지 알지도 못하면서 아무거나 사고 싶은가? 똑똑하게 먹을거리를 고르자. 그러면 오랫동안 젊고 영리하게 살 수 있다.

음식을 바꿈으로써 인생을 바꾼 리즈 이야기

이 장 첫 부분에서 나는 먹는 음식을 바꾼 것만으로도 인생이 엄청나게 달라진 처제의 이야기를 소개했다. 버지니아 레스턴의 에이멘클리닉에서 일하는 리즈 말릭 박사도 그런 경우였다. 리즈는 훌륭한 아동 정신과 의사로 아주 열심히 일했고, 그에게 고마워하는 환자들도 굉장히 많다. 어느 날 그가 '다른 사람'이라는 제목의 이메일을 보내 왔다. 그는 사진 두 장을 첨부하고, 다음과 같이 적었다.

"안녕하세요, 여러분. 저는 지난 3개월 동안 13킬로그램을 뺐어요. 사진에서 차이가 보이지요. 그냥 여러분과 같이 나누고 싶었습니다."

리즈의 변화를 보고 몹시 흥분해서 그가 어떻게 했는지를 꼭 알고 싶었다. 그는 《뷰티풀 브레인》이 출간될 무렵에 모든 일이 시작되었다고 말했다. 그는 동료 의사를 통해 콜레스테롤 과다와 고혈압 진단을 받은 후 건강 상태를 점검하기 시작했다.

리즈는 25세 때 미국에 왔다. 그 이후로 포화지방이 잔뜩 들어 있는 기름진 음식을 많이 먹고, 당분 함량이 높은 음료를 마시는 서구식 식습관이 몸에 배었다. 그는 평일에 평균 탄산음료 4개(약 400킬로칼로리)를 마시고 두 끼를 패스트푸드(한 끼당 약 700킬로칼로리)로 해결했다. 저녁을 먹기도 전에 벌써 약 1800킬로칼로리를 섭취했다. 그는 점심시간마다 버섯과 스위스 치즈가 들어간 버거를 먹는 데 중독되었다. 매일 먹지 않으면 견딜 수가 없었다. 또 진한 커리 소스가 들어간 인도 음식과 같이 곁들여 먹는 수많은 (백밀) 빵에도 중독되었다. 게다가 감자 빵에도 맛을 들이기 시작해서 매일 버터를 발라 서너 조각을 먹었다.

리즈는 계속해서 적었다.

"그런 음식을 먹으면 자신에게 보상을 해주는 것처럼 느껴졌어요. 저는 과로와 야간 근무에 시달렸고, 상태가 까다로운 환자를 상대할 때는 그들이 겪는 모든 부정적인 것과 슬픔과 정신적 혼란을 고스란히 '흡수'하느라 압박감을 느끼곤 했으니까요. 먹는 것은 좋은 탈출구였죠. 그러나 지금 와서 생각해보니 사실 저는 탄수화물과 지방 덩어리인 그런 음식을 먹으면서 자신을 벌주고 있었던 거예요."

이는 우리 모두가 되새겨야 할 아주 중요한 교훈이다. 왜냐하면 사람들은 지방과 당분이 많은 음식을 먹으면서 자신에게 '선물'을 준다고 생각할 때가 많기 때문이다. 그러나 실제로는 몸을 함부로 다루면서 벌을 주는 것에 불과하다. 고지방 식사는 그에게 아무런 도움이 되지 않았다. 체중이 83킬로그램으로 불어나고 BMI가 27까지 늘어난 것으로 모자라 위식도 역류 질환 또는 위산 역류 질환(GERD)이라는 병까지 얻었다. 겨우 40세인 그는 계속 그런 식으로 나가다가는 55세 무렵엔 30킬로그램이 더 찔 거라고 생각했다.

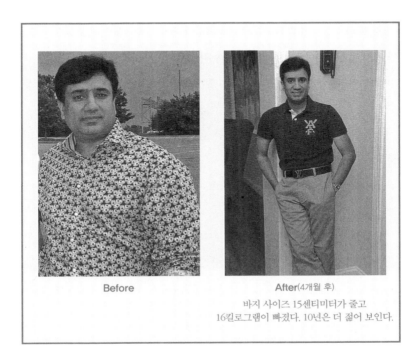

Before

After(4개월 후)

바지 사이즈 15센티미터가 줄고
16킬로그램이 빠졌다. 10년은 더 젊어 보인다.

리즈는 이야기를 계속했다.

"제가 자신에게 한 짓이 보이기 시작하면서 '맙소사, 큰일났군'이란 생각이 들었어요. 저는 내과 의사이자 아동정신과 의사입니다. 병원에서 환자들과 아이들에게는 당분을 먹지 말고 건강한 식사를 하라고 말하면서 저는 무얼 하고 있었을까요?"

리즈는 자신이 채소나 섬유질을 별로 먹지 않는다는 것을 깨달았다. 그는 내 책들에 나온 정보와 신뢰할 만한 영양학 자료를 참고해서 식습관을 바꾸기 시작했다. 탄산음료를 끊고, 레몬을 약간 넣은 물을 마셨다. 유기농 사과와 블루베리, 섬유질이 많은 요구르트, 껍질을 벗긴 칠면조·닭 가슴살, 저칼로리 통밀빵, 섬유질이 풍부한 렌틸 등 수많은 채소를 먹었다. 또한 생선기름을 섭취하고, 주의력과 집중력 개선을 도와주는 '어텐션 서포트Attention Support'라는 보조제도 먹었다. 그리고 매일 10분에서 15분씩 가벼운 운동을 꾸준히 했다.

처음에는 버거와 위로 음식을 포기해야 한다는 생각만으로도 참을 수 없을 것 같았다.

"그러나 얼마 되지 않아 건강한 음식에 익숙해지고 좋아하게 되더군요."

이제 그는 블루베리와 요구르트, 뇌가 건강해지는 여러 가지 음식을 먹는 식사 시간을 고대한다.

4개월 후 리즈는 18킬로그램을 뺐고, BMI는 22.7로 떨어졌다. 그리고 허리둘레는 91센티미터에서 76센티미터로 줄었다. 그의 체중은 현재 67킬로그램이다. 그러나 체중 감량이 변화의 유일한 혜택은 아니다.

"가장 좋은 일은 잠을 잘 자게 된 거예요. 그리고 GERD도 없어졌지요. 정신이 맑아져서 일을 할 때도 더 능률적입니다."

최근 리즈는 두 번째 이메일을 보내왔다. 메일을 읽으면서 함박웃음이 절로 나왔다. 나는 당신을 격려하기 위해 그가 보낸 메일을 소개하려고 한다. 당신이 내일 거울 속에서 더 젊고 건강한 '다른 사람'을 보고 싶다면, 오늘 제대로 된 음식을 선택해야 한다.

다니엘,
저를 옳은 방향으로 이끌어주신 것에 대해 뭐라고 감사드려야 할지 모르겠어요. 덕분에 저는 건강한 생활 방식으로 바뀌었고, 건강한 몸과 마음을 가지게 되었어요.

지난 4개월간 67킬로그램을 유지하고 있습니다. 제게는 이상적인 체중이지요(2009년 3월에는 83킬로그램이었어요). 저는 식탐을 다스리는 법, 이따금 '맛있는 음식'으로 자신에게 진짜 보상을 주는 법, 신진대사를 조절하는 법을 배웠어요. 물론 당신도 알다시피 91센티미터였던 허리둘레는 이제 76센티미터가 되었지요. 정말 좋아요.

잠도 훨씬 잘 잡니다. 하루 종일 기운이 쌩쌩하고, 환자들에게 내 몸에 딱 맞는 체중과 멋진 몸매를 갖게 된 것에 대해 이야기할 때 자신감이 느껴져요. 그리고 더 중요한 점은 자신감과 더불어 자존감도 향상된 거예요. 건강한 몸을 유지하고 부정적인 생각, 건강하지 못한 생활 방식, 나쁜 음식에 대한 유혹을 통제할 수 있게 되면 자연스럽게 따라오는 결과지요.

살이 빠졌고 보기 좋은 몸매가 되었으니 멋있는 옷과 청바지를 맘껏 입을 수 있다는 걸 알지만, 지난 2개월 동안 마음속에 하나의 질문이 계속 남아 있었어요. '분명히 외모는 더 좋아졌어. 나는 건강하고 날씬해 보여. 그런데 검사 수치는 어떨까? 몸속도 정말로 건강해졌을까?'

그래서 지난주에 워싱턴 호스피털센터에 가서 의사를 만났습니다.

"선생님! 혈액검사를 받고 싶습니다. 살이 빠져서 아주 좋지만, 단지 체중 문제 때문이 아니라 건강이 좋아졌다는 확실한 증거를 얻고 싶어요."

그래서 우리는 여러 가지 검사를 했어요. 검사 결과가 사흘 전에 나왔습니다.

이 결과를 꼭 알려드리고 싶었어요. 다른 사람들에게 보여주서
도 좋아요.

2009년 12월, 저는 정기검진을 받고 혈액검사를 했어요. 그 결
과를 지난주에 나온 결과와 비교해보았습니다.

혈중 콜레스테롤 : 209(위험 수준 직전) → 156(아주 좋아요.)

혈중 LDL : 109(높음) → 82

혈중 HDL : 24(낮음) → 49

혈중 트리글리세라이드 : 302 → 137(환상적이네요. 빅맥과 와퍼
를 추방한 결과예요.)

무작위 혈당 수치 : 109 → 70

HbA1C : 5.0(아주 좋아요. 저는 당뇨가 없지만 먼 친척에 가족력이
있어요. 그래서 검사를 받고 싶었지요.)

헤모글로빈, 비타민 D, 전해질, 전혈구 검사 결과 등 모두 완전
히 양호합니다. 그리고 40세가 넘었기 때문에 PSA(전립선 특이항
원) 검사도 받았어요. 역시 완전히 정상이고 양호했습니다.

다른 걱정거리가 또 있었는데, 이완기 혈압이 비정상적으로 높
은 거였어요. 항상 88에서 92 사이였거든요(고혈압 직전에 해당하는
수준이죠).

지난 10~12년간 제 기억으로는 항상 이완기 혈압이 높았어요.
가족 중에 고혈압과 심장병 환자가 많았던 저로서는 늘 신경 쓰이
는 문제였지요. 그런데 어떻게 됐는지 아세요? 지난 8주간 3회 측
정했는데(두 번은 주치의가, 한 번은 ER 간호사가 측정했어요), 혈압이

일정하게 이상적인 수준을 보였어요(115/75, 118/80, 110/79).

살을 빼고 건강한 생활 방식으로 바꾼 것은 제게 축복이었어요. 그리고 부모님께도 더 많이 연락을 드리고, 약 대신 몸에 좋은 다른 것을 권할 수 있게 되었답니다.

저는 건강한 식사를 하고 매주 4~5일은 15~20분간 운동을 하고, 제시간에 잠을 자고, 생선기름과 멀티비타민을 규칙적으로 섭취하고 있습니다. 그런 것들이 정말 큰 도움이 되었어요.

격려가 필요한 사람들에게 제 이야기를 들려주세요!

리즈 드림

나는 이 책을 쓸 당시 에이멘클리닉 레스턴 지점에 있었다. 확실히 그는 살을 빼기 전보다 10년은 더 젊어 보였다.

일곱 살 아이도 아는, 몸에 좋은 음식

마지막으로 좋아하는 이야기를 소개하며 이 장을 마무리하려고 한다. 최근에 나는 아내와 딸과 함께 집 근처를 산책했다. 딸 클로이는 일곱 살이었다. 제 엄마를 닮아 빨간 머리를 가졌고, 생각나는 대로 말을 하는 솔직한 아이다. 걷는 것이 꽤 힘에 부쳤을 텐데, 클로이는 잘해냈다. 집에 거의 다 왔을 때 아내는 딸아이를 한 팔로 안고 말했다.

"이제 보니 우리 딸, 터프한 쿠키로구나."

그 말을 듣자마자 클로이는 약간 반항적으로 엄마를 쳐다보았다. 그리고 말했다.

"터프한 쿠키는 되고 싶지 않아요. 터프한 빨간 파프리카가 될 거예요."

우리 가족답게 클로이는 영양에 대해 잘 알았다. 클로이는 빨간 파프리카를 잘게 썬 것과 신선한 아보카도를 으깬 간식을 특히 좋아한다. 또한 클로이는 쿠키와 설탕을 먹으면 불쾌해지고 문제가 생길 가능성이 크다는 것도 알았다. 당신도 클로이처럼 문제를 일으키는 음식이 아니라 자신에게 도움이 되는 음식만을 먹는 사람이 되기 바란다.

음식을
젊음의 샘으로 만드는
20가지 브레인 팁

1. 몸에 도움이 되는 음식만 먹는다.

건강에 아무 도움이 되지 않거나 오히려 해로운 음식으로 배를 채우면 곧 후회할 일이 생긴다.

2. 맞춤형 외식을 한다.

외식할 때는 자신이 원하는 대로 음식을 만들어달라고 부탁한다. 대부분 기꺼이 도와준다.

3. 식품 알레르기를 체크한다.

여러 가지 증상이 있고, 소화가 원활하지 않다면, 식품 알레르기가 있을 수 있다. 2주간 고릴라 다이어트를 시도해보자. 즉 채소, 단백질, 물만 먹고 서서히 새로운 음식을 추가하면서 문제를 일으키는 범인을 찾아보는 것이다. 식품 알레르기와 관련해 가장 흔히 문제가 되는 것은 땅콩, 우유, 계란, 콩, 생선, 조개류, 견과류, 밀이다. 이 8가지 식품이 전체 식품 알레르기 반응의 90퍼센트를 차지한다.

4. 냉장고를 무지개 색깔로 채운다.

알록달록 다양한 색깔의 과일과 색이 진한 채소를 먹는다. 싱그러운 진한 녹색 시금치, 빨갛게 익은 토마토, 아삭아삭한 노란색 파프리카, 달콤한 블루베리, 신선한 칸탈루프 멜론 등이 무지개처럼 냉장고를 가득 채운 모습을 상상해보라. 식물성 영양소와 항산화제를 먹는 것은 아름다운 동시에 맛있을 수도 있다!

5. 낮 동안 3~4시간마다 적절한 간식을 먹는다.

적절한 간식은 혈당 균형에 도움이 된다. 먹지 않고 너무 오래 버티면 뇌 기능이 손상되고 혈당 수치가 지나치게 낮아질 수 있다. 혈당 수치가 떨어지면 충동을 제어하기 어려워지고 쉽게 짜증이 날 수 있다.

6. 외식할 때는 항상 영양 성분을 묻고 확인한다.

영양 성분을 알면 더 나은 결정을 내릴 수 있다. 또한 식품 라벨을 꼼꼼히 읽어야 한다. '건강한 식품'이라고 광고하는 경우에도 포장에 속을 수 있으므로 반드시 확인하자.

7. CROND 원칙을 명심한다.

칼로리를 제한하고 영양이 최적화된 음식을 먹는다. 영양이 풍부하고, 맛이 좋으며, 칼로리가 적은 식품들의 리스트를 만든다. 이 식품들이 제일 친한 친구가 되어줄 것이다.

8. 정크 푸드는 식탐을 더 심하게 만든다.

흰 가루들, 즉 설탕과 밀가루와 소금을 조심하자.

9. 칼로리 높은 음료를 피한다.

대신 물을 충분히 마시고, 백차나 녹차를 마신다(감귤 한 조각의 즙을 짜 넣거나 스테비아를 약간 첨가해서 물에 '맛'을 내는 것도 좋다).

10. 뇌에 좋은 지방을 먹어야 한다!

생선, 아마 씨, 치아 씨 등에 들어 있는 오메가 3 지방산은 뇌에 아주 좋다. 올리브 오일은 샐러드와 저온 조리 음식에 좋고 코코넛 오일, 포도씨유, 아보카도 오일은 고온에서 조리할 때 좋다.

11. 영양이 풍부하고 맛있는 음식으로 자신에게 보상한다.

힘든 하루를 보내거나 어떤 일을 해낸 것에 대한 보상으로 '기름진 음식'을 먹는 것을 다시 생각하기 바란다. 기름지고 단 음식을 먹어서 살이 찌고 짜증이 나고 속이 쓰리다면, 그게 진정한 '보상'일까? 몸에 도움이 되는 음식을 찾자. 영양이 풍부하고 맛있는 음식은 먹고 나서 1시간 후에 불쾌해지는 게 아니라 더 좋은 느낌을 준다.

12. 식비를 창의적으로 사용하는 법을 배운다.

제철 과일과 채소가 가장 좋다. 그리고 대부분의 경우 저렴하다. 과일과 채소를 상하기 전에 얼려서 낭비를 줄이자(그리고 허리둘레도 줄이자). 얼린 식품은 스무디나 수프를 만드는 데 사용한다. 생협이나 다른 공동체에서 저렴하고 건강한 식품을 찾아본다. 오염도가 가장 심한 더티 더즌 리스트를 확인하고, 예산을 잘 짜서 이러한 식품은 유기농으로 구입한다.

13. 오염되지 않은 자연식품을 먹는다.

식품에 들어 있는 호르몬과 유해물질에 대해 우려하는 사람들이 많아지고 있다. 그러한 물질은 뇌와 몸의 건강한 균형을 깨뜨릴 수 있다. 가능한 한 호르몬과 항생제를 투여하지 않고 풀을 먹여 키운 방사 육류와 유제품을 구입한다.

14. 하루를 건강한 아침 식사로 시작한다.

다양한 재료가 들어간 스무디로 하루를 시작하는 것은 정말 좋은 일이다. 가루 형태의 질 좋은 단백질과 몇 가지 채소 가루, 그리고 약간의 과일과 신선한 채소를 사용해 스무디를 만들어보자. 이 강력한 아침 식사를 먹고 나면 얼마나 기분이 좋아지고 활력이 넘치는지 깜짝 놀랄 것이다.

15. 지나친 염분 섭취를 조심해야 한다!

소금은 아주 조금만 쓰고 집에서는 천일염을 사용한다. 미리 조미된 음식과 통조림 식품은 피하자. 그런 음식은 필요한 것보다 나트륨 함량이 훨씬 많아서 혈압을 높이고, 결과적으로 뇌, 심장, 장수에 좋지 않다.

16. 카페인 섭취를 제한한다.

커피가 건강에 이로울 수도 있지만, 많은 사람들은 부작용에 민감하다. 적당히 마시는 것이 중요하다. 녹차는 카페인 섭취 시 초조해지는 부작용 없이 활력을 개선하는 효과가 있다.

17. 양념을 활용한다.

양념이 '인생의 즐거움'이라는 것을 보여주는 연구 결과가 점점 늘고 있다. 양념으로 쓰이는 많은 식품에 항염증 및 항산화 효과가 있기 때문이다. 몸에 좋은 다양한 양념의 풍미를 즐기자.

18. 매일 세 번씩 질이 좋은, 지방 없는 단백질을 손바닥 크기만큼 섭취한다.

콩, 생선, 칠면조, 닭고기가 특히 좋다. 단백질은 기분과 활력의 균형, 신진대사 및 에너지 생성, 인지 수행 능력 향상에 필수적인 도파민, 에피네프린, 노르에피네프린의 전구체다.

19. 혈당 지수가 낮은 식품 위주로 식사를 한다.

혈당 수치가 안정되고 식탐도 잠잠해진다. 혈당 지수가 낮은 식품은 대개 당분이 적고 섬유질이나 단백질 함량이 높다. 기억해야 할 중요한 점은 혈당이 높으면 뇌에 좋지 않으며, 결국 장수에도 지장을 준다는 것이다.

20. 건강 보조제의 도움을 받는다.

생선기름과 비타민 D 같은 보조제와 식탐을 다스리고 기분과 집중력 개선에 도움이 되는 특수 보조제를 섭취하면 도움이 된다.

제 3 장

운동이 좋은 이유는
몸뿐만 아니라
뇌를 건강하게
만들기 때문이다

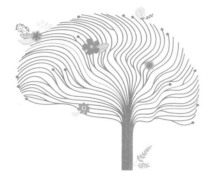

장수하려면
체력을 길러라

한 연구에 따르면,
장수와 관련해 제일 먼저 손꼽히는 요소는
지방 없는 순수 근육량이라고 한다.

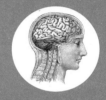

도저히 믿기 어렵지만, 군살 하나 없이 훤칠하고, 항상 웃고 건강하며, 에너자이저 토끼가 샘낼 정도로 지칠 줄 모르는 활력을 자랑하는 64세의 앤드류 맥길 박사는 1947년에 조산으로 태어났다. 심지어 부모조차 그가 며칠 못 살 거라고 생각해 태어난 지 4~5일이 될 때까지 이름도 짓지 않았다. 그러나 앤디 맥길은 의지가 강한 사람이다.

1999년 앤디가 52세가 되었을 때, 그의 생존 의지가 완전히 새로운 방식으로 시험대에 오르는 사건이 일어났다. 문제의 사건은 앤디 맥길 교수가 미시간 대학교에서 열린 ADHD와 SPECT 뇌 촬영에 대한 세미나에 참석했을 때 시작되었다. 당시 앤디의 고등학생 딸 케이티는 ADHD로 고생 중이었다. SPECT에 호기심을 느낀 앤디는 케이티가 최신 기술로 정확한 진단을 받고 적절한 치료를 받기를 원했다. 그래서 그는 온 가족의 머리를 검사하는 '재미난' 하루를 보내기 위해 캘리포니아 에이멘클리닉 지점에 찾아왔다. 앤디는 세미나에서 내가 했던 말을 기억했다.

"여러분 자녀에게 ADHD가 있다면 부모가 어떤지 생각하십시오.

ADHD는 부모 중 한 사람에게서 왔을 가능성이 매우 큽니다."

그 말을 들은 순간 앤디는 아내 케테를 의심스럽게 바라보았다.

'그래, 확실해. 케이티는 엄마에게서 물려받은 거야.'

동시에 앤디의 아내 역시 그를 바라보며 생각했다.

'아하! 내 남편이 범인이군!'

원래 앤디 부부가 케이티와 함께 뇌를 촬영하려고 했던 이유는 딸이 덜 외롭게, 편안하게 검사받게 해주려는 것이었다. 뇌 촬영 준비를 위해 여름 동안 약 먹기를 중단했던 케이티는 몰라보게 상태가 좋아졌고, 몇 년 후에는 약을 완전히 끊을 수 있었다. 그러나 맥길 박사의 뇌 촬영 후에는 또 다른 아주 놀라운 이야기가 기다리고 있었다.

SPECT 스캔 영상이 들려주는 놀라운 이야기

앤디의 스캔 영상을 보고, 뭐라고 말해야 할지 알 수 없었다. 거의 미국 반대편에서 날아온 친절하고 교양 있는 남자에게 뇌가 심하게 손상되었고, 나이에 비해 훨씬 늙어 보인다는 말을 하기란 쉽지 않았다. 앤디의 스캔 영상은 끔찍했다. 전반적으로 활동이 저조한 심각해 보이는 스위스 치즈 패턴이었다. 나는 그런 패턴을 수백 번도 더 보았다. 술, 약물, 곰팡이나 유기용제 같은 환경 유해물질, 감염, 산소 결핍, 심각한 빈혈이나 갑상선호르몬 부족 같은 의학적으로 중요한 문제 등 여러 원인이 있을 수 있었다.

술을 마시느냐고 물었더니, 음주 습관을 자세히 설명하면서 지극히 정상적이고 사회생활에 필요한 수준이었다고 말했다. 앤디는 대학생들에게 경영학을 가르치는 바쁜 하루를 마친 후 긴장을 풀기 위해

두어 잔을 마시고, 저녁을 먹으며 와인을 한 잔 마시고, 마지막으로 잠자리에 들기 전에 가볍게 한 잔 한다고 했다. '사회생활'을 위해 술을 마신다는 사람들은 실제로 마시는 잔의 수나 술잔 크기를 속이는 경향이 있으므로 나는 아마도 하루 네 잔은 최소한으로 잡은 양일 거라고 의심했다.

"언제부터 술을 마셨습니까?"

"음, 젊을 때 〈마이애미 헤럴드〉와 〈디트로이트 뉴스〉의 비즈니스 에디터로 일했어요. 일을 하다보면 당연히 흡연과 음주가 따라오는 그런 분위기였지요. 담배는 1970년대에 끊었어요. 하지만 술은 한 40년쯤 마신 셈이지요."

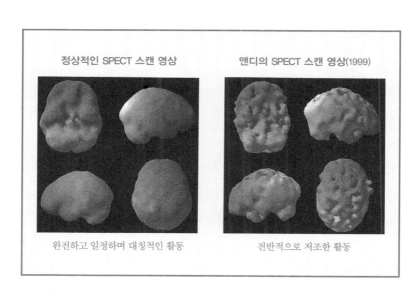

나는 빙빙 돌리지 않고 단호하고 분명하게 요점을 말했다. 나는 계속 술을 마신다면, 치매, 질병, 조기 사망 등이 그의 미래가 될 것이며, 한마디로 남은 인생을 말짱한 정신으로 살 수 없을 거라고 말했다. 또한

그는 상당히 과체중이었기 때문에 식단을 완전히 뜯어고치고 운동을 시작해야 했다. 그러나 제일 시급한 일은 뇌에 독이 되는 술을 끊는 것이었다. 그리고 유감스럽게도 케이티의 ADHD가 아버지 쪽에서 왔을 가능성이 크다는 소식도 전해야 했다.

앤디는 고맙다고 말하고 가족과 함께 미시간 주 앤아버로 돌아갔다. 나는 그가 내 충고를 마음에 새겼는지(혹은 '뇌'에 새겼는지) 알 수 없었다.

그러고 나서 약 1년 반 후에 맥길 박사에게 전화가 걸려 왔다. 그는 다시 진찰받기를 원했다. 이번에는 (아내에게 말하지도 않고) 혼자서 검사를 받으러 왔다. 나는 그의 스캔 영상을 보고 슬프게 고개를 저었다. 결과는 이전 해보다 더 나빴다.

그제야 앤디도 진지하고 심각하게 진실을 받아들였다.

건강을 가지고 장난치는 일은 언제 그만둘 거야?

앤디는 2001년이 밝기 전날 밤을 잊지 못할 것이다. 그는 파티에서 몇몇 친구들과 와인을 마시고 있었다. 그들은 손에 술잔을 든 채로 모두 얼마나 술을 끊고 싶은지 말하기 시작했다. 앤디가 말했다.

"나는 끊을 거야. 이 와인만 다 마시면 더 마시지 않겠어. 이게 마지막 잔이야."

놀랍게도 맥길의 '의지'는 위력을 발휘했다. 그는 이후로 다시는 술을 마시지 않았다(그의 친구들은 모두 몇 달 후 다시 마시기 시작했다). SPECT 스캔 영상을 보고, 내 우려를 듣고 난 후 앤디는 지적으로 무장을 하고 마음을 단단히 먹었다. 그는 엄숙하게 자기 자신만 아는 맹세를 했다. 그는 새로운 뇌를 가지고 새 천년을 살아가고 싶었다.

앤디는 술을 끊은 것 외에 카페인도 끊었다. 나와 대화를 하면서 지나친 카페인은 뇌로 가는 혈류를 제한한다는 사실을 알았기 때문이다. 이 2가지 문제를 해결하자 몸이 훨씬 좋아졌고, 그는 45킬로그램을 감량하기로 결심했다.

그가 처음 가까운 병원에 갔을 때 체중은 127킬로그램이었다. 그는 드문드문 운동을 했다. 2002년에 94킬로그램까지 체중을 줄였지만 2006년에는 131킬로그램으로 불어났다. 당시 앤디는 의학대학원에 다니고 있었다. 그의 나이 59세였다! 그는 수업을 듣고 임상 프로그램의 일부로 환자를 보고 있었다. 어느 날 그는 당뇨 환자에게 영양 균형, 체중 감량, 운동의 중요성에 대해 실컷 떠들고 나서 집으로 돌아가는 길에 생각했다.

'앤디, 너 같은 위선자가 어디 있냐! 네 건강을 가지고 장난치는 일은 언제 그만둘 거야?'

2006년 11월 1일은 전환점이 된 날이다. 그가 술을 끊던 날과 다르지 않았다. 그는 하루도 운동을 빼먹지 않기로 진지하게 맹세했다. 그는 지금까지 5년 넘게 하루도 빠짐없이 맹세를 지켰다. 비가 오나 눈이 오나 바람이 부나 아프거나 힘들거나 단 하루도 어김없이 앤디 맥길은 한결같았다. 한번은 앤디가 빙판길에서 미끄러진 적이 있었다. 통증이 있었지만, 그는 의학 교육을 받았기 때문에 부러지거나 삐지 않았다는 걸 알았다. 그냥 멍이 좀 들고 아픈 것뿐이었다. 그래서 그는 그날도 러닝머신을 뛰었다.

"자주 있는 일도 아니지만, 몸이 좋지 않을 때는 러닝머신 위에서 한동안 뛰면 거의 언제나 기분이 더 좋아져요."

운동은 '많이'보다 '꾸준히'

"한번 연속성을 깨면 다시 깨기가 쉽고, 프로그램을 진지하게 지속할 수 없다는 걸 배웠어요. 어쩌면 다시는 프로그램으로 돌아가지 못할 수도 있고요. 며칠 동안 운동을 쉬는 걸 허락하거나 변명을 하기 시작하면 인지적으로 선례를 만드는 셈이에요."

앤디는 설명했다.

자신만 아는 맹세라도 자신이 한 말은 반드시 지키는 앤디가 나쁜 습관을 끊고 새로운 습관을 유지할 수 있었던 비결은 단순하다. 그냥 하는 거다. 그리고 멈추지 않는 것이다. 연속성을 깨지 않는 것이 가장 중요하다.

"운동을 꾸준히 하는 비결은 아침에 일어나자마자 하는 거예요. 아무 변명도 필요 없어요. 일어나자마자 하지 않으면 하루는 점점 멀어져가고 온종일 운동하지 않을 핑계만 찾게 되지요."

또한 앤디는 내가 운동에 대해 이제껏 들어본 것 중 가장 긍정적인 관점을 들려주었다.

"아침에 운동하는 게 왜 좋은지 말해줄게요."

그는 씩 웃으며 말한다.

"나머지 시간에 무슨 일이 일어나든 적어도 하루의 일부는 멋지게 보낼 수 있잖아요. 운동을 하면 기분이 좋아져요. 규칙적으로 운동하는 걸 최우선 과제로 삼으면, 시간이 지나면서 문제가 생기거나 좌절이 오더라도 적어도 1시간은 멋지게 보냈다는 확신을 가질 수 있어요."

실제로 운동은 하루 종일 기분을 좋게 하고 활력을 유지해준다. 따라서 앤디 역시 하루 동안 무슨 일이 생기든지 좋은 기분을 유지할 수 있는 것이다.

젊은 뇌, 맑은 정신과 행복한 삶

이제 앤디는 몇 년에 걸쳐 이룬 변화가 뇌에 어떤 영향을 미쳤는지 알고 싶었다. 그래서 2010년 말 또다시 예약을 잡기 위해 전화를 걸어 왔다. 사실 나는 이런 날이 올까 봐 걱정하고 있었다(앤디에게도 나중에 털어놓았다). 스캔 영상 결과가 안 좋을 수도 있고, 더 나빠졌을지도 모르기 때문이었다. 당시 나는 그의 생활 방식이 어느 정도 바뀌었는지 알지 못했다. 게다가 그는 최초의 끔찍한 스캔 촬영 이후 거의 10년 더 나이를 먹은 상태였다.

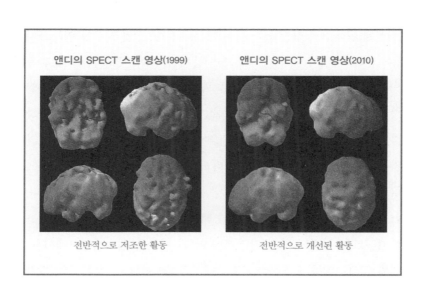

나는 앤디의 새로운 스캔 영상을 보고 일주일 내내 기분이 좋았다. 대개 나이가 들수록 뇌가 더 늙어 보이고 활동이 줄어든다. 그런데 앤디의 뇌는 거꾸로 나이를 먹고 있었다! 그는 이제 10년 전보다 훨씬 더 젊고, 건강하고, 자랑스러운 뇌를 가지고 있었다. 나는 몹시 흥분해서

앤디에게 스캔 영상을 보여주며 기쁜 소식을 전했다. 나쁜 습관을 끊고 오랫동안 꾸준히 새로운 습관을 유지한 결과였다.

앤디에게 무엇에 자극을 받았느냐고 물었더니 아내 케테 이야기를 들려주었다. 그녀는 섬유근통 진단을 받은 후 20년 넘게 일주일에 세 번씩 꾸준히 수영을 하고 있었다. 그리고 지금은 이전 운동 능력의 95퍼센트를 회복했다. 먼저 근육을 덥히기 위해 수영복 안으로 뜨거운 물을 붓고, 24가지 수중 물리치료 동작을 한 다음 수영을 시작한다. 그렇게 일주일에 세 번씩 꼬박꼬박 한다. 케테는 섬유근통 환자는 근육을 따뜻하게 유지해야 한다는 것을 알았다. 그렇게 근육이 덥혀진 상태에서 수중 운동을 하면 효과가 더욱 좋다.

현재 앤디의 활력은 더할 나위 없는 수준이고, 하루 종일 일정하게 유지된다. 나이가 비슷한 다른 노인들처럼 쉬이 지치거나 피로감을 느끼지 않는다. 그는 외모도 멋지지만, 젊었을 때만큼 지적으로 몰입할 수 있다. 그러나 정신적으로는 젊었을 때보다 더 지혜롭고 성숙하다. 그는 재즈와 요리, 글쓰기를 좋아하고, 부교수로서 해야 할 일과 자원봉사 활동에도 충실히 임한다. 실제로 은퇴한 교수들의 모임에 나갔을 때보다 젊은 사람이나 학생들과 있을 때 훨씬 더 편안해한다. 그는 생물학적 나이보다 몇 십 년 더 젊게 느낀다. 그의 딸 케이티는 한때 학교에서 힘들어 했지만 성인이 된 지금은 샌디에이고에서 유치원 교사로 일하고 있다. 그리고 여섯 살 된 아들도 있다. 그는 할아버지를 만날 때마다 디즈니랜드나 시 월드Sea World 같은 곳을 함께 누비는 것을 좋아한다. 앤디 맥길은 이러한 순간들을 절대로 당연하게 여기지 않는다. 그가 10년 전 건강 습관을 바꾸기로 맹세하지 않았다면, 손자와 이런 시간을 보낼 수 없을지도 모른다는 것을 잘 알기 때문이다.

최근에 나는 앤디에게서 훈훈하고 힘이 나는 이메일을 받았다.

"에이멘 박사님, 2000년도에 제 뇌를 촬영한 스캔 영상을 보여주면서 따끔한 경고를 해주셨지요. 진지한 태도로 뇌 손상을 복구하고 뇌를 건강하게 만들지 않는다면, 60세 무렵에는 아주 딱한 상태가 되어 있을 거라고요. 저는 그 말에 겁을 먹고 행동하기 시작했어요. 지적으로 설득당한 거죠. 정서적으로 완전히 준비를 하고 술을 끊기까지는 몇 달이 더 걸렸지만, 당신이 제 목숨을 구했어요. 제가 지금처럼 건강한 사람이 된 것은 모두 당신 덕분입니다. 별거 아니라고 생각하지 마세요. 운동은 제가 했을지라도 자극을 준 건 당신이었으니까요."

두말하면 잔소리지만, 이런 편지를 받고 앤디 맥길처럼 좋은 쪽으로 변화한 사람들을 보는 것이 내가 일을 사랑하는 이유다.

앤디의 인상적인 건강 수치

앤디는 뇌가 새로워지고 젊어졌을 뿐만 아니라 몸도 새로워지고 젊어졌다. 처음 운동을 시작했을 때는 몸이 엉망이고 체중이 너무 많이 나가서 아주 천천히 걷는 것조차 힘겨웠다. 그러나 지금은 엄청나게 건강하다. 그는 아침마다 1시간씩 러닝머신을 뛰는데, 처음 7분간은 6퍼센트 경사와 3마일의 속도로 시작한다. 그리고 차츰차츰 9퍼센트 경사와 4.5마일까지 속도를 높인다. 이렇게 하면 안정 시에 약 50회 뛰던 심장이 1분에 최대 125회까지 뛴다. 월요일, 수요일, 금요일에는 45분간 러닝머신을 뛰고 10~15분간 자유롭게 웨이트트레이닝을 한다.

앤디의 이메일은 계속되었다.

"이제 심장이 아주 건강해요. 제 나이 남성과 비교하면 100명 중에 99명보다 건강하답니다. 또 50대, 40대 남성과 비교해도 100명 중 99명이 저보다 못해요. 주치의가 저와 비교할 수준을 찾기 위해서 30대 남성 그룹으로 내려가야 할 정도였어요. 거기서도 저는 100명 중 75명보다 건강해요!"

게다가 최근에는 몇 가지 주요 항목을 검사했는데 VO_2(운동 시 호흡하는 산소량)가 63ml/kg/min이었다.

"보통 나이가 들면 VO_2가 내려가지요. 제 경우에는 2006년 운동을 시작할 당시에 49였는데, 지금은 63으로 올라갔어요. 제 나이에는 이례적인 수치라고 하더군요. 이런 성과는 동기를 유지하는 데도 도움이 됩니다."

앤디의 이야기는 4가지 교훈을 준다.

1. 사람들이 자신의 뇌를 보고 나면, 뇌의 '시기심'이 자극되어 뇌를 잘 관리하려는 동기를 얻는 경우가 많다.
2. 술은 절대로 우리의 친구가 아니다. 과음은 특히 더 좋지 않다. 하루빨리 술을 끊거나 섭취량을 줄여야 뇌와 몸이 더 좋아질 수 있다.
3. 날마다 규칙적인 운동을 하면 몸과 마음이 놀라운 정도로 젊어질 수 있다.
4. 건강하게 장수하고 싶다면, 뇌가 건강해지는 습관을 헌신적으로 꾸준히 유지해야 한다.

앤디

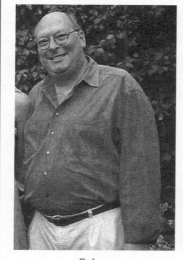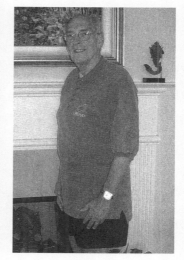

Before

After(11년 후)
체중이 45킬로그램 줄었고
뇌와 심혈관계가 엄청나게 좋아졌다!

헤이트-애시버리 프리 클리닉 설립자이자 나와 함께 《뇌를 해방하라 Unchain Your Brain》를 쓴 데이비드 스미스 의학박사는 이런 말을 했다.

"예전의 나는 엉덩이를 위해 운동했지만, 지금은 뇌를 위해 운동한다."

나는 이 말을 아주 좋아한다. 데이비드는 중독 치료 분야의 선구자이며, 우리는 함께 멋진 책을 썼다. 《뇌를 해방하라》는 최신 뇌 과학을 활용해 중독 문제가 있는 사람들을 돕기 위한 책이다. 데이비드는 뇌가 건강해지는 삶에 대해 알면 알수록 날마다 몸보다는 뇌를 위한 운동을 더 많이 하게 되었다. 운동은 뇌 건강을 위한 또 다른 젊음의 샘이다. 규칙적으로 운동을 하면 더 젊어 보이고, 날씬해지고, 똑똑해지고, 기분도 더 좋아질 것이다.

누구나 알고 있듯이 이제 우리 사회는 좌식 라이프스타일이 대세가 되었다. 대부분의 사람들은 컴퓨터 작업을 하거나 텔레비전을 보거나 운전을 하는 등 많은 시간을 앉아서 보낸다. 신체 활동이 부족하면 뇌는 최적 수준으로 작용하지 못하며, 이는 비만과 우울증으로 이어지거나 인지능력 감퇴 위험이 증가할 수 있다. 그러나 최악의 문제는 따로 있다.

운동 부족은 흡연, 고혈압, 비만 다음으로 예방이 가능한 수많은 사망 원인 중 하나다.

운동과 장수

운동이 수명을 연장할 뿐만 아니라 살아가는 동안 삶의 질을 높여준다는 연구 결과들이 거의 매일 새로 나오고 있다. 그중 몇 가지를 소개한다.

1. 힘차게 걷는 사람이 더 젊게 살 수 있다.
최근 한 연구에 따르면, 65세 이후에 장수와 관련해 가장 효과적인 예측 인자는 걷는 속도라고 한다. 75세 이후에도 여전히 잘 걷는 사람은 장수할 가능성이 훨씬 더 높다. 1마일로 걷는 80세 남성은 90세에 이를 가능성이 10퍼센트인 반면 같은 나이에 같은 속도로 걷는 여성은 90세에 이를 가능성이 23퍼센트다. 이제 이들이 약간 더 빨리

3.5마일로 걷는다고 가정해보자. 그러면 80세 남성이 90세에 이를 가능성은 84퍼센트이고, 여성은 86퍼센트다.

2. 에어로빅으로 더 많은 뇌 조직을 유지하자!

나이를 먹을수록 뇌 조직을 최대한 많이 유지하는 것이 좋다. 운동, 특히 유산소운동이 노년의 뇌 조직 손실을 줄여준다는 연구 결과들이 있다.

3. 균형 운동은 우아하게 나이를 먹도록 도와준다.

요가나 타이치(중국 전통 무술의 일종-옮긴이) 같은 유연성 운동은 균형감을 길러 낙상 위험을 줄여주므로 사망 원인이 되는 부상과 합병증을 예방할 수 있다.

4. 활동적인 노인은 몸을 움직이지 않는 또래 친구보다 훨씬 더 젊어 보인다.

매일 30분씩 주 5회 운동하면 생물학적 나이보다 훨씬 더 젊어 보일 수 있다. 스코틀랜드 세인트루이스 대학교 연구팀은 처진 목살 같은 노화 증상은 운동 부족의 가장 대표적인 결과라고 말했다. 보통 활동적이지 않은 사람들은 이마와 눈 부위에도 살이 더 많다.

5. 저항력 운동은 장수에 도움이 되는 근력을 길러준다.

미시간 대학교 연구팀은 18주에서 20주 동안 점진적으로 강화되는 저항력 운동을 하면, 지방 없는 순수 근육량이 1킬로그램 증가하고, 전반적인 근력이 25~30퍼센트 늘어난다는 결과를 발표했다. 이는 매우 의미가 있다. 예방적으로 운동을 하지 않으면 노년에는 근육량과 근력이 감소하는 경향이 있기 때문이다. 50세가 넘은 사람들은 자기 몸무게를 이용해 스쿼트(서서 무릎을 굽힌 채 일정 시간 버티는 운동-옮긴이)를 하거나 좀 더 쉽게 변형한 팔굽혀펴기를 하고, 누워서 무릎을 굽힌 채 상체와 엉덩이를 드는 것 같은 동작부터 차근차근 시작하면 좋다. 타이치, 필라테스, 요가도 자기 몸무게를 이용한 저항력 운동 동작이 많다. 그다음에는 나이와 건강 상태에 맞춰 설계한 점진적인 운동 프로그램에 웨이트를 추가할 수 있다. 가능하면 웨이트를 이용한 좋은 동작, 반복 횟수, 웨이트를 추가할 시기 등을 알려줄 개인 트레이너와 함께하는 것이 좋다.

6. 근력이 강해질수록 알츠하이머병에 걸릴 위험이 줄어든다.

시카고 러시 대학교 메디컬센터 연구팀은 근력이 약한 사람들이 시간이 지날수록 알츠하이머병에 걸릴 위험이 높아지고, 인지능력 감퇴가 심해지는 경향이 있음을 발견했다. 근력이 강한 상위 90퍼센트의 사람들은 하위 10퍼센트의 사람들에 비해 알츠하이머병에 걸릴 위험이 약 61퍼센트 더 적었다. 전반적으로 이 연구는 근력이 강할수록 알츠하이머병에 걸릴 위험 및 경미한 인지능력 감퇴 발생률이 감소한다는 것을 보여주었다. 또한 이 연구는 노화에 따른 근력 약화 및 인지능력 감퇴에는 흔하지만 아직 확인되지 않은 인자가 있을지도 모른다고 주장한다.

7. 운동하는 사람들은 생물학적 시계를 늦출 수 있다.

운동은 텔로미어를 형성하고 복구하는 효소 텔로머라제의 활동을 증가시켜서 텔로미어를 유지하는 데 도움을 준다. 텔로미어는 노화를 통제하는 염색체의 일부분이며, 대표적인 생물학적 시계다. 젊은 사람은 텔로미어가 더 길고, 나이를 먹을수록 점점 짧아진다. 그러나 짧아지는 속도는 생활 방식과 직접적인 관계가 있다. 따라서 나이를 불문하고 건강한 사람은 건강하지 못한 사람보다 텔로미어가 더 길다.

규칙적인 운동을 하면 이 밖에도 많은 이익이 있다. 다음은 몇 가지 예들이다.

운동을 하면 스트레스를 효과적으로 관리할 수 있다. 운동을 하는 즉시 스트레스 호르몬이 감소하므로 스트레스를 줄일 수 있다. 그리고 시간이 지날수록 스트레스에 대한 저항력이 증가한다. 운동을 통해 심장박동을 높이는 것도 스트레스를 줄이는 데 도움이 된다. 뇌에서 자연스럽게 생성되는 '모르핀'인 베타 엔도르핀이 증가하기 때문이다. 스트레스를 관리하는 능력이 향상되면 심한 압박감에 시달릴 때 과자를 봉지째 해치우지 않을 수 있다.

운동을 하면 더 건강한 음식을 먹게 된다. 2008년 한 연구는 신체적으로 활동적인 사람은 몸에 좋은 음식을 고르고, 사람들의 지지를 받기 위해 노력하며, 스트레스를 효과적으로 관리하는 경향이 많다는 것을 발견했다. 분명히 정크 푸드보다 뇌가 건강해지는 음식을 많이 먹으면 지속적인 건강의 발판이 된다. 그리고 뇌가 건강해지는 습관을 지지해줄 든든한 사람들이 있으면 새로운 습관을 꾸준히 유지하는 데 큰 도움이 된다.

운동을 하면 숙면을 취할 수 있다. 규칙적으로 운동을 하면 뇌의 멜라토닌 생성이 정상화되고 수면 습관이 개선된다. 잠을 잘 자면 뇌기능이 향상된다. 그리고 더 나은 음식을 고를 수 있고 기분이 좋아진다. 만성 수면 부족은 비만 위험을 거의 두 배로 높이고, 우울증 및 뇌기능 저하와도 관련이 있다.

운동을 하면 혈액순환이 좋아진다. 운동을 하면 심장이 몸 곳곳으로 피를 보내는 능력이 향상되므로 뇌로 가는 혈류가 증가한다. 혈액 순환이 좋아지면 전반적인 뇌 기능도 좋아진다.

운동을 하면 새로운 뇌세포가 많이 생긴다. 운동은 뇌파신경성장 촉진인자(BDNF)를 증가시킨다. BDNF는 새로운 신경세포의 성장과 관련이 있는 기적의 노화 방지 약물과 같다. 한마디로 뇌세포의 성장을 촉진하는 비료라고 생각하면 된다.

BDNF는 학습 능력과 기억력을 개선하고, 뇌를 더 강하게 만든다. 구체적으로 말해 운동을 하면 측두엽(기억력)과 전전두피질, 즉 PFC(계획 능력과 판단력)에 새로운 뇌세포가 생성된다. 체중 감량에 성공하려면 측두엽과 PFC를 반드시 강화해야 한다.

기억력이 좋아지면 건강을 유지하도록 도와주는 중요한 일들을 기억할 수 있다. 예를 들어 건강에 중요한 수치를 확인하기 위해 병원에 예약을 하는 것, 뇌에 좋은 식품을 구입하는 것, 자신의 뇌 유형에 맞는 보조제를 매일 섭취하는 것 등이다. 계획 능력과 판단력이 중요한 이유는 몸에 좋은 식사와 간식을 미리 준비하고, 하루 종일 계획을 잘 지키기 위해 올바른 결정을 내려야 하기 때문이다.

운동을 통해 BDNF가 증가하는 것은 일시적인 효과다. 새로운 뇌세포는 정신운동이나 사회적 상호작용을 통해 자극을 받지 못하면 약 4주간 생존하고 죽는다. 따라서 지속적으로 새로운 뇌세포 생성으로 인한 혜택을 보려면 규칙적인 운동을 해야 한다. 헬스클럽에서 운동한 후 도서관에 가는 사람들이 그냥 운동만 하는 사람들보다 똑똑한 이유는 바로 이 때문이다.

운동을 하면 뇌력이 강화된다. 나이와 관계없이 운동을 하면 기억력, 명철한 사고력, 계획 능력이 향상된다. 수십 년간 이루어진 연구 결과 학년을 불문하고 운동을 한 모든 학생들은 성적이 좋아지는 것으로 나타났다. 또한 운동을 하면 젊은 사람의 경우 기억력이 개선되고, 나이 든 사람의 경우에는 전두엽 기능이 향상된다.

스트레스가 심한 상태일 때 몸을 움직이면, 측두엽의 단기 기억력과 관련 있는 해마가 영향을 받지 않도록 보호할 수 있다. 스트레스를 받으면 아드레날린이 코르티솔 호르몬을 과다하게 생성한다. 코르티솔은 해마의 세포를 죽이고 기억력을 손상시키는 것으로 알려졌다. 실제로 알츠하이머병 환자는 정상 노인보다 코르티솔 수치가 더 높다.

운동을 하면 기억력 장애와 치매를 예방할 수 있다. 운동은 노화에 따른 인지능력 감퇴, 치매, 알츠하이머병을 예방하고 지연시키며 발생 위험을 줄이는 데 도움을 준다. 운동이 노년의 인지능력 감퇴를 줄여준다는 연구 결과들이 2010년 한 해만 10건 넘게 나왔다. 그중 캐나다 연구팀은 여성 9344명을 평생에 걸쳐 관찰하면서 운동의 영향을 살펴보았다. 특히 10대, 30대, 50대, 노년기로 구분해 운동량을 관찰했다. 10대에 운동을 많이 한 사람들은 노년기에 인지능력 감퇴가 가장 적었다. 그러나 나이를 불문하고 운동은 위험을 줄이는 효과가 있었다. 이 연구는 운동을 시작하기에 너무 늦은 때란 없다는 것을 보여준다.

운동을 하면 뇌 부상을 예방할 수 있다. 운동은 뇌를 강하게 만들기 때문에 뇌 부상에 대항하는 능력이 향상된다. 뇌 부상은 아무리 사소한 것이라도 PFC 기능에 지장을 줄 수 있으므로 매우 중요하다. PFC가 제대로 기능하지 못하면 자신을 통제하고 식탐을 다스리는 능력이 약해지며 즉각적인 만족감에 대한 욕구가 증가한다("지금 당장 저 베이컨 치즈버거를 먹어야겠어!").

의식을 잃을 정도의 뇌 외상만 중요한 것은 아니다. MRI나 CT 같은 구조적 뇌 촬영 검사로 확인하기 어려운 경미한 머리 부상도 인생에 심각한 영향을 미치고 건강하지 못한 행동을 일으킬 수 있다. 외상은 뇌의 하드웨어에 해당하는 물리적 건강은 물론이고, 뇌의 소프트웨어인 작용 방식에도 영향을 미치기 때문이다. 머리 부상은 신경 화학물질의 작용을 교란시키고 변형시켜서 식이 장애나 약물중독 등 정서적 문제와 행동 장애를 일으킬 수 있다.

매년 새로운 뇌 부상이 200만 건씩 보고된다. 보고되지 않은 부상은 더 많다. 뇌 외상은 식품 중독을 포함해 모든 종류의 중독자에게 특히 흔하다. 세계적으로 유명한 중독 및 행동 장애 치료 센터인 시에라 투손에서는 2009년부터 우리의 뇌 촬영 기술을 사용하고 있다. 이 센터의 메디컬 디렉터 로버트 존슨 의학박사는 환자의 뇌 스캔 영상을 확인해보면 놀랍게도 외상성 뇌 부상이 예상보다 훨씬 더 많다고 한다.

운동을 하면 행복해진다. '러너스 하이runner's high'라는 말을 들어보았는가? 정말 운동만으로 그렇게 기분이 좋아질 수 있을까? 충분히 가능하다. 운동은 모르핀의 작용과 마찬가지로 뇌의 특수한 경로를 활성화할 수 있다. 그리고 자연스럽게 기분이 좋아지는 신경 전달물질인 엔도르핀의 분비를 증가시킨다. 따라서 운동은 세상에 혹시 있을지도 모르는 '행복 알약'과 가장 흡사하다.

운동을 하면 기분이 좋아진다. 운동은 노르에피네프린, 도파민, 세로토닌 등 기분이 좋아지는 신경전달물질이 활성화되도록 자극한다.

운동을 하면 우울증이 사라진다. 운동은 우울증을 치료하는 데 약물만큼 효과적일 수 있다. BDNF가 새로운 뇌세포를 증가시킬 뿐만 아니라 우울증을 억제하는 데도 도움이 되기 때문이다.

운동의 항우울 효과는 수많은 의학 문헌에 보고된 바 있다. 한 연구는 운동의 이익을 항우울제 약물인 졸로프트와 비교했다. 12주 후에 운동은 졸로프트만큼 우울증 억제 효과가 있는 것으로 입증되었다. 10개월 후에는 운동의 효과가 약물을 능가했다. 운동이 졸로프트 보다 우월함을 입증한 것은 우울증 억제 효과만이 아니었다.

모든 약물과 마찬가지로 졸로프트는 성기능 감퇴와 성욕 부진 등의 부작용이 있다. 게다가 졸로프트 구입에는 보험이 적용되지 않을 수 있다. 마지막으로 약물 복용은 새로운 것을 배우는 데 아무런 도움이 되지 않는다. 그러나 운동을 하면 체력이 단련되고, 몸매가 좋아지며, 건강이 개선될 뿐만 아니라 자존감도 높아진다. 보험에도 영향을 미치지 않고 새로운 것을 배울 수도 있다. 가족 중에 우울증을 앓는 사람이 있다면 운동이 큰 도움이 될 것이다.

나는 우울증을 앓는 사람들에게 강의를 하고 있다. 강의 시간에는 우울증을 퇴치하는 데 운동이 얼마나 중요한지도 다룬다. 나는 모든 환자들에게 운동을 시작하고, 특히 심장박동을 자극하는 유산소운동을 하라고 권한다. 결과는 정말 놀랍다. 수년간 항우울제를 복용해온 환자들이 시간이 지날수록 호전되어 약을 끊는 경우가 많다.

운동을 하면 불안감이 줄어든다. 운동이 불안감에 미치는 영향을 다룬 연구는 우울증의 경우만큼 많지 않지만, 종류와 강도를 불문하고 대체로 불안을 달래주는 효과가 있다. 특히 강도 높은 운동은 공황 발작의 발생 위험을 줄여주는 것으로 나타났다.

운동을 하면 섹시해진다. 운동은 테스토스테론 수치를 높여주고 섹시한 기분이 들게 한다. 게다가 외모가 개선되므로 자신이 더 매력적으로 느껴지고, 그에 어울리는 행동을 하게 된다. 살이 몇 킬로그램 빠지거나 허리둘레가 몇 인치만 줄어도 자신이 섹시하다고 느끼는 정도가 크게 달라질 수 있다.

운동 프로그램을 시작하기 전에는 반드시 의사와 상의하기 바란다.

뇌를 위한 최고의 운동

유산소운동, 조정력 및 저항력 운동은 모두 뇌에 도움이 되는 것으로 알려졌다.

버스트 트레이닝으로 유산소운동의 효과를 극대화하자. 칼로리와 지방을 더 빨리 많이 태우고, 기분이 좋아지고, 뇌 기능이 향상되기를 원한다면 버스트 트레이닝을 시도하기 바란다. 인터벌 트레이닝이라고도 하는 이 방법은 1분간 전력을 다해 운동한 후 몇 분간 강도 낮은 운동을 병행하는 것이다. 나도 이 운동을 하는데 효과가 있다. 효과를 입증하는 과학적 근거도 있다. 2006년 캐나다 겔프 대학교 연구팀은 강도 높은 버스트 트레이닝을 하면 중간 강도의 운동을 계속하는 것보다 지방을 더 빨리 태울 수 있음을 발견했다.

버스트 트레이닝으로 칼로리를 태우고 싶다면, 매주 적어도 4~5회에 걸쳐 30분씩 빠르게(약속에 늦은 것처럼) 걷는 것 같은 강도 높은 운동을 하고 사이사이에 1분간 전력을 다하는 구간(버스트)을 4회 포함시켜야 한다. 1분간의 '버스트' 구간이 운동 효과를 극대화하는 데 결정적이다. 버스트 트레이닝은 엔도르핀을 증가시키고, 기분을 좋게 해주며, 활력을 개선하는 데 도움을 준다. 또한 중간 강도의 운동을 지속적으로 하는 것보다 칼로리와 지방을 더 많이 태운다. 다음은 심장박동을 자극하는 30분 버스트 트레이닝의 예다.

| 버스트 트레이닝의 예 |

3분	워밍업
4분	빠르게 걷기(약속에 늦은 것처럼)
1분	버스트(최대한 빨리 걷거나 달리기)

4분	빠르게 걷기
1분	버스트
4분	빠르게 걷기
1분	버스트
4분	빠르게 걷기
1분	버스트
4분	빠르게 걷기
3분	마무리

30분간 유산소 버스트 트레이닝을 하기가 벅차더라도 포기하지 말라. 보스턴의 매사추세츠 제너럴 호스피털 연구팀은 10분만 격렬한 운동을 해도 신진대사에 변화가 생겨 지방과 칼로리를 더 많이 태울 수 있고, 최소 1시간 동안 혈당을 효과적으로 제어할 수 있음을 발견했다. 2010년 한 연구는 건강 상태가 다양한 사람들이 운동을 한 후 신진대사에 어떤 변화가 일어나는지를 관찰했다. 피험자는 세 그룹, 즉 운동할 때 숨이 차는 사람, 중년의 건강한 사람, 마라톤 주자로 구성되었다.

러닝머신을 10분간 달린 것은 세 그룹 모두에게 이익이 되었다. 그러나 가장 건강한 사람들의 신진대사에 가장 이로운 변화가 일어났다. 즉 건강한 사람이 운동을 하면 더 효과적으로 지방과 칼로리를 태울 수 있다.

조정력 운동으로 뇌를 개선하자. 과식 문제가 있는 사람들은 유산소 운동과 조정력 운동이 결합된 춤, 테니스, 탁구(세상에서 가장 좋은 뇌 운동) 같은 활동을 하는 것이 뇌 기능 향상에 가장 좋다. 유산소운동은 새로운 뇌세포를 생성하고, 조정력 운동은 새롭게 만들어진 세포들 간의 연결을 강화해서 사고, 학습, 기억 등 다양한 목적에 사용될 수 있도록 한다.

유산소·조정력 운동이 좋은 이유는 버스트 트레이닝으로서도 효과가 크기 때문이다. 예를 들어 테니스와 탁구의 경우 포인트를 따낼 때는 전력을 다하고, 다음 포인트가 시작하기 전까지 짧은 휴식을 취할 수 있다. 춤의 경우에도 마찬가지다. 노래에 맞춰 열심히 춤을 추고 짧은 휴식을 취할 수 있다.

일반적으로 매주 적어도 4~5회, 최소한 30분씩 유산소·조정력 운동을 해야 한다.

혹시 어설프다는 핑계로 지금까지 조정력 운동을 피하지 않았는가? 이는 먹는 걸 자제하지 못하는 이유와 관련이 있을지도 모른다. 조정력을 관장하는 소뇌가 판단 및 의사 결정을 관장하는 PFC와 연결되어 있기 때문이다. 조정력이 양호하지 못한 사람은 의사 결정 능력도 떨어질 수 있다. 조정력 운동을 늘리면 소뇌가 활성화되고, 결과적으로 판단력이 개선되어 더 나은 결정을 내릴 수 있다.

근력 운동으로 뇌를 강하게 만들자. 운동 프로그램에 저항력 운동을 추가하는 것도 좋다. 캐나다 연구팀은 저항력 운동이 인지능력 감퇴를 예방하는 데 중요한 역할을 한다는 것을 발견했다. 게다가 저항력 운동을 많이 하면 근육이 생기는데, 근육은 대사 속도를 높여서 하루에 더 많은 칼로리를 태우게 해준다. 칼로리를 제한한 영양 프로그램에 저항력 운동을 추가하면 식이요법만 한 경우보다 체지방과 허리둘레가 더 많이 감소한다는 연구 결과들이 많다.

마음을 모으는 운동으로 정신을 차분하게 가라앉히고 집중력을 높이자. 요가, 타이치 등 마음을 모으는 운동을 하면 불안과 우울증이 완화되고, 집중력이 개선되는 것으로 알려졌다. 비록 유산소운동만큼 BDNF를 증가시키는 이익은 없지만, 이러한 종류의 운동을 하면 뇌 기능이 향상되어 자제력이 좋아지므로 정서적 문제나 불안으로 인한 과식을 줄일 수 있다.

춤은 장수에 가장 좋은 운동

에디 딤즈는 92년 인생에서 70년 동안 볼룸 댄스를 가르쳐왔다. 그는 댈러스와 포트워스 권역에서 가장 나이가 많고, 가장 기량이 뛰어난 댄서 중 한 사람이다. 90대 나이가 무색할 정도로 유연하고 우아한 에디는 멋진 정장에 애스콧타이를 매고 있으면 아주 전문적인 댄스 강사처럼 보인다. 그리고 실제로도 그렇다. 에디는 세상에서 장수에 가장 좋은 운동의 효과를 입증하는 살아 있는 증인이다. 그 운동은 바로 춤이다!

우울증을 상담하러 병원에 갔을 때 의사가 졸로프트나 프로작을 처방해주는 대신 다음과 같이 적힌 처방전을 내민다고 상상해보자.

"탱고 강좌 10개를 수강하고 2개월 후 다시 오시오."

아주 생뚱맞게 들릴 테지만 기분이 침울한 많은 사람들에게 춤은 약물보다 더 나은 대안이 될 수 있다.

"미국은 '댄싱 위드 더 스타' 같은 텔레비전 프로그램에 최면이 걸린 '방구석 댄서'들의 나라가 되었다."

레인 앤더슨은 〈사이칼러지 투데이〉에 이렇게 적었다.

"그러나 과학적인 연구 결과 직접 춤을 추는 사람들은 사회성이 향상되고, 기분이 좋아지며, 심지어 우울증을 역전시키는 데도 도움이 되는 것으로 나타났다."

앤더슨은 계속해서 적었다.

"더비 대학교의 최근 연구는 살사 댄스를 배운 우울증 환자들이 9주간 골반 돌리기 치료를 마쳤을 무렵 기분이 상당히 호전된 것을 발견했다."

또한 운동으로 인한 엔도르핀 증가와 사회적인 상호작용과 의식적인 집중 효과까지 합쳐지면 기분이 상당히 좋아진다는 연구 결과도 있다. 모르긴 몰라도 뇌를 진정시키고 활력을 개선하는 음악의 정서적 효과와 새로운 것을 배웠다는 자부심도 도움이 되는 것 같다.

독일의 한 연구는 탱고 댄서 22명을 관찰했는데, 모두 스트레스 호르몬 수치가 낮고, 테스토스테론 수치가 높았다. 또한 그들은 춤을 출 때 더 섹시해지고 느긋해진다고 말했다. 뉴잉글랜드 대학교의 또 다른 연구는 6주간 탱고를 배운 피험자들이 춤을 배우지 않은 통제군보다 우울증 상태가 상당히 호전된 것을 발견했다. 그리고 명상을 배운 세 번째 그룹도 비슷한 결과를 얻었다. 춤은 엄청난 집중력이 필요하고 마음을 모아야 하는 활동이다. 뇌가 이처럼 진지하게 몰입할 때는 불안과 우울증을 부르는 부정적인 생각 패턴이 방해를 받는다.

리듬을 타는 신체 활동은 다양한 방식으로 사람들의 마음을 여는 중요한 역할을 한다. 미국춤치료협회 치료사인 도나 뉴먼 블루스타인이 말했다.

"우울증 환자는 등이 휜 사람들이 많아요. 고개를 숙이고 땅바닥만 보거든요. 춤은 몸을 일으키고, 더 개방적이고 낙관적인 자세를 취하게 해줍니다."

이제 주방에서 파트너와 함께 살짝 왈츠를 춰보자. 아니면 '댄싱 퀸'을 최고 볼륨으로 틀어놓고 막춤을 춰보자. 누가 보는 것도 아닌

데, 더러운 기분과 살덩어리 말고는 잃을 것이 없지 않은가?

조 디스펜자 박사, 인생을 좌우하는 결단을 내리는 방법

앤디의 사례에서 연속성을 깨지 않았던 것 말고 또 특이했던 점은 인생을 바꾼 2가지 결정에 전적으로 헌신했다는 사실이다. 그는 절대로 옛날로 돌아가지 않았다. 작은 실수조차도 없었다. 앤디를 생각하면 영화 '제국의 역습'에서 요다가 루크에게 말하는 유명한 장면이 떠오른다.

"하든지 말든지 둘 중 하나야. 한번 해보는 건 없어."

사람들이 이런 강력한 맹세를 하고 절대로 어기지 않게 만드는 것은 무엇일까? 한번 해보는 걸로 안 된다면 무조건 하는 수밖에 없다.

《꿈을 이룬 사람들의 뇌》를 쓴 조 디스펜자 박사는 이렇게 말했다.

"당신이 지금껏 살아오면서 목적과 집중력과 의지가 일제히 한곳에 모이는 경험을 해보았기를 바란다."

디스펜자 박사는 내 친구가 되었고, 많은 사람들에게 에이멘클리닉을 추천해준다. 그가 한 말에 중요한 의미가 있다. 과거에 자신에게 했던 맹세를 곰곰이 생각해보자. 그리고 맹세를 지키고, 절대로 어기지 않았을 때 무슨 일이 일어났는지 생각해보자.

어떤 사람들은 '더 이상 학대당하지 않을 거야'라고 선언하고, 가해자에게서 탈출해 다시는 돌아가지 않았던 순간이 있을지도 모른다. 또 다른 사람들은 오랜 세월 학교를 다녀야 하고, 훈련 기간을 거쳐야 함을 알면서도 새로운 커리어를 선택한 순간이 있을지도 모른다. 그들은 그것이 자신이 가야 할 길임을 알기에 입학원서를 내고, 온 힘을 다해 학위를 마쳤을 것이다. 이러한 순간에 그들의 "목적과 집중력과 의지"는 중대한 변화를 이루기 위해 일제히 한곳에 모였을 것이다. 나는 목적, 집중력 의지가 PFC(뇌의 감독관)와 변연계(뇌의 감정 시스템)가 함께 작용할 때 한곳에 모일 수 있다고 믿는다. 이 두 가지가 함께 작용하면 우리는 진지하고, 본질적이며, 지속력이 강한 맹세를 할 수 있다. 그리고 이는 결국 근본적으로 더 나은 선택을 해서 뇌를 새롭게 개선해줄 것이다.

최근 조 디스펜자 박사는 나와 이야기를 나누면서 삶의 방향을 긍정적으로 변화시키기 위해 인생을 좌우하는 결단을 내리는 방법과 그런 결단이 필요한 이유를 자세히 설명해주었다.

1. 생각을 관찰하라.

디스펜자 박사는 변화 과정을 시작하려면 '생각에 대해 생각'하라고 가르친다. 이는 거리를 두고 생각 패턴을 관찰하는 것을 의미한다. 즉 자신의 생각 패턴에 대해 생각하는 것이다.

"새로운 사고방식과 삶의 방식을 가정할 때 '이걸 하면 어떻게 될까?'라는 질문을 던지면 여러 가지 가능성의 세계가 열립니다."

디스펜자 박사의 말이다. PFC는 이러한 종류의 질문을 아주 좋아하고, 자극으로 받아들인다. "왜 사람들은 매일 아침 하루를 시작할 때 자신이 어떤 상태가 되고 싶고, 어떻게 느끼고 싶은지 되새기지 않을까요?"

"그리고 어떤 상태를 원치 않는지도 날마다 되새겨야 합니다."

디스펜자 박사는 우리가 생각하는 방식이 우리가 느끼는 것, 즉 감정을 만들어낸다고 지적한다. 그리고 우리가 느끼는 것, 즉 감정 상태가 기분을 만들어낸다. 기분을 관리하지 않고 내버려두면 기질이 되고, 결국 성격이 된다. 성격은 당연히 궁극적으로 우리가 감각하는 현실에 영향을 미친다. 아주 많은 것들이 하나의 생각에서 시작된다. 어느 속담처럼 "사람은 속으로 생각하는 것이 바로 그 자신이다". 그런데 진정으로 달라지기 위해 결심을 하려면 어떻게 해야 할까? 디스펜자 박사는 (PFC를 활용해서) 낡은 습관을 없앨 수 있을 만큼 충분히 강력하고 단호한 목적을 세워야 한다고 말한다.

2. 새로 원하는 습관을 시각적으로 자세히 상상하라.

새로운 습관을 만들어내는 방법 중 하나는 정신적으로 연습하는 것이다. 디스펜자 박사는 한 실험을 언급했다. 연구팀은 피아노를 못 치는 사람들을 두 그룹으로 나눠 한 그룹은 하루에 2시간씩 닷새 동안 피아노 위에서 손가락 움직임을 연습하게 했고, 다른 그룹은 똑같은 시간만큼 머릿속 상상으로만 피아노 치는 '연습'을 시켰다(즉 실제로 손가락을 쓰는 움직임은 없었다). 스캔 영상을 확인한 결과 두 그룹은 뇌에 새로운 학습 패턴이 똑같이 생긴 것으로 나타났다.

정신적인 연습만으로도 신체적인 연습을 한 경우와 마찬가지로 뇌가 달라졌다. 건강하게 장수하기 위해 하루를 어떻게 보낼지 시각적으로 상상하는 방법은 실제로 인생을 좌우하는 결단을 내릴 때 큰 도움이 된다.

3. 새로운 신경망을 만들어내기 위해 새로운 뇌 경험을 공급하라.

디스펜자 박사의 연구는 "같이 활성화되는 뉴런들은 서로 연결되어 있다"는 뇌 과학의 진리를 강조한다.

뇌에 새로운 경험을 많이 공급하고, 새로운 것을 많이 배울수록 더 많은 뉴런이 활성화된다. 그리고 비슷한 경험과 지식을 더 많이 쌓고 반복할수록 더 많은 뉴런이 활성화되고 연결된다. 성능 좋은 현미경으로 관찰해보면, 뉴런은 고기 잡는 그물이 얽혀 있는 모양과 아주 비슷해 보인다. 실제로 이것을 '신경망'이라고 부른다.

인생을 좌우하는 결단을 내리는 또 다른 방법은 뇌에 새로운 경험을 공급하고, 자꾸 새로운 것을 배워 같이 활성화되는 뉴런들이 서로 연결된 새로운 신경망을 만들어내는 것이다. 이를 통해 새로운 신경망이 만들어지면 자동으로 새로운 생각이 떠오르거나 새로운 행동이 나온다. 예를 들어 뇌 건강에 대한 책을 많이 읽고 공부할수록 더 많은 정보가 촘촘하게 연결되고 뇌가 달라지기 시작하는 것이다. 오랜 시간에 걸쳐 새로운 경험을 더 많이 시도하면(매일 과일과 채소를 더 많이 먹거나 하루 30분씩 걷는 것 등) 좋은 습관이 더 확실하게 자리 잡을 것이다.

4. 롤 모델을 연구하라.

뇌를 달라지게 하는 또 다른 방법은 본받고 싶은 인생을 사는 사람들에 대해 읽고 연구하는 것이다. 디스펜자 박사는 넬슨 만델라의 전기를 좋아했다. 고귀한 사람이 오랜 세월 감옥에서 고생했지만 모든 걸 용서하고 훌륭한 인생을 사는 이야기이기 때문이다. 라이트 형제의 전기는 비현실적으로 보이는 꿈을 시도하려는 사람들에게 큰 격려가 된다. 에이브러햄 링컨은 심각한 위기에 처했을 때 명예, 도덕성, 신념, 유머가 어떤 힘을 발휘하는지 보여주는 롤 모델이다. 나 역시 이 책을 읽는 사람들이 자신도 달라질 수 있다는 용기를 얻도록 뇌를 바꾸고 생물학적 나이와 인생을 바꾼 사람들의 이야기를 소개하고 있다.

5. 결단을 내리고 단호한 목적을 세워라.

"대부분의 사람들은 달라지겠다는 결심을 할 때 문제가 있어요. 즉 리모컨을 가지고 소파에 누워 정크 푸드를 먹고 맥주를 마시면서 '내일부터 정신 차리고 달라질 거야'라고 말하는 거지요."

디스펜자 박사가 설명한다.

"그러나 그 순간에 몸은 마음에게 이렇게 말해요. '오, 겁먹지 마. 진심이 아니야. 그런 말을 매일같이 하지만 절대로 변하지 않을 거야. 어서 감자 칩이나 하나 더 먹고 맥주를 마셔.'"

그러나 진정으로 결단을 내리고 단호한 목적을 세우면, 즉 이제부터 새로운 사고방식과 행동 방식을 무조건 따르겠다는 '결심'이 서면, 거의 목 뒤의 털이 곤두서는 것 같은 느낌이 든다. 당신은 깊은 확신을 가지고 자신에게 말할 것이다.

'다른 사람이 무슨 말을 하든 어떤 행동을 하든 상관없어. 무슨 일이 생기든 어떤 어려움이 닥치든 상관없어. 아무리 힘들어도 상관없어. 꼭 하고 말거야. 나는 달라질 거야.'

마음이 이렇게 진지하고 단호하게 몰입한 상태일 때는 몸도 똑바로 일어나 앉으면서 관심을 기울인다. 장난이 아닌 줄 깨닫고, 단호한 확신을 가진 PFC의 지시를 따를 것이다.

뇌 수축을 예방하는 걷기 운동

피츠버그 대학교 방사선과 교수인 사이러스 라지 박사는 밝고 인정이 많으며 또박또박 말한다. 그는 알츠하이머병 및 기타 치매와 운동의 관계에 대해서 흥미로운 연구들을 감독하고 발표했다. 또한 그는 나와 좋은 친구가 되었다. 우리 둘 다 뇌와 장수에 지대한 관심이 있기 때문이다.

라지 박사가 뇌를 오랫동안 건강하게 유지하는 데 관심을 가진 것은 개인적인 경험 때문이었다. 사이러스의 할머니는 교사였는데, 5개국 언어를 할 정도로 명석했다. 그러나 그녀는 담배를 피웠고, 두어 번 뇌졸중을 겪었는데, 결국 치매와 알츠하이머병에 걸렸다. 인생이 시들어가는 동안 그녀의 뇌도 길을 잃고 혼란스러워 하는 아이 수준으로 쪼그라들었다. 사이러스는 그렇게 환히 빛나던 할머니가 총기를 잃어가는 모습을 보면서 세상에 밀어닥치는 치매와 알츠하이머병의 물결을 막기 위해 최선을 다해 노력해왔다. 제1장에서 언급했듯이 현재 500만 명이 넘는 미국 사람들이 이 병으로 고통 받고 있다. 알츠하이머병은 단지 환자에게만 영향을 미치는 것이 아니라 그들을 사랑하는 사람들에게도 영향을 미치기 때문에 그 고통의 파급 효과는 무시무시할 정도다.

라지 박사가 뇌 촬영 및 알츠하이머병 연구에 관심을 가진 지는 7년 정도 되었는데, 지난 5년간은 생활 방식 인자가 긍정적이든 부정적이든 어떤 식으로 뇌에 영향을 미치는지를 집중적으로 연구했다. 특수한 뇌 촬영 기법을 활용하면 뇌 전체의 용적과 개별 부분들의 용적을 측정할 수 있다. 뇌의 용적이 클수록 더 건강하다. 뇌가 늙고 건강하지 않으면 용적이 줄어들고 뉴런도 작아진다. 그러나 알츠하이머병 환자의 경우에는 뉴런이 작아지기만 하는 게 아니라 기억, 계획, 성격과 관련된 부분들의 뉴런이 죽어가기 시작한다.

라지 박사는 1980년대부터 20년간 450명을 추적하는 연구에 참여해왔다. 특히 그는 나이를 먹을수록 생활 방식 인자가 뇌에 어떤 영향을 미치는지 관찰했다. 노화에서 어느 정도 뇌가 수축하는 것은 정상이다. 과학자들은 이 과정을 '위축(atrophy)'이라고 부른다. 근육을 사용하지 않으면 쪼그라드는 것과 마찬가지로 뇌도 사용하지 않으면 줄어든다. 뇌 위축은 노년에 더 자주 일어난다.

그러나 알츠하이머병의 경우에는 뉴런이 죽어가기 때문에 사람들이 하루를 계획하거나 여러 가지 일과 장소와 사람들을 기억하고, 주된 성격이 형성되는 것과 관련된 부분들에 뉴런의 수가 더 적다.

라지 박사가 참여한 초기 연구 중 하나에서는 비만이 정상적인 뇌 용적에 어떤 영향을 미치는지 관찰했다(뇌 기능 저하의 조짐이 없는 사람들을 대상으로 했다). 나는 제1장에서도 이 연구를 언급했지만, 다시 한 번 말할 가치가 있다. 라지 박사는 체질량 지수(BMI)를 사용해 비만을 측정했다. BMI는 몸무게를 키의 제곱으로 나눈 것이다. 정상적인 BMI는 18.5와 24.9 사이, 과체중인 경우에는 25에서 29.9 사이에 해당한다(미국 사람들 1억 명이 이 범주에 속한다). 그리고 30 이상은 비만으로 간주된다(미국 사람들 7200만 명이 이 범주에 속한다).

라지 박사의 연구팀은 비만이 심할수록 뇌 용적이 작고, 알츠하이머병에 걸릴 위험도 높다는 것을 발견했다. 과체중인 사람들은 어느 정도 뇌 수축이 있었다. 과체중이 아닌 사람들은 때 이르게 뇌가 수축된 경우가 없었다. 나는 이 연구를 바탕으로 PBS 스페셜 프로그램에서 '공룡 신드롬'이라는 이론을 만들어냈다. 즉 체중이 늘면 뇌 크기가 줄어들고, 이는 건강에 좋지 않다라는 것이다. 라지 박사의 연구팀은 알츠하이머병 초기 환자 700명을 대상으로 같은 연구를 반복했다. 그리고 비만이 상황을 더 악화시키는 것을 발견했다(알츠하이머병 후기 환자는 연구 대상이 아니었다. 이 단계에 이르면 먹는 걸 잊어버려서 몸이 마르기 때문이다. 이 시점에서는 체중을 줄여도 뇌에 도움이 되지 못한다. 너무 늦었다).

라지 박사가 이 연구를 발표했을 때 많은 미디어가 관심을 보였다.

"우울한 발견이었어요."

라지 박사는 최근에 내게 말했다.

그는 "우울한 발견" 이후 나쁜 경향성을 바꾸는 데 도움이 될지도 모르는 긍정적인 것을 찾아야겠다는 자극을 받았다. 그래서 생활 방식 인자, 특히 운동이 뇌에 어떻게 도움이 되는지 살펴보기 시작했다. 그의 연구팀은 나이를 불문하고 누구나 할 수 있는 가장 기본적이고 단순한 운동, 걷기를 연구했다. 라지 박사는 걷기가 뇌에 도움이 되는 것을 입증할 수 있다면, 더 많은 운동은 뇌 용적에 마찬가지 영향을 미치거나 아마도 훨씬 더 좋은 역할을 할 거라고 생각했다. 사이러스가 말했다.

"우리는 인지능력이 정상인 피험자 299명을 대상으로 걷기의 효과를 관찰했어요. 매주 여섯 번 하루에 1.6킬로미터 또는 도시 블록 12개에 해당하는 거리를 걷는 사람들은 시간이 지날수록 기억 및 학습과 관련된 부분의 뇌 용적이 증가하는 것을 발견했지요."

더 나아가 13년의 실험 기간 동안 알츠하이머병에 걸릴 위험이 절반으로 줄어든 것도 발견했다(달리 말하면 알츠하이머병의 위험 인자가 둘에서 하나로 줄었다는 뜻이다).

2010년 11월 라지 박사는 경미하게 인지능력 감퇴 증상이 있는 127명을 관찰했다. 주로 노인들인데, 알츠하이머병에 걸릴 위험이 높은 사람들이거나 알츠하이머병 초기 환자들이었다. "우리는 걷기 운동이 취약한 뇌에 미치는 영향을 살펴보았습니다. 이 연구는 일주일에 약 8킬로미터 또는 매일 1.2킬로미터씩 걷는 사람들만을 대상으로 했어요. 다행히도 걷기 운동을 한 사람들은 뇌 용적이 보존되었어요. 뇌 용적이 증가하지는 않았지만 더 수축되지는 않았고, 가진 것을 유지할 수 있었죠."

비만 범주의 사람들에게도 마찬가지 효과가 발견되었다. 체중을 불문하고 걷기 운동은 모든 사람들의 뇌 수축을 예방할 수 있다.

라지 박사는 걷기를 좋아하지 않는 사람들이 다른 종류의 운동을 해도 되느냐는 질문을 받을 때가 많다. 그의 대답은 한결같다.

"자주 할 수 있는 좋아하는 운동을 하세요. 운동을 하면 뇌로 가는 혈류가 증가해서 산소와 영양 성분을 뉴런에 전달할 수 있지요."

중요한 점은, 좋아하는 운동을 찾는 것이다

소프트웨어 개발자 브래드 아이작은 제리 사인펠드가 순회 코미디언 이었던 당시에 잘나가는 비결을 물은 적이 있었다. 사인펠드는 아이 작에게 1년이 한 장에 나온 달력을 마련하라고 했다. 사인펠드에게 더 나은 코미디언이 되는 것은 날마다 글을 쓰는 걸 의미했다. 그래서 제리는 글쓰기 작업을 한 날에는 달력의 해당 날짜에 커다랗게 빨간 X자를 표시했다. 얼마 지나지 않아 달력에는 빨간 X들이 줄줄이 생 겼다. 이 흐름을 깨지 않으려고 노력하는 것 자체가 그에게 동기가 되 었다. 어떤 사람들은 앤디 맥길의 헌신적인 노력이 극단적인 경우라 고 생각할지도 모른다. 그러나 성공하는 사람들은 그런 경우가 많다. 바람직한 연속성을 유지하도록 노력하자.

우리는 시작을 방해하는 정신적인 거부감에 부딪쳤을 때 실제로 하는 것이 얼마나 즐거운지를 잊어버리곤 한다. 그러다가 마침내 시 작하고 몰입하게 되면 자기도 모르게 다음과 같이 말한다.

"어라, 나 이거 좋아하잖아."

내가 사인펠드의 달력 아이디어를 좋아하는 이유는 하기 싫다고 고집스럽게 징징거리는 태도를 몰아내고, 바람직한 연속성을 망치지 않길 바라는 마음으로 바꿔주기 때문이다.

나는 최근 텔레비전 방송 일 때문에 새크라멘토에 갔을 때 방송국 매니저가 운동에 똑같은 방법을 적용하는 것을 보았다. 그는 매일 30분씩 러닝머신을 뛰고 달력에 X자를 표시했다. 그는 줄줄이 이어진 X들을 보는 것이 몹시 만족스러워서 이 흐름을 계속 유지해야 한다고 느꼈다. 그러자 어느새 습관이 되었다. 나는 매일 운동하는 습관을 시작할 때 '달력에 X자 표시하기'를 꼭 해보라고 권한다. 우리 뇌가 이 단순한 시각적 이미지를 보면, 몸이 프로그램에 집중하도록 동기를 부여하는 작용을 한다. 논리적인 PFC는 차트에 자극을 받는다. 그러나 감정 시스템인 변연계는 X들의 이미지(자신이 성취한 것)를 보면, 갑자기 기분이 확 좋아진다. 뇌가 앞장서서 도와주니 이 얼마나 좋은 일인가!

중요한 점은 좋아하는 운동을 찾는 것이다. 동네를 산책하든 헬스클럽에 다니든 거실에서 스타들과 함께 춤을 추든 무엇이라도 좋다. 그냥 하겠다는 단호한 목적을 가지고 마음을 단단히 먹자. 앞으로 수십 년간 당신의 뇌와 몸이 고마워서 절이라도 할 것이다!

건강하게 장수하기 위해
운동 습관을 지속하는
20가지 브레인 팁

1. 너무 늦은 때란 없다.

과음 같은 나쁜 습관을 끊고, 매일 운동하기 같은 새로운 습관을 들이는 일은 진정으로 달라지겠다는 결단을 내리면 누구나 할 수 있다. '앤디 맥길처럼' 해보자. 오늘 당장 나쁜 습관을 버리고 새로운 습관을 시작하라.

2. 과음은 몸뿐 아니라 뇌에 더 해롭다.

'사회생활'을 위해 술을 마신다는 사람들은 대개 자신이 마시는 양과 그로 인해 뇌가 입는 피해를 과소평가한다. 앤디의 뇌를 촬영한 '비포' 스캔 영상을 다시 살펴보자. 자신이 너무 많이 마신다고 생각하는 사람은 과음이 뇌에 해롭다는 것을 명심하라. 술에 찌든 뇌를 촬영한 스캔 영상에서 '움푹 팬' 곳들은 뇌가 제대로 기능하는 데 필요한 혈액을 충분히 얻지 못하는 부분들이다.

뇌를 '유해물질 청정 구역'으로 만들고 뇌 전체에 피가 골고루 돌 수 있도록 하루 빨리 결단을 내리자!

3. 날마다 운동을 빼먹지 말자.

적어도 하루의 일부분은 반드시 멋지게 보낼 수 있도록 운동을 빼먹지 않는 앤디를 본받자! 그렇게 하면 나머지 시간에 무슨 일이 일어나든 자신을 사랑하기 위해 건강에 투자하기로 떼어놓은 특별한 시간만은 온전히 즐기고 활력을 느낄 수 있다. 기분이 좋아질 때 나오는 엔도르핀은 즉각적인 보상이다! 그리고 장기적으로는 건강을 얻을 수 있다.

4. 운동을 시작했다면 절대로 흐름을 깨지 않는다!

운동한 날을 기록하기 위해서만 사용하는 달력을 마련한다. 운동한 날마다 X자를 표시하고, 매주 X들이 5~7개가 되도록 목표를 세운다. 목표를 달성하면 자신에게 보상을 주라! 그리고 다시 하고, 또 하고, 또 하고…… 영원히 계속하자!

5. 다짐을 기록해두고 반복해서 읽는다.

뇌는 우리가 결심할 때 장난인지 아닌지를 안다. 달라지겠다는 약속이 농담이 아니란 걸 뇌와 몸에 확실히 보여주기 위해 깊은 확신을 가지고 자신에게 말한다. '다른 사람이 무슨 말을 하든지 어떤 행동을 하든지 상관없어. 무슨 일이 생기든 어떤 어려움이 닥치든 상관없어. 아무리 힘들어도 상관없어. 꼭 하고 말 거야. 나는 달라질 거야.' 이 다짐을 기록해두고 자신에게 자주 읽어준다.

6. 매일 아침, 멋진 하루를 계획한다.

자신이 어떤 상태가 되고 싶고, 어떻게 느끼고 싶은지 계획하며 하루를 시작한다. 그렇게 하면 멋진 하루를 보내는 데 도움이 된다. 또한 어떤 느낌을 원치 않는지, 그리고 멋진 하루를 보내기 위해 무엇을 해야 할지도 되새긴다. 우선 운동할 시간을 내는 것부터 시작한다.

7. 변화에는 시간이 필요하다.

매일 운동하기처럼 새로운 습관을 시작할 때 불편함에 적응하려면 시간이 좀 걸린다는 것을 예상한다. 뇌는 현 상태를 좋아한다. 그러나 변화하고 개선되도록 훈련하는 것도 가능하다. 뇌와 몸을 감독하라! 운동이 이 닦기처럼 익숙하고 일상적인 습관이 될 때까지 불편한 상태를 극복하자.

8. 스트레스 관리에는 운동이 최고다.

스트레스를 받을 때 단것이나 살찌는 간식, 술을 찾지 말고, 불안과 속상한 마음을 다스리는 데 도움되는 일을 한다. 땀을 내면 된다! 운동을 하는 즉시 스트레스 호르몬이 감소하므로 스트레스 관리에 도움이 된다. 그리고 시간 이 지날수록 스트레스에 대한 저항력이 증가한다.

9. 운동은 긍정적인 작용만 한다.

경미한 우울증 또는 약간 심한 우울증을 앓거나 일시적으로 기분이 좋지 않 다면, 운동이 효과적인 항우울제가 될 수 있음을 명심한다. 부작용은 전혀 없 고, 긍정적인 작용만 있다. 운동을 하면 외모가 좋아지고, 몸이 건강해지고, 성욕이 증가한다. 심각한 우울증을 앓아서 항우울제를 복용하는 경우에도 운동이 도움이 될 수 있다.

10. 운동은 각종 질병을 예방한다.

장수, 외모, 활력 수준에 도움이 될 뿐만 아니라 치매, 인지능력 감퇴, 알츠하 이머병에 대해 효과가 입증된 최고의 예방책 중 하나라는 점을 되새긴다. 과 학자들이 이런 결과를 가지고 약을 개발해 특허를 낸다면 엄청나게 부자가 될 것이다.

11. 체중이 늘면 뇌 크기가 줄어든다.

모든 사람은 각기 다른 이유로 건강해지려는 동기가 있다. 그러나 나는 많은 사람들이 '체중이 늘면 뇌 크기가 줄어든다'는 연구 결과를 듣고서 운동과 체중 관리의 필요성을 강하게 느끼는 것을 발견했다.

12. 아침에 운동하는 습관을 만들어라.

아침에 일어나자마자 운동하지 않는 사람들은 대개 나머지 시간에도 하지 않는다. 매일 해야 할 일들이 발목을 붙잡고, 운동을 빼먹는 변명거리를 제공 한다. 아침에 운동하는 것을 일상으로 만들어보자. 그러면 습관을 들이기가 더 쉬워진다.

13. 운동은 그냥, 매일, 꾸준히 하는 것이다.

일반적으로 일주일에 여섯 번, 매일 1.6킬로미터씩 걷기는 대부분의 사람들이 쉽게 실천할 수 있을 뿐만 아니라 뇌 보호에도 도움이 된다. 그러나 최고의 운동은 자신에게 맞는 운동이다. 수영이 맞는 사람은 무슨 수를 써서라도 수영을 시작하고 즐기라! 테니스를 좋아한다면 매주 일과에 포함시키라. 당신을 움직이게 할 수 있는 것이라면 무슨 운동이든지 하라. 핵심은 그냥 하는 것, 거의 매일 꾸준히 하는 것이다.

14. 음악과 박자를 즐긴다면 춤추기를 고려한다.

춤을 추면 마음이 젊어지고, 우울증 해소, 사회적 유대감 형성, 뇌와 몸의 개선에도 도움이 된다.

15. 숙면이 중요하다.

운동을 한 날에 잠을 푹 잔 것을 알아차린 적이 없는가? 그리고 소파에 달라붙어 하루를 보낸 날은 잠들기 어렵고 숙면을 취하지도 못한 것을 알아차린 적이 없는가? 운동이 일상이 되면 뇌의 멜라토닌 생성이 정상화되어 밤새도록 푹 잘 수 있다. 잠을 잘 자면 기분이 좋아지고, 의사 결정 능력이 향상되며, 비만과 우울증 발생 위험도 줄어든다.

16. 운동은 몸과 마음을 젊게 만든다.

젊어 보이고 싶은가? 운동하지 않는 사람은 늙어 보인다. 얼굴과 목의 피부가 늘어지기 때문이다. 운동하는 사람은 운동하지 않는 사람보다 몇 년 더 젊어 보이는 경향이 있다.

17. 근육을 단련하라.

웨이트를 들거나 자기 몸무게를 저항력으로 이용하는 운동은 근력과 체력을 단련시키고, 피부 아래의 근육을 조여서 몸 전체에 '리프팅' 효과를 준다. 텔레비전을 보는 동안 윗몸일으키기나 팔굽혀펴기를 하고, 다리 들기나 스쿼트를 하라. 소파 근처에 아령 한 쌍을 두고 텔레비전을 보는 동안 근육을 단련하라.

18. 빨리 걷자!

걷는 속도는 장수의 예측 인자다. 따라서 힘차게 걷도록 노력해야 한다. 나는 주로 약속에 늦은 것처럼 걸으라고 권한다.

19. 스트레칭이 기본이다.

요가, 필라테스, 타이치 같은 스트레칭과 굽히기(bending) 운동은 몸의 중심부를 강화하고, 유연성 향상과 스트레스 완화에 도움이 되며, 균형감을 길러 낙상의 위험을 줄여준다.

20. 칼로리를 확실하게 태우려면 버스트 트레이닝을 한다.

버스트 트레이닝이란 1~2분간 전력을 다해 운동한 후 그다음에는 강도 낮은 운동을 병행하는 것이다. 예를 들어 1분간 있는 힘껏 뛰고 나서 4분간은 빨리 걷는다. 이를 최소 30분 이상 반복한다.

제 4 장

성격이 문제가 아니라 뇌가 문제다. 뇌를 바꿔라

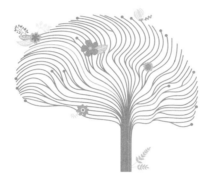

'이걸 하면 어떻게 될까?'를 생각하라.
더 신중해지고, 건강하고
바람직한 결정을 내리기 위해
PFC를 최적화하라

저는 거짓말을 하지 않아요.
앞일을 내다볼 수 있고, 거짓말은 좋은 점보다
나쁜 점이 더 많다는 걸 아니까요.

― 클로이(7세)

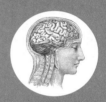

뇌는 실제적이고 물리적으로 행동을 자극하는 경우가 많다. 뇌가 제대로 작용하면, 장수에 도움이 되는 진지하고 신중한 행동을 할 가능성이 크다. 그리고 뇌에 문제가 생기면, 병에 걸리거나 조기 사망 위험이 높아지는 충동적이고 부주의하고 생각 없는 행동을 할 가능성이 크다. 삶의 질을 높이고 수명을 연장하기 위해 할 수 있는 가장 똑똑한 일 중 하나는 뇌의 물리적 작용을 최적화하는 것이다. 호세의 이야기가 완벽한 예다.

뇌의 경찰 같은 존재 PFC

2010년 초 '닥터 필' 프로듀서는 불륜에 대한 프로그램을 도와줄 수 있느냐고 전화를 걸어 왔다. 그들은 강박적인 바람둥이 호세를 검사하고, SPECT 스캔 촬영을 해달라고 부탁했다. 처음 호세를 만났을 때 그와 아내 앤젤라는 호세의 불륜, 거짓말, 포르노 중독 때문에 힘들어 하고 있었다. 4년간 지속된 그들의 관계에서 앤젤라가 아는 불륜만 해도 8번이었다. 프로그램에서 닥터 필은 8번의 불륜에 대해 다음과 같이 말했다.

"아버지는 쥐 1마리가 눈에 보이면 보이지 않는 50마리가 있는 거라고 말씀하셨죠."

앤젤라는 결혼 3개월 만에 호세가 바람을 피운다는 걸 알았다. 그리고 청혼을 받았을 때, 결혼식 준비를 하고 있었을 때, 현재 세 살인 딸 벨라를 낳고 이틀이 지난 후에도 남편이 다른 여자와 있었던 것을 알았다.

"저는 엄청나게 충격을 받고 화가 났어요. 남편을 쏠지도 몰라서 친정엄마에게 총을 맡길 정도였죠. 그를 다시 받아들인 후에도 수많은 여자들과 바람을 피운 것을 알았어요. 남편은 거짓말이 몸에 뱄고, 아주 능숙해요. 제 친구 하나는 어떤 섹스 동영상에서 호세가 여자 얼굴에 펀치를 날리는 것을 보았대요. 여자는 의식을 잃었고, 완전 엉망인 상태였죠. 그는 거친 섹스를 좋아해요. 저하고도 그런 식으로 하려고 했어요. 자신이 어디까지 갈 수 있는지 보려고 계속 밀어붙여요. 스릴을 즐기고 항상 자극을 원하죠. 저는 남편에게 문제가 있다고 생각해서 섹스 중독자 모임을 권하기도 했어요. 그런데 남편은 이제 그걸 변명거리로 삼기 시작했어요. '내가 이러는 건 중독이라서 어쩔 수가 없어.' 다 헛소리예요. 그는 생각이란 걸 하지 않아요. 그냥 일을 저지르고 나중에 해결 방법을 찾아보겠다는 식이에요."

호세는 말했다.

"저는 언제나 주변에 누가 있으면 유혹하려고 하는 남자였어요. 상황을 수습해보기로 결정하기 전에 5주 동안 아내와 떨어져 있었죠. 결혼하기 전에는 죄책감을 느낀 적이 없어요. 아버지도 바람을 피우셨고요. 아무래도 섹스 중독인 것 같아서 걱정이 돼요. 불륜, 과속, 아슬아슬하게 사는 것 등 자극적인 것에 대한 욕구가 강하거든요. 과속 딱지를 네 번 떼서 면허도 취소됐죠. 지난해는 바람을 피우지 않았지만 포르노 문제가 있었고요."

프로그램에서 닥터 필은 호세에게 물었다.

"그것이 당신 성향이라면 왜 이혼하고 원하는 대로 살지 않습니까?"

호세는 그런 것을 원하지 않는다고 대답했다. 그는 결혼 생활과 가족을 유지하고, 딸을 키우고 싶어 했다. 그의 가족은 바람둥이인 아버지 때문에 부정적인 영향을 받았다. 그는 딸에게 긍정적인 영향을 주고 싶었다.

호세는 만성적인 바람기 말고도 수많은 문제가 있었다. 그는 흥분을 추구하는 행동과 속도에 대한 욕구가 큰 아드레날린 중독자였다. 그의 뇌를 촬영한 SPECT 스캔 영상은 매우 중요한 이상한 상태 3가지를 나타냈다.

1. 기어 변속기 역할을 하는 뇌 앞쪽 전측 대상회의 활동이 왕성했다. 이 부분의 왕성한 활동은 강박적인 행동을 일으키는 경우가 많은데, 주로 부정적인 생각이나 행동에 빠져들게 한다. 호세는 불륜 외에도 강박적으로 문신을 새겼다. 그는 머리부터 발끝까지 문신이 있었다. 호세는 영리한 사람이었지만, 문신 때문에 일자리를 구하기가 어려웠다.

2. 뇌 앞쪽 다른 부분, 즉 전전두피질(PFC)의 활동이 저조했다. PFC는 뇌의 경찰 같은 존재로 우리가 잘못된 길로 들어서지 않고 목표를 향해 순조롭게 나아갈 수 있도록 도와준다. 또한 PFC

는 뇌의 제동장치 역할도 해서 마음에 떠오른 것을 그대로 말하거나 행동하지 않게 막아준다. 호세의 스캔 영상과 행동으로 볼 때 그는 PFC에 문제가 있었다.

3. 머리 부상 패턴이 있었다. 호세의 스캔 영상은 뇌 외상의 증거를 뚜렷이 나타냈다. 뇌 앞쪽과 뒤쪽에 손상된 부분들이 있었다.

처음에 나는 뇌 부상을 당한 적이 있느냐고 물었다. 호세는 없다고 대답했다.

그러나 나는 환자 수만 명의 뇌를 촬영해보았기 때문에 호세의 뇌 패턴이 부분적으로는 머리 부상 때문인 것을 알았다. 그래서 끈질기게 밀어붙였다.

그는 또 부정했다. 나는 이런 이야기를 수없이 들었고, 에이멘클리닉에서는 공공연한 농담거리일 정도다. 사람들은 처음에 심각한 머리 부상을 당한 적이 없다고 말한다. 그리고 나서 우리가 스캔 영상에서 뇌 부상 패턴을 확인한 후에 계속 밀어붙이면, 결국 잊고 있던 사고들에 대해 이야기한다.

"2층 창문에서 떨어진 적이 있어요."

"계단에서 굴러떨어졌어요."

"자동차 앞 유리를 머리로 들이받았어요."

우리 프로그램에 참여했던 미식축구선수 한 사람은 차가 산길의 가드레일을 뚫고 나가 45미터 아래 강둑으로 떨어져 의식을 잃은 적도 있었다.

정상적인 SPECT 스캔 영상

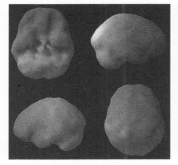

완전하고 일정하며 대칭적인 활동

호세의 SPECT 스캔 영상

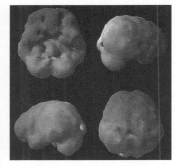

앞쪽(PFC)과 뒤쪽의 저조한 활동
뇌 부상을 한 번 이상 당한 경우에 해당함

활동이 정상적인 뇌의
SPECT 스캔 영상

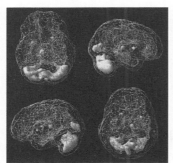

뇌 뒤쪽의 활동이 왕성함

호세의 SPECT 스캔 영상

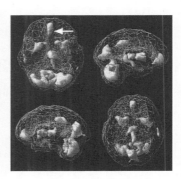

뇌 앞쪽 전측 대상회(화살표)의
활동이 왕성함
주의력 문제가 있는 경우에 해당함

"네."

호세는 마침내 시인했다.

"저는 고등학교 때 미식축구를 했어요."

그러고 나서 수많은 뇌진탕 경험에 대해 들려주었다. 게다가 황소 타기와 혼합형 무술을 즐기며 머리를 세게 부딪친 적이 셀 수 없이 많다고 털어놓았다. 그는 하도 털어놓을 것이 많아서 거의 헉헉거리 며 말했다.

"그리고 저는 헤드뱅어예요."

"뭐라고요?"

호세는 쑥스럽게 웃으며 말했다.

"머리로 물건들을 부수는 거예요. 파티에서 흥을 돋우는 수법 같은 거죠. 이마로 캔을 찌그러뜨리거나 맥주병을 깨곤 했어요."

누구나 다른 사람들과 이야기를 나눌 때 속으로만 하는 말이 있다. 정신과 의사도 마찬가지다. 나는 호세가 머리로 병을 깼다는 이야기 를 들으면서 속으로 혼잣말을 했다.

"이 사람 정상이 아니군."

그러나 소리 내어 말하지는 않았다. 내 PFC 기능은 양호하고, 제 동 능력이 상당히 강하기 때문이다.

그런데 그때 호세가 덧붙였다.

"술에 취하면 종종 머리로 문과 벽을 들이받아서 움푹 들어간 자국 이 생기곤 했어요. 벽에 박힌 못에 부딪칠 때도 많았죠."

이 말을 듣자 내면의 제동장치가 나를 배신했다.

나는 참지 못하고 말했다.

"당신 지능은 정상이 아니에요."

호세도 동의했다.

'닥터 필' 프로그램을 녹화하는 날, 현장에는 폭발 직전의 긴장감 이 감돌았다. 앤젤라는 화가 났고, 호세가 달라지기를 원했다. 그녀는 그가 마음만 먹으면 할 수 있다고 생각했다. 앤젤라는 말했다.

"완전히 달라지지 않는다면, 이제 정말 끝이에요."

나는 마음을 먹는 게 다가 아니라는 것을 안다. 목적이 아무리 훌륭해도 뇌가 건강하지 못하면 계획이 좌절된다.

프로그램에서 호세는 스캔 영상 결과를 보고 흥분했다고 말했다.

닥터 필은 사무적인 텍사스 억양으로 말했다.

"뇌 손상의 증거를 보고 흥분하는 사람이 있다니 별 희한한 일도 다 있군요. 아마도 허가증을 얻었다고 생각하나 봅니다. '그래, 이건 내 잘못이 아냐. 뇌가 잘못된 거야' 하는."

그다음에 호세는 아주 의미 있는 말을 했다.

"변명거리로 삼겠다는 게 아니에요. 제 행동을 바꾸는 데 도움을 받을 수 있을 것 같아서 그래요."

그러고 나서 프로그램은 흥미로운 방향으로 전환되었다. 닥터 필은 청중에게 섹스 중독이 생물학적 현상이라고 생각하는지 그냥 나쁜 행동의 변명일 뿐이라고 생각하는지 물었다. 변명에 불과하다고 생각하는 사람들이 대부분이었다.

사람들이 그렇게 생각하는 것도 무리가 아니다. 그러나 나는 사람들이 중독에서 벗어나도록 돕는 과정에서 수많은 스캔 영상을 보고 오랜 세월 경험을 쌓은 결과 뇌의 문제가 중독에 큰 영향을 미친다는 사실을 알게 되었다. 나는 섹스 중독이 사람들의 삶을 망치고 많은 중독자를 경제적 파탄, 심지어 자살에 이르게 하는 것을 보아왔다. 우리 사회는 매우 강한 자극(비디오 게임, 문자 메시지, 섹스팅, 인터넷 포르노, 무서운 영화, 시나몬 롤이나 더블 치즈버거 같은 중독성이 강한 식품 등)에 끊임없이 노출되고, 그에 따라 뇌의 쾌락 중추가 점점 무뎌지고 있다. 따라서 섹스 중독을 포함한 모든 중독은 더 악화될 것이다.

뇌 깊숙한 곳에는 쾌락과 동기와 관련된 화학물질인 도파민에 반응하는 '중격의지핵'이라는 부분이 있다. 일종의 쾌락 레버라고 생각하면 된다. 우리가 쾌락을 느낄 때마다 일정량의 도파민이 이 레버를 누른다. 레버가 너무 세게 눌리면 갑자기 강한 쾌락이 밀려와 행동에 대한 통제력을 잃을 수 있다. (코카인 같은 약물의 경우) 또한 레버가 너무 자주 눌리면 지나치게 민감해지거나 무감각해져 무엇이든 느끼기 위해 점점 더 많은 쾌락을 원하게 된다. 게다가 PFC 활동이 저조해서 제동장치 역할을 제대로 하지 못하면 중격의지핵이 말 그대로 삶을 쥐고 흔들 수 있다. 호세의 경우처럼 말이다. 따라서 장수하고 싶다면 쾌락 중추와 전전두피질을 보호하는 것이 중요하다.

이상하게 들리겠지만, 너무 많은 쾌락은 조심해야 한다. 나는 잘나가는 운동선수와 배우들이 우울증에 걸리거나 중독 문제에 시달리는 이유가 엄청난 성공으로 원하는 것을 모두 얻어 쾌락 중추가 무뎌졌기 때문이라고 생각한다.

프로그램 후 호세와 앤젤라는 내게 도움을 청했다. 호세는 이미 많은 고통을 받아서 내 처방을 따르겠다는 의지가 강했다. 나는 다음과 같은 것을 권했다.

술을 끊어라. 술은 호세의 PFC 기능을 저하시키고, 뇌의 제동 능력을 약화시킨다. 그러면 충동을 거부하기가 더 어려워진다.

건강한 뇌 기능을 유지하기 위해 잠을 충분히 자라. 6시간 이하로 자면 뇌로 가는 전반적인 혈류가 줄어들고 나쁜 결정을 내리게 된다.

식단을 바꿔라. 뇌 기능을 최적화하는 데 도움이 되는 건강한 음식만 먹어야 한다. 혈당을 안정시키기 위해 하루에 여러 번 먹는 것이 좋다. 혈당이 낮아지면 더 나쁜 결정을 내리게 된다.

입에 달고 살던 에너지 드링크와 카페인을 끊어라. 카페인은 뇌로 가는 혈류를 제한한다. 뇌로 가는 혈류를 감소시키거나 제한하는 것은 무엇이든 나쁜 결정을 내리게 만든다.

뇌 기능 향상을 위해 다음과 같은 보조제를 추가해라.

- 세로토닌 무드 서포트Serotonin Mood Support : 건강한 세로토 닌 수치가 유지되어 전측 대상회 활동과 강박적 행동이 진정되 는 효과가 있다.
- 포커스 & 에너지 옵티마이저Focus and Energy Optimizer : 건 강한 도파민 수치가 유지되어 PFC 기능, 집중력, 충동 제어 능 력이 향상된다.
- 브레인 & 메모리 파워 부스트Brain and Memory Power Boost : 건강한 뇌 기능을 회복하도록 도와준다. 미식축구선수 재활 프 로그램에도 이 보조제를 사용했다.
- 질 좋은 생선기름

이후 7개월간 나는 정기적으로 호세와 앤젤라, 그들의 사랑스러운 딸 벨라를 만나 진도를 확인했다. 상담 시간에는 호세의 영양 상태, 보조 제, 충동 제어 전략에 대해 이야기를 나누었다. 다행히 호세의 충동은 점점 약해지고 있었다.

나는 호세의 PFC 기능을 개선하기 위해 "이걸 하면 어떻게 될까 (Then what)?"라는 질문을 반복적으로 사용해 행동의 결과를 미리 생각하도록 했다. 그가 클레이 워커의 노래 '덴 왓?'의 코러스 부분을 들었을 때 마침내 효과가 나타났다. 호세는 "이걸 하면 어떻게 될까?" 라는 질문을 하지 않고도 바람직한 선택을 할 정도가 되면 그때는 누 구나 믿을 수 있는 사람이 될 거라고 생각했다.

호세와 앤젤라의 상황도 아주 잘 되어가고 있었다. 그들은 아이를 더 낳는 것을 의논하기 시작했다. 그리고 미래에 대해 더 많은 이야기를 나누기 위해 하와이로 휴가를 갔는데, 거기서 호세는 절벽에서 18미터 아래 수면으로 뛰어내리는 사람들을 보았다. 그는 당장 하고 싶다는 반응을 보였다. 아주 오랫동안 그에게는 스릴을 즐기는 것이 삶의 일부였다. 누군가는 DNA의 일부라고 표현할지도 모른다. 호세가 산비탈을 올라가는 동안 앤젤라는 눈알을 굴리며 속으로 혼잣말을 했다.

'사람들한테 보여주고 싶어서 좀이 쑤시겠지.'

그녀는 호세와 함께하는 동안 그런 바보짓을 셀 수 없이 많이 보았다. 언젠가 끝이 있을까?

그러나 이번에는 달랐다. 완전히 달랐다.

호세가 절벽 꼭대기에서 아래를 내려다보았을 때 그의 마음에 변화가 일어났다. 그는 불편해졌고, 심지어 불안을 느끼기 시작했다. 다른 사람들이 절벽 아래로 뛰어내리는 것을 보았지만 물속에 튀어나온 바위들이 없는지 확신할 수 없기 때문에 피하지 못할 수도 있다고 생각했다. 그는 속으로 혼잣말을 했다.

'이걸 하면 어떻게 될까? 잘못된 곳에 떨어지면? 그래서 몸이 다치거나 마비되면? 나는 아내와 아이가 있고, 우리는 아이를 더 갖고 싶잖아. 몸이 마비되면 우리 중 누구에게도 좋은 일이 아니야. 정말로 이걸 할 필요가 있나?'

그는 어떻게 할지 생각하기 위해 줄에서 물러났다. 이러한 수준의 생각, 즉 잠시 멈추고 위험한 행동의 결과를 곰곰이 생각하는 것은 호세에게 전혀 없던 일이었다. 그는 1분 남짓 생각한 후 뛰어내리지 않기로 결정했다. 홀가분해진 그는 산비탈을 내려갔다. 앤젤라는 크게 놀랐다. 그녀는 호세가 그렇게 행동하는 것을 한 번도 본 적이 없었다. 어쩌면 희망이 있을 것도 같았다.

호세 가족이 하와이를 다녀온 직후 우리는 호세의 뇌를 다시 한 번 촬영했다. 결과는 7개월 전보다 엄청난 발전을 보여주었다.

치료 계획을 실천하자 호세의 뇌는 말 그대로 달라졌고, 몰라보게 좋아졌으며, 장수할 가능성도 커졌다. 이 글을 쓸 당시는 호세, 앤젤라, 벨라를 만난 지 1년 반이 넘은 무렵이었다. 그들은 여전히 행복하고, 함께 있으며, 가족으로서 미래에 대해 희망적이다. 앤젤라는 더이상 엄마에게 총을 맡겨야 할 필요를 느끼지 않는다. 그리고 호세는 이제 바람을 피우지 않으며, 행동하기 전 심사숙고해서 장수에 도움이 되는 결정을 내린다.

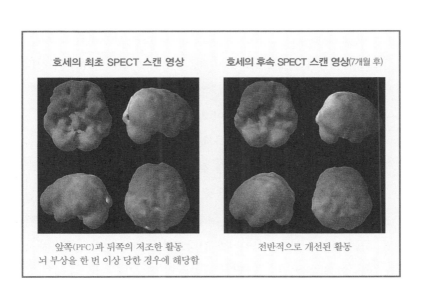

호세의 최초 SPECT 스캔 영상

앞쪽(PFC)과 뒤쪽의 저조한 활동
뇌 부상을 한 번 이상 당한 경우에 해당함

호세의 후속 SPECT 스캔 영상(7개월 후)

전반적으로 개선된 활동

신중함과 장수의 관계

많은 연구자들이 새로운 약물이나 자연 보조제에서 젊음의 샘을 찾으려고 한다. 나도 우리를 도와줄 연구 결과를 열심히 찾곤 한다. 그러나 평생에 걸쳐 우리가 건강과 인간관계에 대해 내리는 결정만큼 장수에 중요한 것은 아마 없을 것이다. 이러한 결정의 질적 수준이 뇌의 물리적 건강을 직접적으로 반영한다.

장수에 대한 눈에 띄는 연구에 따르면, 장수의 중요한 예측 인자 중 하나는 신중함이다. 이 연구는 스탠퍼드 대학교 루이스 터만 박사가 1921년에 시작했는데, 1910년 무렵에 태어난 활달한 아이들 1548명을 대상으로 했다. 연구팀은 90년에 걸쳐 피험자를 관찰하면서 건강한 뇌 기능과 장수의 관계를 확실히 보여주는 수많은 흥미로운 결과를 발견했다. 다음은 그중 일부다.

- 노력과 성취감(대개 원활한 뇌 작용과 관련이 있음)은 장수의 강력한 예측 인자다.
- 성취감이 가장 적은 사람들이 가장 빨리 죽었다.
- 커리어가 불안정하고 성공하지 못한 사람들(대개 뇌 기능 저하와 관련이 있음)은 사망률이 높은 경향이 있다.
- 상실감을 겪은 후 음주, 우울증, 불안, 최악의 상황 상상하기 등의 반응을 보이는 사람들은 뇌 기능이 저하될 뿐만 아니라 일찍 죽는 경향이 있다. 반면 뇌가 건강해지는 회복 전략을 활용해서 애도와 적응 기간을 잘 넘긴 사람들은 상실감을 겪은 후에도 잘 살았고, '회복 보너스'를 얻었으며, 평균적인 사람들보다 5년 더 오래 살았다.
- 낙관적이고 무사태평한 태도를 가진 사람들은 위험을 과소평가하고 건강관리에 태만해 장수하지 못했다. 사고나 예방 가능한 원인(PFC 기능 저하 및 그에 따른 계획 부족으로 인한 행동들)으

로 죽은 경우가 더 많았다. 일부 언론은 "비관주의자가 낙관주의자보다 더 오래 산다"는 뜻으로 이 연구를 잘못 해석하기도 했다. 사실은 그렇지 않다. 열심히 노력하고 조심성이 많은 낙관주의자는 평균적인 사람들보다 장수한다. 장수하지 못하는 사람은 걱정이나 계획을 전혀 하지 않고, 미래의 결과를 생각하지 않는 '무사태평한' 낙관주의자들이다.

- 진지한 계획과 끈기(대개 원활한 뇌 작용과 관련이 있음)는 장수와 관련이 있다.
- 분별 있고 끈질기며 성취감이 큰 사람들은 가족과 인간관계가 안정된 경우 더 오래 살았다(모두 건강한 뇌 기능의 증거임).
- 규칙적으로 운동하는 습관이 있고, 운동을 격려하는 사람들이 주변에 있는 경우 가장 오래 살았다.
- 인간관계는 건강에 엄청난 영향을 미친다. 우리가 어울리는 사람들의 유형에 따라 우리는 전혀 다른 사람이 될 수 있다. 건강을 개선하고 싶다면, 건강한 사람들과 어울리는 것이 가장 빠르고 효과적으로 변화를 일으킬 수 있는 길이다.
- 적당한 걱정은 미래에 대해 염려하고 생각하는 것을 의미하므로 건강 유지에 중요하다.

이러한 연구 결과와 내 임상 경험으로 볼 때 분명히 적당한 불안감은 긍정적이다. 호세처럼 불안 수준이 낮아서 위험을 개의치 않는 사람들은 비합리적인 모험을 한다. 이는 조기 사망으로 이어질 수 있다. 물론 지나친 불안은 좋지 않다. 그러나 불안 수준이 충분하지 않으면 건강과 안전에 대해 잘못된 결정을 내릴 수 있다.

수녀와 신부를 대상으로 한 12년간의 연구에 따르면, 신중하고

"시작한 일은 끝을 보는" 사람들은 알츠하이머병에 걸릴 위험이 낮다고 한다. 자제력이 강한 사람들은 다른 사람들보다 알츠하이머병에 걸릴 확률이 89퍼센트 더 낮은 것으로 나타났다.

　시카고 러시 대학교 메디컬센터 로버트 윌슨의 연구팀은 1994년부터 2006년까지 건강한 수녀, 신부, 기독교 성직자로 이루어진 피험자 997명을 관찰했다. 연구 초기에 피험자의 신중함을 확인하기 위해 인성 검사를 했다. "나는 항상 일을 끝마치는 생산적인 사람이다"를 비롯한 비슷한 유형의 질문 12가지에 대한 답을 바탕으로 0에서 48까지 점수를 매겼다. 평균 점수는 34점이었다. 연구 기간 동안 피험자 997명 중 176명이 알츠하이머병에 걸렸다. 그러나 인성 검사 점수가 높은 사람들(40점 이상)은 점수가 낮은 사람들(28점 이하)보다 알츠하이머병에 걸릴 확률이 89퍼센트 더 낮았다. 윌슨 박사는 신중한 사람들의 PFC 활동이 더 왕성하다는 이것을 세웠는데, 다른 연구 결과들이 이것을 확인해주었다.

PFC를 돌보고 사랑하자

인간의 PFC는 다른 어느 동물보다도 크다. 다양한 동물의 뇌에서 PFC가 차지하는 비율은 다음과 같다.

- 인간 : 30퍼센트
- 침팬지 : 11퍼센트
- 개 : 7퍼센트(낯선 사람을 보면 죽어라 짖어대는 우리 집 개 팅커벨은 PFC가 뇌의 4퍼센트쯤 되는 것 같다.)

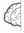

- 고양이 : 3퍼센트(그래서 고양이는 목숨이 9개 필요한 모양이다.)
- 쥐 : 1퍼센트

신경 과학계에서는 PFC를 뇌의 집행부라고 부른다. PFC가 직장 상사처럼 굴기 때문이다. 다시 말해 PFC는 우리 머리의 CEO다. 코미디언 더들리 무어는 이런 말을 한 적이 있다.

"가장 효과적인 자동차 안전장치는 경찰을 비춰주는 백미러다."

PFC는 뇌의 경찰 같은 존재로 우리가 나쁜 결정을 내리지 못하게 도와준다.

PFC는 피노키오의 양심이었던 지미니 크리켓과 같다. PFC가 제대로 작용하지 못하면, 잘못된 결정을 내려 위험에 처하고 비참한 인생을 살거나 일찍 죽을 수 있다.

PFC는 다음과 관련이 있다.

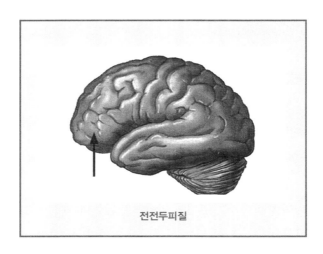

전전두피질

- 행동하기 전 심사숙고하는 능력

- 판단력
- 충동 제어
- 주의력
- 체계성
- 계획성
- 공감 능력
- 통찰력
- 실수에서 배우는 능력

PFC가 건강하면 목표(건강, 장수 등)에 대해 생각하고, 계획을 세울 수 있으며, 목표를 향해 순조롭게 나아갈 수 있다.

PFC 활동이 저조하면 다음과 같은 문제가 생길 수 있다.

- 행동하기 전 심사숙고하는 능력 부족
- 충동적인 행동
- 미루고 꾸물대기
- 판단력 부족
- 공감 능력 부족
- 통찰력 부족
- 실수에서 배우지 못함

PFC는 20대 중반까지는 완전히 발달하지 않는다. 우리는 18세를 성인으로 여기지만, 그들의 뇌는 완성되지 않았다. 보험업계가 오래전부터 알았던 것을 과학계는 이제야 배우고 있다. 자동차 보험료는 왜 25세에 달라질까? 이유가 뭘까? 그 나이쯤 되면 사람들이 운전할 때 판단력이 더 나아지므로 교통사고를 내서 보험회사에 큰 부담을 줄 가능성이 적어지기 때문이다.

다음은 평생 동안 전전두피질의 활동 변화를 나타낸 그래프다. 이 그래프는 에이멘클리닉에서 실시한 6000건이 넘는 촬영 결과를 참고한 것이다. 어린이의 PFC는 매우 활발하지만, 시간이 지날수록 활동이 안정되는 것을 볼 수 있다. 사용하지 않는 신경 연결이 제거되고 미엘린이라고 하는 흰색 지방질이 뇌세포를 감싸기 때문이다.

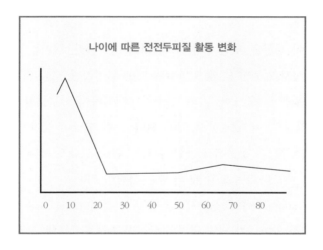

미엘린은 구리선의 피복재 같은 것인데, 뇌세포가 더 효율적으로 작용하게 돕는다. 실제로 미엘린에 감싸인 세포는 그렇지 않은 세포보다 열 배에서 백 배까지 더 빠르게 작용한다. 전전두피질은 약 25세까지는 미엘린이 완전히 쌓이지 않고 효율성도 떨어진다. 실제로 미엘린 형성을 방해하는 것은 뇌 발달을 지연시키거나 손상시킬 수 있다. 다음과 같은 것들이 미엘린 형성을 방해한다.

- 흡연
- 음주
- 약물
- 뇌 외상
- 스트레스 과다
- 수면 부족

아이들이 평생 동안 더 나은 결정을 내리길 바란다면, 뇌를 훨씬 더 열심히 보호해야 한다. PFC는 나머지 인생의 의사 결정 능력을 좌우하기 때문이다.

또한 그래프에서 50세 이후 PFC 활동이 약간 증가하는 것을 볼 수 있다.

나는 이 부분을 보면서 '연륜'에 대해 생각했다. 나이를 먹을수록 수많은 '바보짓'들이 덜 중요해지는 것을 알아차린 적이 없는가? 나이 든 사람들은 '중요한 것'과 '사소한 것'의 차이를 구분할 줄 알고, 대개는 정말로 '사소한 것'을 알게 된다. 또한 생각이 깊어지고, 인생에서 정말 중요한 것들에 집중할 수 있게 된다. 그래서 어떤 사람들은 부모였을 때보다 조부모일 때 더 좋은 사람이 된다.

빌 코스비가 자주 하는 개그 중에 이런 것이 있다. 그의 자식들은 지구상에서 할머니가 제일 멋진 사람이라고 생각하는데, 코스비는 그런 자식들에게 말한다.

"너희 할머니는 내가 어릴 때 우리 어머니와 절대 같은 사람이 아니란다. 너희는 천국에 가려고 애쓰는 나이 먹은 사람을 보고 있는 거야."

그 말이 사실일 수도 있지만, 어쨌든 연륜과 관계가 있을 가능성이 크다. 뇌를 잘 관리하면 시간이 지날수록 연륜이 쌓여 더 지혜로워질 수 있다. 지혜는 다양한 인생 경험으로 얻은 지적 능력에서 나오기 때문이다. 또한 지혜는 저승사자를 얼씬 못하게 하는 데도 도움이 된다.

PFC 발달을 성숙함과 관련해서 생각해볼 수도 있다. 나는 성숙함이란 똑같은 실수를 반복하지 않는 것이라고 생각한다. 성숙한 사람들은 삶을 더 진지하게 대한다. PFC에 미엘린이 두둑이 쌓인 사람들은 행동하기 전 심사숙고하는 능력이 더 뛰어나고 실수할 가능성이 더 적다.

몸이 크고 뇌가 작은 공룡은 멸종한다

나는 크리스텐 윌르마이어 박사(연구 책임자)와 데렉 테일러(데이터 분석 담당)와 함께 명망 높은 네이처 출판 그룹에서 나오는 비만 전문 학술지에 아주 중요한 연구를 발표했다. 이 연구는 건강한 피험자 그룹의 체중이 증가할수록 PFC 기능이 눈에 띄게 저하된다는 사실을 보여주었다.

지난 10년간 지나친 지방이 몸에 미치는 해로운 영향을 보여주는 증거가 점점 늘어나고 있다. 일본 남성 1428명을 대상으로 한 연구에서는 PFC와 측두엽(학습과 기억) 용적이 상당히 감소한 것을 발견했다. 미국약물남용연구소의 노라 볼카우 소장과 동료들은 건강한 성인의 BMI(체질량 지수)가 클수록 PFC 활동이 저조한 것을 발견했다. 또한 BMI 증가는 건강한 정상 노인의 PFC 이상 상태와도 밀접한 관련이 있었다.

우리 연구의 목적은 건강한 피험자의 뇌를 촬영한 SPECT 스캔 영상에서 PFC로 가는 혈류가 감소하는 것과 BMI 증가가 관련이 있다는 가설을 검증하는 것이었다. 그래서 BMI가 큰 '건강한' 피험자 그룹을 정상 체중의 '건강한' 피험자 그룹과 비교했다. 연구 결과는 매우 명확했다. BMI가 큰 그룹은 정상 그룹에 비해 통계적으로 의미 있는 만큼 PFC 활동이 저조한 것으로 나타났다.

비만은 세계적으로 점점 더 확산되고 있으며 심혈관계 질환, 우울증, 파킨슨병이나 알츠하이머병 같은 신경 퇴행성 질환 등 수많은 만성 질환의 위험 인자다. 최근에는 알코올 중독보다도 간에 더 나쁜 것으로 밝혀졌다.

우리는 PFC 문제가 충동적인 행동을 증가시켜서 비만의 원인이 되는지 아니면 과체중이나 비만이 직접적으로 뇌 변화를 일으키는지 확인할 수 없었다. 두 시나리오가 모두 사실일지도 모른다. 우리는 뇌가 건강한 피험자 그룹을 관찰했고, 특히 ADHD나 다른 행동 장애를 배제했기 때문에 발병 전 가설에 반대하지만, ADHD와 비만의 관계를 보여주는 연구 결과들도 있다. 다른 연구자들은 지방 조직이 염증성 화학물질을 직접적으로 증가시켜 뇌 구조와 기능에 부정적인 영향을 미칠 수 있다고 보고한다.

과체중이나 비만이 심각한 문제인 이유 중 하나는 PFC를 손상시킨다는 증거가 있기 때문이다. 지금까지 살펴보았듯이 PFC는 뇌에서 의사 결정을 담당하는 중요한 부분이다. 따라서 체중을 관리하지 않으면 시간이 지날수록 건강 유지에 필요한 바람직한 판단을 내리기가 힘들어진다. 지금 당장 건강과 장수를 위해 노력해야 한다. 나중에 언젠가 시작하겠다고 생각한다면, '나중'은 절대로 오지 않을 가능성이 크다.

ADHD는 반드시 치료받아야 한다

ADHD는 PFC의 저조한 활동과 관련이 있다. 처음에 ADHD는 대부분의 아이들이 열두 살이나 열세 살 정도가 되면 사라지는 아동기 장애로 간주되었다. ADHD의 대표적 증상은 짧은 집중력, 주의 산만, 체계성 부족, 지나친 활동성(가만히 앉아 있지 못함), 충동 제어 능력 부족 등이다. ADHD 환자는 호세처럼 흥분이나 갈등을 일으키는 행동을 할 때가 많다. 또한 그들은 시간 관리에도 문제가 많다(자주 지각을 하거나 막판에 숙제를 제출하는 식의 행동). 지난 30년간 ADHD 아동은 나머지 인생을 살아가는 동안에도 여러 가지 부정적인 증상에 시달리는 경우가 많은 것으로 밝혀졌다. 신체적으로 지나친 활동성은 없어지지만 체계성, 집중력, 주의력, 충동 제어 능력 부족 등의 문제는 지속되는 경향이 있다. ADHD를 치료하지 않으면 다음과 같은 문제가 일어날 수 있다.

- 약물 및 알코올 중독(충동적인 행동 및 지나친 활동성으로 인한 감정 과잉)
- 관계 문제(충동적인 행동 및 갈등 추구 성향)
- 학업 문제(충동적인 행동 및 주의력 부족)
- 직업 문제(시간 관리 능력, 주의력, 충동 제어 능력 부족)
- 의학적 문제(만성 스트레스 및 흥분 추구 성향으로 인해 머리 부상 가능성 높음)
- 비만(충동 제어 능력 부족)
- 우울증(만성적인 실패)
- 신중함 부족(위 모두가 해당)

내가 저명한 신경학자 로드 생클과 함께 쓴 《알츠하이머병의 예방(Preventing Alzheimer's)》에서는 ADHD가 알츠하이머병과 관련이 있을 가능성을 주장한다. ADHD는 알코올 중독, 비만, 우울증, 머리 부상 등 수많은 알츠하이머병 위험 인자와 관련이 있기 때문이다. 이것은 아주 중요하다. ADHD를 치료하지 않고 두면 충동을 제어할 수 없게 되어 심각한 건강 문제가 생기거나 나쁜 결정을 내리고, 조기 사망에 이를 수 있는 상황에 자신을 몰아넣는다. 자신과 사랑하는 사람들에게 ADHD 증상이 있다면 반드시 치료를 받아야 한다. 내 경험상 ADHD를 자연스럽게 치료하는 방법은 강도 높은 유산소운동, 철저한 건강 식단, 멀티비타민, 생선기름, 보조제 섭취(녹차, 로디올라, L-티로신 등), PFC 기능을 개선하는 약물(리탈린, 애더럴 등)을 이용하는 것이다. PFC가 장수에 미치는 절대적인 영향을 이해한다면, PFC를 보호하고 (필요하다면) 회복시키기 위해 할 수 있는 모든 것을 해야 한다.

PFC를 강화해 내면의 아이를 다스리고 신중한 사람이 되자

이 책의 모든 정보는 바람직한 행동을 알고 있는 어른스럽고 진지한 PFC와 원할 때마다 무엇이든 갖고 싶어 하는 까다롭고 버릇없는 내면의 아이가 사는 쾌락 중추 사이의 전쟁에서 승리하도록 돕기 위한 것이다.

뇌의 쾌락 중추는 항상 재미를 보고 싶어 한다.

- 절벽에서 뛰어내리고 싶어 한다.
- 빗속에서 모터사이클을 타고 빠르게 달리는 것을 좋아한다.
- 아이스크림을 먹고 싶어 한다.

- 더블 치즈버거를 원한다.
- 갓 구운 시나몬 롤을 사려고 줄을 선다.
- 케이크를 한 조각 더 먹는 데 온 정신을 집중한다.

내면의 아이를 다스리지 않고 두면 짓궂은 꼬마 친구처럼 속삭일 것이다.

"지금 해……."
"괜찮아……."
"우리는 자격이 있어……."
"어서, 재미 좀 보자……."
"너 정말 빡빡하게 사는구나……."
"조금만……."
"벌써 아이스크림 한 통을 먹었잖아. 조금 더 먹는다고 뭐 어때……."
"내일은 더 착하게 행동할게. 약속해……."

어른의 감독이 없으면 내면의 아이는 순간적인 충동으로만 살아갈 것이고, 결국 삶을 망칠 수 있다. 내 친구 하나는 며느리가 독감에 걸려서 위층 침대에 누워 있을 때 일어난 일을 이야기해주었다. 그의 네 살짜리 손자는 머리가 빠개지는 듯한 두통과 고열과 구토로 고생하는 엄마가 점령했던 집을 자신이 '접수'하기로 결정했다. 아버지가 집에 돌아왔을 때 주방 싱크대에는 아이스크림 덩어리가 녹아 흥건해진 웅덩이들이 있었고, 마루 한가운데에는 냄비와 솥들이 피라미드 모양으로 쌓여 있었다. 텔레비전에서는 집이 떠나갈 듯 시끄럽게 만화가 나오는 중이었고, 옷, 장난감, 담요들은 텐트와 요새를 만드느라 여기저기 널려 있었다. 무정부 상태와 혼란 그 자체였다. 이것은 PFC가 제대로 작동하지 않을 때 삶에 일어나는 일을 시각적으로 아주 잘 보여주는 예다. 내면의 아이는 내면의 어른이 낮잠을 자는 동안 뇌를 접수한다. 그 결과인 엉망진창 상태는 아주 볼만하다.

쾌락 중추의 균형을 잡고 내면의 아이를 길들이기 위해서 PFC는 행동하기 전 미리 생각할 수 있게 도와준다. PFC는 당장 원하는 것이 아니라 미래에 대해 생각한다. 머릿속의 이성적인 목소리는 초콜릿 케이크를 생각하는 대신 다음과 같은 점을 되새긴다.

- 뱃살을 피하자.
- '음식이 보약'이라는 걸 기억하고, 케이크를 먹은 후 1시간이 지나면 당분 때문에 짜증이 나고 졸리게 된다는 사실을 잊지 말자.
- 맛이 좋으면서도 영양이 풍부한 건강한 대안을 내면의 아이에게 일깨워주자.
- 무지막지한 의료비를 신경 쓰자.
- 진심으로 거부하자.

PFC가 강하면 내면의 아이를 길들여서 재미있고, 열정적이며, 의미 있는 인생을 살 수 있다. 물론 그런 삶은 진지하고, 침착하고, 신중한 태도를 가질 때 가능하다. 건강하게 장수하고 싶다면 PFC를 강화하고, 내면의 아이가 설칠 때마다 반드시 제동을 걸어야 한다.

또한 내면에서 들리는 대화에 귀를 기울이고 자신에게 좋은 부모가 되는 것 또한 필요하다. 나는 몇 년 전부터 육아 강의를 하고 있는데, 좋은 부모를 상징하는 두 단어는 '단호함'과 '다정함'이라고 가르친다. 이는 내면의 아이를 다룰 때도 마찬가지다. 만약 먹는 것이나 건강에 대해 실수를 하면, 그 실수에서 배울 방법을 찾되 다정하게 자신을 격려해주자.

신중한 성격으로 바뀔 수 있을까?

성격적 특성을 바꾸는 것은 결코 쉽지 않다. 성격은 결국 뇌 기능 안정에서 오는 지속적인 패턴이기 때문이다. 그러나 루이스 터만의 연구팀은 시간이 지날수록 사람들이 더 신중해지거나 덜 신중해질 수 있음을 발견했다. 호세도 마찬가지였다. 내가 직접 목격한 사실이다. 개인적으로 나는 뇌 기능에 대해 많이 알게 되고, 뇌의 '시기심'이 자극될수록 더 좋은 습관이 생겼고 행동의 일관성도 좋아졌다. 심지어 4~5년 전보다도 지금 더 행동을 잘 통제한다고 느낀다. 나는 사람들이 머리 부상을 당하거나 과음하거나 약물을 남용하거나 환경 유해 물질에 노출되거나 치매 초기일 때 신중함이 악화되는 것을 여러 번 보았다.

신중함을 높이는 방법을 이야기하기 전에 우선 신중함이 무엇인지부터 정의하자. 신중함은 충동을 관리하는 방식과 관련이 있다. 충동은 본질적으로는 좋거나 나쁘지 않다. 우리가 충동을 가지고 어떤 일을 하느냐에 따라 충동은 좋은 것이 될 수도 나쁜 것이 될 수도 있다. 때로는 결정을 빨리 내려야 해서 깊이 생각할 수 없을 때가 있다. 또 즉흥적으로 행동하고 싶고 재미를 보고 싶을 때도 있다. 특히 긴장을 풀고 휴식을 취할 때는 더욱 그렇다. 그러나 그런 삶의 방식은 건강에 심각하게 부정적인 영향을 미칠 수 있다. 도넛 같은 순간적인 욕구에 굴복하면 즉각 보상을 얻지만 장기적으로는 결과가 바람직하지 못한 경우가 많다. 충동적인 행동 때문에 직장에서 해고되거나 이혼을 하거나 약물이나 알코올에 중독되거나 감옥에 가거나 비만이 될 수 있다. 모두 건강에 부정적인 결과들이다. 충동적으로 행동하면 후회하는 경우가 많다. 모든 선택 가능성을 고려하지 않고 저지른 일이기 때문이다. 충동적인 사람은 사소하고 산만한 결과를 얻을 때가 많으며 성취의 일관성도 없는 편이다.

인간을 다른 동물과 구별해주는 지능의 증거는 충동대로 행동하기 전에 행동의 결과를 예측할 줄 아는 능력이다. 즉 '이걸 하면 어떻게 될까?'라는 질문을 던지고 내면과 대화를 나눌 줄 알아야 한다. 대개 목표와 관련해서 행동하기 전 심사숙고하고 계획을 세우면 효과적인 결정을 내릴 수 있다. 이는 당장 도움이 되는 것은 물론이고, 지금부터 10년이나 15년 뒤에도 효과가 지속될 것이다. 신중함의 다른 표현인 '분별'은 지혜와 조심성을 뜻한다. 신중한 사람은 문제 상황을 피할 가능성이 크고, 다른 사람들 눈에 지적이고 믿을 만하게 보일 가능성도 크다. 물론 잘 흥분하고 의욕이 지나친 사람은 다른 사람들 눈에 강박적인 완벽주의자나 일 중독자로 보일 것이다.

신중함의 6가지 특성

1. 자신감 : 진정으로 자신이 유능하다고 느낀다. 시작한 일을 끝마칠 수 있다는 것을 안다.
2. 체계성 : 그러나 강박적이지는 않다. 집과 직장을 깔끔하게 유지하고, 리스트를 만들고, 계획을 세운다.
3. 책임감 : 도덕적인 의무감이 강하다.
4. 성취지향성 : 무슨 일을 하든지 성공하려는 욕구가 있고 방향감각이 뛰어나다.

5. 끈기 : 길을 가로막는 장애물이 있더라도 궤도를 이탈하지 않을 능력이 있다.
6. 진지함 : 행동의 가능성과 결과에 대해 철저히 생각하는 경향이 있다.

다음은 PFC와 신중함의 수준을 최적화해 평생 인생의 주도권을 확보하는 방법이다.

1. '이걸 하면 어떻게 될까?'
   이 질문을 절대로 잊지 말자. 행동하기 전 행동의 결과에 대해 생각하자.
2. 뇌 부상이나 유해물질 노출을 예방하자.
   이제 이 부분은 더 말하지 않아도 확실히 알고 있으리라 믿는다.
3. 8시간 동안 숙면을 취하자.
   잠을 적게 자면 PFC로 가는 혈류가 전반적으로 감소하고 더 나쁜 결정을 내리게 된다.
4. 하루 종일 혈당의 균형을 유지하자.
   낮은 혈당 수치는 뇌로 가는 전반적인 혈류 감소, 충동 제어 능력 부족, 짜증, 불행한 결정과 관련이 있음을 보여주는 연구 결과들이 있다. 소량의 단백질을 포함해 조금씩 자주 먹으라.
5. 생선을 많이 먹거나 생선기름을 섭취해서 오메가 3 지방산을 적정 수준으로 유지하자.
   오메가 3 지방산 부족은 ADHD, 우울증, 알츠하이머병, 비만과 관련이 있다.

6. '종이 한 장의 기적'을 믿자.

종이 한 장에 인간관계, 일, 돈, 건강과 관련해서 평생의 목표를 구체적으로 기록하자. 그리고 매일 자신에게 질문을 던지자. '오늘 내 행동이 내가 원하는 것을 얻게 해줄까?' 나는 이 활동을 '종이 한 장의 기적'이라고 부른다. 이 활동을 하면 사람들의 인생이 엄청나게 달라지기 때문이다. 우리의 마음은 강력하다. 그리고 보는 대로 현실이 되게 만든다. 당신이 원하는 것에 집중하고 그것을 깊이 생각하라.

7. PFC를 사용하는 연습을 하자.

자제력은 근육과 같다. 많이 사용할수록 더 강해진다. 그래서 아이를 잘 키우려면 자제력이 발달하도록 도와주어야 한다. 여덟 살짜리 딸이 뭔가를 원하거나 성질을 부릴 때마다 들어준다면 버릇없고 까다로운 아이가 될 것이다. 안 되는 건 안 된다고 하고 성질을 받아주지 않으면, 아이는 자신에게도 안 된다고 말하는 법을 배운다. PFC를 발달시키는 방법도 마찬가지다. 우리 몸에 좋지 않은 것들은 안 된다고 말하는 연습을 해야 한다. 시간이 지날수록 점점 더 하기 쉬워질 것이다.

8. 뇌의 화학물질을 균형 있게 유지하자.

ADD, 불안, 우울증 같은 병은 자제력을 감소시킨다. 인생의 주도권을 확보하려면 이런 문제들에 대해 반드시 도움을 받아야 한다.

잠을 제대로 못 자거나 뇌의 화학물질 균형이 깨지거나 오메가 3 지방산이 부족하거나 혈당 수치가 낮으면, 행동을 통제하기 위해 의지력을 발휘하기가 거의 불가능하다.

인생과 장수를 주도하는 '보스'가 되자

나는 길에서 건강하지 못한 사람들을 보면 속으로 혼잣말을 할 때가 많다.

'저 사람은 나쁜 결정을 굉장히 많이 내렸구나.'

그럴 때마다 안타까움을 느낀다. 그들이 제대로 교육을 받고, 제대로 된 환경에 있었더라면 더 건강하고 행복해졌을 것이기 때문이다. 한편 나는 건강한 사람들을 보면 이렇게 생각한다.

'저 사람은 좋은 결정을 굉장히 많이 내렸구나.'

건강하게 장수하거나 일찍 죽는 것은 우리가 내리는 결정의 질적 수준에 달려 있다. 이 책에 나온 원칙대로만 하면 PFC 기능을 개선하고, 건강과 운명을 훨씬 더 잘 통제할 수 있다. 식탐이나 식품 회사가 당신을 죽이게 내버려두는 대신 자기 인생의 보스가 될 수 있다. 행동하기 전 심사숙고하는 능력과 적절한 불안 수준이 반드시 필요하다. 시금치 샐러드와 더블 치즈버거, 심야 파티와 숙면, 하이킹과 번지 점프 중에서 선택해야 하는 상황이 오면, 한 발짝 물러나 정말로 유익한 선택이 무엇인지 자신에게 질문할 수 있는가? 당신이 주로 선택하는 것들은 당신을 더 나은 사람, 더 강하고 건강한 사람, 인생에 더 열정적인 사람으로 만드는가? 혹시 삶에서 건강을 훔치는 것들을 선택하지는 않는가?

이제부터는 주도권을 잡는 쪽을 선택하자. 건강하고 활기차게 의미 있는 삶을 즐기며 장수하고 싶다면, 자기 인생의 CEO가 되는 쪽을 선택하자.

뇌가 건강해지도록 도와주는
20가지 브레인 팁

1. 뇌 건강을 최우선으로 삼아라.

뇌에 문제가 생기면 병에 걸리거나 조기 사망 위험이 높아지는 충동적이고 부주의한 행동을 할 가능성이 훨씬 더 크다. 반대로 뇌가 제대로 작용하면 장수에 도움이 되는 진지하고 신중한 행동을 할 가능성이 높아진다. 뇌 건강을 최우선으로 삼으면 더 나은 행동이 따라올 것이다.

2. 건강하게 장수하는 게 최고의 결정이다.

우리가 평생에 걸쳐 내리는 결정보다 장수에 더 중요한 것은 없다. 이러한 결정의 질적 수준이 뇌의 물리적 건강을 직접적으로 결정한다. 시간을 내서 뇌 건강을 살펴보고 개선에 힘쓰는 것이 건강하게 장수하기 위한 가장 중요한 결정이다.

3. 보조제를 먹고, 뇌가 건강해지는 습관을 유지해라.

PFC의 저조한 활동은 행동하기 전 심사숙고하는 능력 및 판단력 부족과 관련이 있다. PFC로 가는 혈류가 부족하면 충동을 제대로 제어하지 못한다. 녹차 및 로디올라 같은 보조제를 먹고 뇌가 건강해지는 습관을 유지하면, PFC로 가는 혈류가 증가해 더 나은 결정을 내리도록 도와준다.

4. 머리 부상이 있었다면 꾸준히 재활 치료를 해라.

머리 부상은 과거의 사소한 뇌진탕이라도 SPECT 스캔 영상에 나타난다. 그리고 몇 년이 지나서 행동과 감정에 영향을 미칠 수 있다. 우리는 사람들이 뇌를 다친 사건을 기억해내도록 다음과 같은 질문을 여러 번 던진다.

"어떤 식으로든 머리 부상을 당한 적이 있습니까?"

머리 부상을 확인하고, 재활 치료를 꾸준히 하면, 당신이 내리는 모든 결정의 질적 수준이 엄청나게 개선될 것이다.

5. 모든 중독과 강박성을 경계해라.

섹스 중독을 포함해 모든 중독은 매우 강한 자극(비디오 게임, 문자 메시지, 섹스팅, 인터넷 포르노, 무서운 영화 등)에 끊임없이 노출되고, 그에 따라 뇌의 쾌락 중추가 점점 무뎌질 때 더 악화된다. 일상생활에서 아드레날린을 생성하는 활동을 파악하고, 그중 건강하지 못한 활동을 끊어야 한다. 그리고 좋은 활동이라 해도 강박성이 심해진다면 적당히 조절해야 한다.

6. 낙관적으로 살자.

지나치게 낙관적이고 무사태평한 사람들, 즉 PFC의 작용인 행동하기 전 심사숙고하고 계획을 세우는 능력이 부족한 사람들은 위험을 과소평가하고 위험 관리에 태만해 장수하지 못한다. 낙관적으로 살자. 낙관적인 태도는 장수에 좋다. 그러나 건강한 불안 및 조심스러운 사고와 균형을 이루게 하자.

7. 규칙적인 활동을 뇌 건강에 도움이 되도록 바꿔라.

단란한 가족과 습관이 있고, 규칙적인 활동을 하며, 끈기 있고 성취감이 큰 사람들은 장수에 유리하다. 당신이 매일 또는 매주 규칙적으로 하는 활동을 생각해보자. 그 활동을 뇌에 더 도움이 되는 것으로 만들 수는 없을까? 예를 들어 항상 차로 가던 곳을 걸어서 갈 수는 없는가? 텔레비전 보는 시간을 두뇌 게임 시간으로 바꿀 수는 없는가?

8. 건강한 식품을 자주 먹어라.

건강한 식품을 자주 먹어 혈당을 안정시키고, 뇌로 가는 혈류를 최적화하면, 더 나은 결정을 내릴 수 있다. 잠을 잘 자고 알코올과 카페인을 제한하고 니코틴을 제거하라.

9. 뇌 건강은 어릴 때부터 관리해야 한다.

아이들이 평생 동안 더 나은 결정을 내리길 바란다면, 뇌를 훨씬 더 열심히 보호해야 한다. 뇌는 25세가 되기 전까지는 효율성이 떨어진다. 초기의 뇌 발달을 방해하지 않으려면, 흡연, 약물 남용, 뇌 부상, 질 낮은 식품, 스트레스, 수면 부족을 피하게 도와주어야 한다.

10. 50세 이후에 지혜로워지는 데는 이유가 있다.

우리는 50세 이후 PFC 활동이 약간 증가하는 것을 발견했다. 이 시기에는 생각이 깊어지고, 인생에서 정말 중요한 것들에 집중할 수 있게 된다. 50세가 넘은 지혜로운 친구를 사귀고, 결정을 내릴 때 가치 있는 통찰력을 배우자.

11. 행동이나 말하기 전에 스스로에게 질문을 던져라.

중독이든 다른 무엇이든 매일 자신을 유혹하는 것들과 싸울 때는 항상 '이걸 하면 어떻게 될까?'라는 질문을 던진다. 어떤 행동이나 말을 하려고 할 때 그것의 결과를 미리 생각한다. 위와 같은 질문은 뇌가 막 나쁜 길로 접어들려고 할 때 경고나 정지 신호로 작용할 수 있다.

12. 내면과 대화를 나눌 줄 알아야 한다.

인간을 다른 동물과 구별해주는 지능의 증거는 충동대로 행동하기 전에 행동의 결과에 대해 예측할 줄 아는 능력이다. 즉 '이걸 하면 어떻게 될까?'라는 질문을 던지고, 내면과 대화를 나눌 줄 알아야 한다.

13. ADHD는 반드시 치료해야 한다.

중독으로 고생하는 많은 사람들은 ADD나 ADHD가 있다. 이것을 치료하지 않고 두면 충동을 제어하지 못해 심각한 건강 문제가 생기거나 나쁜 결정을 내리고, 조기 사망에 이를 수 있는 상황에까지 자신을 몰아넣는다. ADHD를 자연스럽게 치료하는 방법은 강도 높은 유산소운동, 철저한 건강 식단, 멀티비타민, 생선기름, 보조제 섭취(녹차, 로디올라, L-티로신 등), PFC 기능을 개선하는 약물(리탈린, 애더럴 등)을 이용하는 것이다.

14. 당장 체중 관리를 시작해라.

과체중은 PFC 기능을 저하시키고, 뇌에서 의사 결정을 담당하는 부분에 부정적인 영향을 미칠 수 있다. 건강하게 장수하고 싶다면 당장 체중 관리를 시작해라.

15. 자제력 연습은 PFC 강화에 좋은 활동이다.

PFC는 많이 사용할수록 더 강해진다. PFC를 발달시키려면 몸에 좋지 않은 것들은 안 된다고 말하는 연습을 해야 한다. 시간이 지날수록 점점 더 하기 쉬워질 것이다.

16. 오메가 3 지방산을 적정 수준으로 유지해라.

오메가 3 지방산 부족은 ADHD, 우울증, 알츠하이머병, 비만과 관련이 있다. 모두 의사 결정을 제대로 하지 못하게 만드는 문제들이다. 생선을 많이 먹거나 생선기름을 섭취해서 오메가 3 지방산을 적정 수준으로 유지하자.

17. '종이 한 장의 기적'을 믿자.

종이 한 장에 인생의 주요 영역에 대한 구체적인 목표를 기록한다. 그리고 매일 자신에게 질문을 던진다. '오늘 내 행동이 내가 원하는 것을 얻게 해줄까?' 이 단순하지만 심오한 활동이 더 나은 삶을 위해 날마다 좋은 선택을 하도록 도와줄 것이다.

18. 자신에게 좋은 부모가 되어라.

때때로 우리는 정크 푸드를 원하고, 잠을 자기 싫어하고, '미친 듯이' 놀고 싶어 하는 내면의 아이를 다스려야 한다. 그러나 자신에게 좋은 부모가 되는 것 또한 중요하다. 즉 단호하면서도 다정해야 한다. 만약 먹는 것이나 건강에 대해 실수를 하면, 그 실수에서 배울 방법을 찾되 다정하게 자신을 격려해주자.

정서적으로 건강한 사람들은 가능한 한 실수를 인정하고, 실수에서 배우고 다시 시작한다.

19. 노력과 성취감은 대개 원활한 뇌 작용과 관련이 있어 장수에 강력한 영향을 미친다.

20. 삶의 질과 장수는 당신이 내린 결정의 질적 수준과 직접적으로 관련이 있다.

제 5 장

뇌는
늙지 않는다

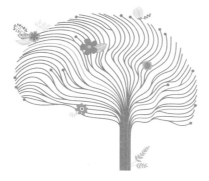

뇌의 수명과 속도, 기억력을 개선하라

Use Your Brain to Change Your Age

뇌도 근육과 마찬가지로
당연히 운동시켜야 한다.
— 윌 로저스

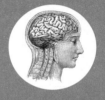

뇌의 물리적 작용을 최적화한 다음에는 튼튼하게 유지하는 것이 중요하다. 뇌의 민첩성과 적응력을 개선하고, 뇌를 젊게 유지하려면, 정신운동과 평생 학습 전략이 반드시 필요하다. 내 친구 중에는 이 방법을 전파하는 데 평생을 바친 사람이 있다. 바로 짐 퀵Jim Kwik이다. '퀵'은 진짜 성인데, 묘하게도 그는 뇌의 처리 속도를 '빠르게' 만드는 법을 가르친다. 그의 고객 리스트는 인상적이다. 그는 세계 곳곳으로 날아다니며 대기업 임직원, 의사, 변호사, 학생들에게 뇌 기능 향상 비법을 가르친다. 그는 가장 밑바닥까지 떨어졌을 때 우연히 이 비법을 터득했다.

"저는 뉴욕에서 대학을 다니는 학생이었어요. 정말 힘들었습니다. 고등학교에서 대학교로 점프한 것이 제게는 몹시 힘들었어요."

짐은 강의를 따라가기 위해 엄청난 자료를 읽고, 소화하고, 반복하는 훈련이 전혀 되어 있지 않았다.

"저는 대부분의 친구들보다 더 열심히 노력했어요. 하지만 자존감은 더 떨어졌죠. 학교에서 고생해본 사람들은 다 알 겁니다."

짐은 내가 치료했던 많은 대학 신입생처럼 심한 압박감과 스트레스를 받는 상태였다. 그는 그렇게 심한 스트레스를 전혀 경험해본 적이 없었다. 강의를 따라가려고 애쓰는 것 말고도 중간고사, 실험, 과제 등을 준비하느라 항상 정신없이 바빴다. 잠을 못 자고, 먹지도 못하면서 밤낮으로 공부하고 책을 읽었다. 어느 날 그는 의식을 잃었다.

"이틀 후 멍하고 혼란스러운 상태로 병원에서 깨어났어요. 저는 전부 다 읽고 공부하려고 너무 심하게 애쓰고 있었어요. 뇌와 몸이 완전히 지쳐 나가떨어질 때까지요. 소방 호스에서 나오는 물을 마시려고 몸부림치는 격이었는데, 거의 살아나지 못할 지경이었죠."

짐은 더 나은 방법이 반드시 있을 것이라고 생각했다. 바로 그 순간 간호사가 답을 가지고 병실로 들어왔다. 그녀는 뜨거운 차를 담은 컵을 짐에게 건네주었다.

컵에는 아인슈타인의 말이 적혀 있었다.

"문제를 만들어낸 것과 같은 수준의 사고방식으로는 문제를 해결할 수 없다."

짐은 그 말을 읽고 등골이 오싹했다.

지금까지 문제(다량의 정보를 흡수해야 하는 것)와 같은 수준에서 해결책을 궁리하고 있었다. 즉 어떻게 하면 더 많은 정보를 흡수할 수 있을지 고민하면서 더 세게 자신을 밀어붙였던 것이다. 그는 충분히 열심히 노력했다. 이제 더 영리하게 노력할 때였다. 심신이 약해질 대로 약해졌던 그 순간에 짐은 다른 길에 마음이 열리면서 중요한 사실을 깨달았다. 그리고 그 깨달음이 짐의 인생을 바꾸었다.

'학교는 무엇을 배워야 할지 가르쳐주는 것은 잘하지만, 어떻게 배워야 할지는 가르쳐주지 못한다.'

짐은 자신에게 묻기 시작했다.

'더 쉽게 정보를 기억하는 방법을 배우려면 어떻게 해야 할까? 집중력을 개선하려면 뇌를 어떻게 활용해야 할까? 쏟아지는 정보를 더 효과적으로 처리하려면 뇌를 어떻게 훈련해야 할까? 무턱대고 외우는 것보다 쉬운 방법이 있을까?'

쏟아지는 정보를 저장하는 요령

현대인은 역사상 그 어느 때보다도 더 많은 정보를 처리해야 한다. 예를 들어 요즘 정보의 속도가 얼마나 빠르냐면, 2년마다 두 배로 증가하는 수준이다. 현재 영어 단어는 50만 개 정도다. 셰익스피어 시대에 비하면 다섯 배 증가한 양이다. 4년제 대학에 다니는 학생들은 3학년 무렵이면 그때까지 배운 많은 것들이 구닥다리가 된 것을 발견할지도 모른다. 18세기 사람이 평생 알아야 했던 정보보다 오늘날 〈뉴욕 타임스〉의 하루 치 정보가 더 많다. 현재 가장 인기 있는 일자리들은 2004년에는 존재하지도 않았던 것들이 대부분이다. 엄청난 변화가 일어났고, 정보가 정말 많아졌다.

짐은 고통스러웠기 때문에 자신에게 물었고, 결국 인생을 바꾸는 답을 찾을 수 있었다. 그는 뇌의 학습 속도를 높이는 방법을 찾기 위해 최대한 많은 책을 공부했다. 짐이 찾은 답은 학교생활을 근본적으로 변화시켰다. 그는 전처럼 열심히 공부하지 않았지만 더 적은 노력으로 더 우수한 성적을 받았다. 짐은 자기가 그렇게 할 수 있다면 누구나 할 수 있을 거라고 생각했다.

"누가 누구보다 기억력이 더 좋은 게 아니에요."

이제 그는 학생들에게 말한다.

"훈련된 기억과 훈련되지 않은 기억이 있을 뿐입니다."

과학은 짐이 가르치는 것을 입증한다. 간단한 프로그램을 통해 사고력과 기억력을 엄청나게 개선할 수 있다. 그러나 그러자면 뇌를 규칙적으로 써먹어야 한다. 다음은 당장 실천할 수 있는 몇 가지 요령이다.

관심 있는 책을 하루 30분씩 열심히 읽자. 뇌는 근육과 같다. 사용하지 않으면 사용하는 능력을 잃게 된다. 정신 능력이 가장 많이 감퇴하는 시기는 공식적인 학교교육을 마친 후와 은퇴 후다. 왜 그럴까? 계속해서 배우고, 성장하고, 뉴런을 최대한 활용하기 위해 자신을 밀어붙이지 않기 때문이다. 독서는 배움을 지속하는 데 도움이 된다. 새로운 것을 계속 배울 필요가 없는 직업을 가진 사람들은 알츠하이머병에 걸릴 위험이 더 높다.

자동차를 '바퀴 달린 대학교'라고 생각하자. 오디오북을 듣는 것은 뇌 활동을 자극하고, 정신을 또렷하게 유지하는 또 다른 방법이다. 나는 걸을 때 스마트폰에 다운로드한 최신 오디오북 듣기를 좋아한다. 실제로 이 방법을 활용하면 더 똑똑해질 수 있다.

매일 일기를 쓰자. 역사상 위대한 남녀들이 얼마나 많은 일기를 썼는지 알면 아마 깜짝 놀랄 것이다. 전통적인 펜과 공책 스타일, 블로그, 소셜 미디어 사이트에 의미 있는 인용구나 생각이나 경험을 올리는 것 등 일기의 형태도 다양하다.

배움에 관한 한 어린아이 같은 태도를 유지하자. 짐은 말한다.

"아흔인 우리 할머니는 제가 아는 가장 젊은 사람 중 한 분이세요."

그 이유는 짐의 할머니가 어린아이 같은 호기심을 유지하고 있기 때문이다. 미취학 아동은 하루에 300개에서 400개나 되는 질문을 한다는 걸 알고 있는가? 우리도 끊임없이 질문을 던지고, 적극적으로 호기심을 가져야 한다. 자신에게 묻자.

'이걸 하면 어떻게 될까?'

그러고 나서 답을 찾으려고 노력하자.

학습을 촉진하는 감정 상태를 유지하자. 모든 학습은 감정 상태에 의존한다. 정서적으로 균형 잡힌 뇌는 배울 준비가 되어 있고, 더 잘 배운다. 지루하고, 짜증스럽고, 피곤할 때는 교사가 아무리 재미있어도 소용없다. 그런 상태로는 새로운 것을 전혀 배우지 못한다. 또한 우울하거나 스트레스가 심하거나 강박적인 상태에서는 뇌의 모든 에너지가 생존을 위한 감정 유지에만 사용될 것이다. 즉 새로운 것을 배우는 데 쓸 에너지는 거의 없다. 정신을 훈련하기 위해 몸을 써먹자. 운동을 하면 뇌의 학습 능력이 향상된다는 결정적인 연구 결과가 있다. 이제 우리는 정신이 신체에 미치는 영향을 잘 알게 되었다. 그러나 신체가 정신에 미치는 영향 또는 신체가 뇌의 다양한 부분을 자극하는 방식을 이해하는 사람은 별로 없다. 예를 들어 짐은 독서를 할 때 손가락이나 펜을 사용해 단어들을 따라가며 읽으라고 가르친다. 신체를 사용하는 이런 단순한 행동이 읽는 속도와 집중력을 25퍼센트나 증가시킨다.

긍정적인 학습 환경을 만들자. 짐은 모든 학습이 '상태 의존적'이라고 말한다.

"우리는 '몰입'이라고 알려진 상태에 있을 때, 즉 긴장이 풀린 동시에 정신이 맑을 때 가장 잘 배울 수 있습니다."

다른 과학자들은 이 상태를 '조화(concert)'라고 부르는데, 차분하면서 집중력이 높은 상태를 말한다. 교향곡 연주를 들을 때처럼 말이다. 스트레스는 학습의 적이다. 스트레스를 받으면 긴장이 심해지고,

이런 상태로는 새로운 정보를 제대로 흡수하거나 처리할 수 없다. 재미있는 동영상을 본 학생들이 기억력이 더 좋다는 연구 결과들이 있다. 웃음은 뇌의 긴장을 풀어주고 새로운 정보를 흡수하는 데 최적화된 개방적인 상태로 만든다.

사전에 미리 긍정적인 학습 환경을 만들어두는 것이 좋다. 방이 너무 지루하거나 정신없으면 주의가 산만해져 학습에 집중하기 어렵다. 조명 또한 아주 중요하다. 아름다운 미술 작품이나 음악이 있을 때 학습 효과가 큰 사람들도 있다. 분당 60박자로 연주되는 바로크 음악이 학습에 도움이 되는 것으로 나타났다. 냄새는 학습 효과를 고정시킬 수 있다. 짐은 학생들에게 향수를 뿌리거나 에센셜 오일 냄새를 맡고 새로운 것을 배우라고 권한다. 나중에 시험을 치거나 정보를 기억해야 할 때 똑같은 향수를 뿌리거나 에센셜 오일 냄새를 맡으면 정보를 더 잘 기억할 수 있다. 후각은 기억력과 매우 밀접한 관련이 있다. 아마 빵 굽는 냄새 같은 특정한 냄새를 맡으면 따뜻한 기억이 떠올랐던 경험이 누구에게나 있을 것이다.

기억력을 개선하는 SUAVE 전략

마음과 정신운동의 관계는 몸과 운동의 관계와 같다. 뇌를 강하게 만드는 하나의 방법은 기억력을 개선하는 것이다. 측두엽에 있는 해마의 뇌세포는 훈련에 반응한다. 알츠하이머병 환자들의 경우 제일 먼저 죽는 세포 중 하나가 바로 해마 세포다. 따라서 평생 뇌 건강을 지키려면 이 세포들을 젊게 유지하려고 노력해야 한다.

짐은 고객들에게 기억력을 개선하는 방법을 가르친다. 사람들은 모두 자기 이름과 정서적으로 연결되어 있다. 그래서 누군가 이름을 기억하고 불러주면 매우 특별한 느낌이 든다. 다음은 짐이 알려준 사람들의 이름을 효과적으로 기억하는 몇 가지 요령이다. 이 전략은 다른 것을 기억하는 데도 활용할 수 있으니 잊지 말기 바란다. 각 단계의 머리글자를 따서 일명 'SUAVE 전략'이라고 한다.

S(say) : 이름을 말하라. 누군가 이름을 말해주면 자연스럽게 따라 말한다. 예를 들어 어떤 사람이 "저는 조슈아예요"라고 말하면 그 이름을 반복하라. "조슈아, 만나서 반가워요."

U(use) : 이름을 사용하라. 대화하는 중간에 자연스럽게 그 사람의 이름을 다시 사용한다. "저기, 조슈아. 커피 한잔 드릴까요?" (이름을 사용하되 너무 남발하지는 말자. 모든 문장에 이름을 끼워 넣으면, 영업사원처럼 보이기 십상이다.)

A(ask) : 질문을 하라. 흔하지 않은 이름일 때 특히 좋다. "철자가 어떻게 되나요?"라고 묻거나 "정말 아름답고 특이한 이름이네요. 유래를 알고 있어요?" 또는 "이름이 무슨 뜻이에요?"라고 묻는다.

V(visualize) : 이름을 시각적으로 상상하라. 마음속으로 재미있거나 독특하거나 황당한 이미지를 떠올린다. 예를 들어 어떤 사람의 이름이 마크라면 그의 이마에 체크 마크(√)가 그려진 상상을 한다. 어떤 사람의 이름이 마이클이라면 그가 노래방에서 '마이크'를 잡고 탁자 위에 올라가 노래 부르는 모습을 상상한다. 어떤 여자의 이름이 알렉시스라면 그녀가 렉서스를 운전하는 모습을 상상한다. 이미지가 황당할수록 뇌는 더 잘 기억한다. 사람들이 어쩌면 그렇게 기억력이 좋냐고 물으면 짐은 이렇게 대답한다.

"어떻게 잊을 수 있겠어요? 제 머릿속에 있는 황당한 그림을 보여주고 싶네요!"

E(end) : 대화를 마치고 작별 인사를 하기 전에 이름을 부르라.

"만나서 반가웠어요, 밥!"

마지막으로 이름을 부르면서 물에 뜬 사과를 입으로 건지는 놀이 장면(apple bobbing)을 한 번 더 상상할 수 있다.

3주 동안 집중적으로 사람들 이름을 기억하려고 노력해보자.

"저는 물건을 사러 가서도 매장 안에 있는 사람들의 이름을 지어 내곤 해요. 매장에서 나올 때 지어낸 이름들을 기억할 수 있는지 보려고요."

속독은 뇌의 운동 효과를 높이는 기술

독서는 뇌를 운동시키는 데 도움이 되므로 속독으로 운동 효과를 높여보자. 짐은 사람들에게 속독 기술을 가르치는 전문가다. 그래서 나는 비결을 알려달라고 부탁했다. 그는 말한다.

"속독은 누구나 배울 수 있는 기술이에요. 그러나 속독을 잘하려면 편안하고 익숙하지만, 천천히 읽는 습관을 끊거나 잊어버려야 해요. 그리고 읽는 속도가 빨라질 때까지 배우는 동안에는 속도가 더 느려져 답답할 수 있어요."

짐은 어릴 때 할아버지 할머니 집에서 지내며 두 손가락으로 타자 치는 연습을 했던 일을 말해주었다.

"정말 다정한 분들이었어요. 하지만 그 집에는 장난감이 없었죠."

그래서 짐은 낡은 타자기를 가지고 두 손가락으로 미친 듯이 타자를 치면서 놀았다.

그 후에 그는 학교에서 필수과목인 타자를 배우게 되었다.

선생님은 짐에게 두 손가락으로 타자를 치지 말고 열 손가락을 모두 사용하라고 말했다. 처음에 그가 타자 치는 속도는 어땠을까? 물론 굉장히 느렸다. 그러나 결국 열 손가락으로 타자 치는 기술(혹은 감)을 터득했고, 전보다 훨씬 더 빨리 칠 수 있게 되었다.

"독서도 마찬가지예요. 대부분의 사람들이, 말하자면 '두 손가락'으로 읽고 있는 셈이지요."

다음은 읽기 속도를 높여줄 몇 가지 원리와 요령이다.

- 빨리 읽는 사람은 이해력이 떨어진다고 생각하는 사람도 있겠지만 사실은 반대다. 천천히 읽는 사람은 한 번에 한 단어만 읽는다. 그들은 지루할 정도로 천천히 읽는다. 그러나 정신은 더 흥미로운 것을 찾아서 마구 앞서가기 때문에 읽는 내용에 집중하기 어렵다. 속독을 잘하는 사람은 실제로 이해력이 더 뛰어나다. 쉽게 집중할 수 있기 때문이다. 기본적으로 속독의 경우 정보가 뇌를 자극하는 속도가 빨라서 뇌는 더 흥미를 느낀다.

- 읽기 속도가 느려지는 또 다른 흔한 이유는 눈으로 읽는 모든 단어를 머릿속으로 말하기 때문이다(sub-vocalization). 이런 식으로 읽으면 말하는 속도(분당 200~500단어)로밖에 읽지 못한다. 우리는 말하는 것보다 훨씬 더 빠른 속도로 생각한다. 따라서 특수한 훈련을 통해 이 습관을 제거하면, 말하는 속도보다 생각하는 속도에 가깝게 읽을 수 있다.

- 뒤로 돌아가거나 다시 읽는 습관은 읽기 속도를 떨어뜨린다. 이는 마치 DVD를 볼 때 30초마다 되감기 버튼을 누르는 것과 같다. 이 '두 손가락' 습관을 제거하면 더 빨리 읽는 데 도움이 된다.

- 손가락이나 펜 또는 마우스 커서를 사용해 단어를 따라간다. 마

치 문장 밑에 보이지 않는 줄을 치는 것처럼 하면, 읽기 속도가 전체적으로 25~50퍼센트 증가한다. 눈이 동작에 이끌려서 집중력이 높아지기 때문이다. 또한 미각과 후각이 연결되어 있는 것처럼 촉각과 시각도 연결되어 있기 때문이다. 뇌의 촉각·시각 연결이 활성화되면 속도와 이해력이 향상된다.

- 오른손잡이라면 단어를 따라가며 읽을 때 왼손을 사용한다. 이렇게 하면 뇌가 전체적으로 더 많이 활성화된다. 대부분의 사람들은 '좌뇌'를 사용해 읽는다. 따라서 이 방법을 사용하면 우뇌를 더 많이 자극할 수 있다. 짐의 고객 중 한 사람은 어니스트 헤밍웨이의 고전 《노인과 바다》를 이 방법으로 다시 읽었다고 말했다. "이번에 읽으면서 처음으로 모래를 밟으며 걷는 느낌이 들었고, 파도치는 소리가 들리는 것 같았어요. 마음에 들지 않았던 건 생선 냄새뿐이었어요."
- 독서를 하면서 메모를 한다. 메모하는 습관은 이해력을 높여준다. 읽은 것을 다른 사람들에게 말해주거나, 심지어 '가르치는' 척하면 훨씬 더 잘 기억할 수 있다.

누구나 할 수 있는 정신운동, 뇌 기능이 향상되는 '24/7 브레인 짐' 훈련

코끼리와 조련사, 두 힘의 동기화

《행복의 가설》을 쓴 철학자 조너선 헤이트는 코끼리와 조련사의 비유를 사용해서 뇌의 강한 힘 2가지를 시각적으로 상상할 수 있게 한다. 조련사에 해당하는 전전두피질, 즉 PFC는 삶을 통제하는(것으로 여겨지는) 논리적 사고의 중추다. 코끼리는 감정 시스템인 변연계인데, 감정은 외부 자극이 올 때 저장된 기억을 바탕으로 나오는 자동적인 반응을 뜻한다. 코끼리가 조련사가 모는 방향으로 가고 싶을 때는 아무 문제가 없다. 그러나 코끼리가 정말로 '미친 것처럼' 다른 방향으로 가고 싶어 하면 누가 이 싸움에서 이길까? 대부분은 코끼리가 이긴다.

그렇다면 어떻게 해야 코끼리와 조련사가 서로 협조할 수 있을까? 즉 어떻게 해야 PFC와 변연계, 목표와 욕구, 생각과 행동을 좀 더 조화롭게 만들 수 있을까? 하나의 방법은 분명한 목적의식을 가지고 지속적으로 뇌를 훈련하는 것이다. 이를 위해서 우리는 뇌 훈련 모듈을 개발했다(www.theamensolution.com). 나는 이것을 '24/7 브레인 짐 Brain Gym'이라고 부른다. 언제든지 로그인만 하면 뇌를 운동시킬 수 있기 때문이다.

본인의 상태에 맞게 프로그램을 설정하려면 먼저 긴 검사를 받아야 한다. 이 검사 점수에 따라 약한 부분은 개선하고, 잘 작용하는 부분은 더 강화하는 개인별 맞춤 운동 세트가 주어진다. 우리는 오랫동안 수많은 사례를 통해 정보를 수집하고, 뇌 기능을 최적화하는 방법에 대한 최신 연구 결과를 활용해 이 프로그램을 개발했다. 그 결과 우리 프로그램은 뇌 시스템이 전체적으로 더 원활하게 작용하고, 궁극적으로 행동과 생각이 서로 잘 협조하도록 도와준다. 즉 코끼리와 조련사가 줄다리기를 멈추고 사이좋게 지내도록 돕는 것이다.

사이트 개발자 중 한 사람인 사바나 데바니는 말한다.

"우리는 어떤 뇌 기능이 다른 뇌 기능에 선행한다는 것을 발견했어요. 내적 상태에 따라 외적 상태, 즉 행동 방식이 영향을 받지요. 5분의 1초마다 감정은 느낌이 되고, 이것이 의식적인 생각으로 바뀌어서 행동에 영향을 줄 수 있어요."

이 과정을 살펴보면, 우리가 감정이라는 코끼리에게 휘어 잡혀 무력한 것처럼 보일 수 있다. 그런 면이 있는 것도 사실이다. 그러나 시간이 지날수록 조련사는 코끼리가 보이는 자동적인 감정 반응에 중요한 영향을 미칠 수 있다. 그러기 위해서는 주위 세계를 지각하는 방식을 바꾸고, 내부에서 자동으로 떠오르는 생각과 느낌을 바꾸면 된다. 자신이 선택한 것에 주의를 기울이는 일이 반복적으로 지속되면 내면의 코끼리를 통제하고 바로잡을 수 있다.

인간의 뇌는 원래 부정적인 것에 더 예민하다. 인간이란 종에 내장된 생존 시스템이 그렇기 때문이다. 지금보다 위험했던 옛날에는 (숲을 돌아다니는 곰 소리 같은) 부정적인 것에 주의를 기울여야 생존에 유리했다. 이제 대부분의 인간은 더 안전한 세상에 살기 때문에 여전히 부정적인 것에 관심을 갖는 뇌의 특성은 더 이상 도움이 안 된다.

어느 날 당신이 두통을 느꼈다고 가정하자. 뇌가 자연스럽게 부정적인 흐름을 타게 내버려두면, 그것은 순식간에 최악의 시나리오에 말려들어 다음과 같은 말이 튀어나오는 지경이 될 수 있다.

"헉, 종양이 생겼나 봐."

불과 몇 초 동안 내면의 코끼리는 두통이 야구공 크기만 한 암 덩어리라고 상상하고, 임종을 앞둔 모습을 떠올리는 것으로 곧장 건너뛴다. 그다음 어느새 찬송가 소리가 들리고, 화환이 보이는 장례식 풍경을 총천연색으로 상상한다. 급기야 배우자가 당신이 좋아하지 않는 사람과 결혼하는 것까지 생각했을 무렵에는 이미 분노를 느끼고 있을 것이다. 마침 그때 아무것도 모르는 배우자가 방에 들어오면, 심사가 뒤틀린 당신은 밑도 끝도 없이 삐딱하게 행동할 것이다. 겨우 몇 초 동안 이런 부정적인 생각의 연쇄가 일어날 수 있다. 이런 식으로 자극(두통)에 대한 반응이 순식간에 부정적인 생각의 연쇄로 악화되면, 바람직하지 못한 행동 결과가 나올 수 있다(예를 들면 가상 시나리오 때문에 배우자에게 부당한 분노를 표출하고 차갑게 대하는 것 등). 다행히도 부정적인 생각의 연쇄만큼이나 긍정적인 생각의 연쇄를 일으키는 것도 쉽다.

긍정적인 생각을 습관화하기

외부의 소리, 시각적 신호, 마음에 떠오른 기억 등 뇌에 들어온 것은 무엇이든지 자동으로 감정 반응을 일으킨다. 뇌는 누군가의 몸짓이나 어조 같은 것을 처리하기 시작하고, 이는 무의식적 반응인 감정으로 이어진다. 그러나 이런 감정이 좀 더 의식적으로 변하면 느낌이 된다. 배가 불편한 느낌이 드는 것이 하나의 예가 될 수 있다. 이런 경우 우리는 의식적으로 다른 것에 주의를 기울이고, 더 바람직하고 긍정적인 생각에 집중하기로 선택할 수 있다.

사람들 앞에서 말하려고 할 때 일어나는 일을 예로 들어보자. 당신은 입이 마르고 장이 꼬이는 듯한 느낌을 알아차린다. 자동적인 두려움 반응이 한창 진행 중이다. 그러나 이때 더 긍정적인 생각과 행동에 '주의를 기울이기'로 선택할 수 있다. 또한 천천히 심호흡을 시작할 수도 있다. 그러면 뇌는 힌트를 알아차리고 긴장을 풀기 시작한다. 당신은 지금 말하려는 정보를 청중이 얼마나 원하고 필요로 하는지를 생각하고, 두려움에 집중하는 대신 수용적인 청중의 태도에 관심을 돌릴 수 있다.

이런 식으로 얼마간 계속하면, 어느새 긴장이 풀리고 마음이 긍정적으로 변화한다. 그리고 활기차고 즐겁게 집중된 상태로 강단으로 나가는 시간을 기다리게 될 것이다. 조련사가 코끼리를 길들이는 데 성공한 것이다.

또 다른 시나리오를 살펴보자.

내면의 코끼리는 버터와 설탕, 초콜릿까지 듬뿍 발라진 쿠키를 몹시 원하고, 당장 극단적인 '슈가 하이'를 느끼고 싶어 한다. 그러나 뇌는 이런 상황에서 일단 멈추고 달콤한 쿠키를 먹은 후에 찾아오는 피로감, 경련, 뱃살을 떠올리도록 훈련받았다. 당신은 황홀경 다음에 추락이 온다는 것을 기억한다.

뇌는 더 긍정적인 결과를 원하도록 훈련되었다. 그래서 당신은 이런 경우에 대비해 냉장고에 보관해둔, 잘게 썬 견과류를 박아 넣고 얼린 바나나 반쪽을 먹기로 한다. 뇌와 몸을 동시에 만족시킬 수 있는, 건강한 간식을 먹는 길을 택한 것이다. 이 건강한 간식은 단것에 대한 욕구를 만족시키는 동시에 섬유질, 단백질, 칼륨 외 많은 것을 당신에게 준다. 불쾌해질 일은 전혀 없고, 30분 후에 또다시 배가 고프거나 두통이 오지도 않을 것이다. 당신은 몸이 정말로 원하는 것과 필요로 하는 것을 주어서 코끼리와 조련사를 모두 만족시킨다.

이제 부정적인 생각의 연쇄가 시작될 때마다 긍정적인 생각을 연습해보자. 부정적인 생각을 멈추고 긍정적인 생각의 연쇄를 일으키자. 그러면 기분이 달라지고, 자동으로 더 나은 행동이 따라올 것이다. 이것을 아주 자주 하면 습관이 된다. 시간이 지나면 성격도 바꿀 수 있다. 겁이 많고 최악의 시나리오에 자동으로 반응했던 사람이 긍정적이고, 행복하고, 느긋하고, 생산적이고, 유쾌하게 변할 수 있다. 단기적·장기적으로 의사 결정의 질적 수준도 향상될 것이다. 나이가 많든 적든 누구나 이렇게 될 수 있다.

뇌가 돌아가는 속도와 효율성을 높이고 삶의 자극에 대한 반응을 개선하고 싶다면, 의식적으로 주의를 기울이고 집중하기로 선택하는 것 말고도 다른 방법이 있다. 매일 10~15분씩 일주일에 세 번만 투자하면 된다. 24/7 브레인 짐에 포함된 재미있고 긴장을 풀어주는 '게임' 몇 가지를 해보기 바란다(www.theamensolution.com).

뇌 훈련을 통해 얻는 효과

뇌가 집중된 상태로 긍정적이고 차분하게 반응하도록 훈련하는 것을 운동과 마찬가지로 생각하자. 나는 이것을 '정신운동'이라고 부른다. 꾸준히 운동하고, 제대로 된 식사를 하고, 이를 닦는 것이 건강 문제를 예방하는 방법인 것과 마찬가지로 뇌를 규칙적으로 훈련하면 정신건강을 예방적으로 관리할 수 있다. 뇌를 잘 훈련해두면, 위기가 닥칠 경우 스트레스 요인과 문제를 더 효과적으로 다룰 수 있다. 또한 인생의 모든 도전에 대해 더 나은 반응을 보이는 습관이 생길 것이다. 그러면 생산적이지 못한 부정적인 생각의 연쇄에 쉽게 말려들지 않는다.

우리는 모두 항상 아슬아슬한 경계에 서 있다. 조금만 치우치면 부정적인 생각의 연쇄에 빠질 수도 있고, 좀 더 긍정적이고 유익한 반응과 행동을 보일 수도 있다. 또한 뇌는 힌트와 실마리를 쉽게 알아차리고 심하게 영향을 받는다.

예를 들어 불안을 느낄 때는 어깨를 쫙 펴고, 고개를 들고, 꼿꼿이 서서 자신감 있게 웃으려고 노력하라. 자신감 있는 자세를 취하면, 뇌는 '이 도전을 감당할 수 있을 만큼 자신감이 있다'는 메시지로 받아들인다. 자신감의 모범이 되는 롤 모델을 따르고, 오디오 테이프를 듣고, 자신감 있는 사람들과 어울리고, 자신 있는 마음 상태를 갖게 도와주는 글을 읽으면 아슬아슬한 '경계'에 서 있는 뇌가 어느 쪽으로 갈지 결정하는 데 영향을 미칠 수 있다. 또한 현실 세계의 행동 방식에도 영향을 미친다.

24/7 브레인 짐은 뇌를 조화롭게 유지해주고, 삶의 수많은 자극에 대한 자동적이고 습관적인 반응을 더 긍정적이고 희망적으로 바꿔주는 운동이다. 다음의 4가지 영역으로 구성된다.

- 기억력과 주의력
- 감정 지능
- 행복
- 스트레스

에이멘솔루션 사이트는 다음과 같은 게임도 제공한다.

- 감정 훈련 게임 : 비언어적 힌트 알아차리기
- 생각 훈련 게임 : 주의력, 기억력, 계획 능력 향상
- 느낌 훈련 게임 : 스트레스 최소화, 건강과 웰빙 수준 개선
- 자제력 훈련 게임 : 감정, 생각, 느낌 관리

이 4가지 영역을 제대로 관리하면, 뇌를 최고 상태로 유지할 수 있다. 즉 코끼리와 조련사가 서로 사이좋게 협조하므로 삶에 잘 대처할 수 있다.

이는 장수와 관련해서 특히 중요하다. 나이를 먹을수록 더 좋아지는 모습을 상상하는 사람, 노년을 기대하는 사람, 삶의 역경에 탄력적

이고 긍정적으로 반응하는 사람은 실제로 더 행복하게 장수한다. 브레인 짐 훈련을 한 어느 고객이 후기를 쓴 적이 있다. 그녀는 뇌를 훈련하지 않았다면, 아버지를 떠나보냈을 때 슬픔과 변화에 잘 대처하지 못했을 거라고 말했다. 그녀는 뇌를 훈련한 덕분에 어려운 결정을 내리거나 다른 사람을 위로하는 능력이 더 좋아졌고, 상실감을 겪은 후에도 빨리 회복될 수 있었다고 말했다.

에이멘솔루션의 브레인 짐 게임은 정말 놀라워요. 재미도 있고요. 일주일 만에 뇌 기능이 향상되는 것을 확인할 수 있었어요. 지능, 감정지능, 자제력이 좋아지는 정말 혁신적인 방법이에요!
— 빌 해리스, 홀로싱크Holosync 창립자

장수를 위한 다른 습관에 정신운동을 추가하자. 그러면 더 차분해지고, 행복해지고, 집중력이 좋아지는 것을 느낄 수 있다. 또한 외적인 행동이 내적인 확신과 점점 더 일치함에 따라서 다른 사람들에게 자랑스러운 인생의 유산을 남겨줄 수 있을 것이다.

DIY 뇌 개선 방법

나이, 소득, 지능지수, 교육 수준과 관계없이 뉴런 수를 늘리고, 효율성을 높이고, 날마다 더 젊어지고 아름다워지는 뇌를 갖고 싶다면, 여러 가지 방법이 도움이 될 수 있다. 다음의 예를 살펴보자.

　1. 새로운 언어를 배우라. 새로운 언어를 배우려면 새로운 소리를

분석해야 하므로 청각 처리 능력이 향상될 뿐만 아니라 기억력도 좋아진다.

2. 스도쿠를 하라. 전 세계적으로 인기를 끌고 있는 스도쿠는 대중적이고 중독성 있는 숫자 게임이다(수학과는 무관하다). 이 게임은 논리력, 추론 능력, 기억력을 개선하는 데 도움을 준다. 십자말풀이도 마찬가지 효과가 있다.

3. 리스트를 없애라. 시각적 이미지나 운(라임)이 맞는 소리를 기억력을 보조하는 연상 도구로 사용하면, 여러 가지 것을 체계적으로 기억할 수 있을 뿐만 아니라 뇌 기능 향상에도 도움이 된다. 기억력 개선과 관련된 오디오 또는 비디오 프로그램을 참고하자(동네 도서관이나 온라인에서 구할 수 있다).

4. 게임을 하라. 체스나 스크래블(알파벳이 적힌 타일로 단어를 만드는 게임-옮긴이) 같은 보드게임을 하라. 상식 퀴즈는 기억력을 개선하고, 지그소 퍼즐은 시각 및 공간 능력에 도움을 준다. 또한 마작은 집행 기능(정신 능력의 제어 및 적용을 관장하는 기능) 향상에 효과적이다.

5. 에이멘솔루션의 브레인 짐 같은 온라인 뇌 훈련 게임은 뇌 건강을 유지하는 데 상당한 도움이 된다(www.theamensolution.com). 하루에 10분 정도 이런 재미있는 게임을 해보고, 뇌의 처리 능력이 개선되고 속도가 빨라지는지 살펴본다.

6. 호기심 많은 사람이 돼라. 삶과 배움에 대한 호기심을 유지하라. 관심을 끄는 주제나 기술, 활동에 대한 강좌를 수강하고, 책을 읽고 공부를 하라. 평생 배우는 사람이 되라. 그러면 뇌와 마음을 젊게 유지할 가능성이 크다.

7. 대학으로 돌아가는 데 너무 늦은 때는 없다! 교육 수준이 다양

한 사람들의 DNA를 비교한 연구에 따르면, "교육 수준이 낮을수록 더 빨리 늙을 수 있다"고 한다. 교육 수준이 낮은 사람들은 DNA 말단의 '캡'인 텔로미어 길이가 더 짧았다. 짧은 텔로미어 길이는 세포의 조기 노화를 나타낸다.

학위를 따기에는 '너무 늙었다'고 생각하는가? 자신에게 질문을 던져보자.

"학위를 따지 않는다면 4년 뒤에 몇 살이 되지?"

미국에서 가장 나이 많은 대학 졸업생은 90대 중반이었다! 이미 학위가 있는가? 다른 것을 하나 더 따면 어떻겠는가? 또는 다양한 분야에 대한 배움을 지속적으로 이어가면서 '나 홀로 학위'를 위한 공부를 하는 것도 좋다.

8. 새로운 악기를 배우거나 평소에 연주하던 것과 다른 악기를 배워라.

9. 한 번도 해본 적이 없는 뇌가 건강해지는 운동을 시도해라.

10. 뇌가 건강해지는 새로운 요리를 시도하라. 내 아내가 쓴 요리책을 참고해도 좋다.

11. 습관의 흐름을 깨라. 특히 뇌에 해를 끼치는 나쁜 습관에 매인 사람이라면 더욱 중요하다. 일상적인 습관의 흐름을 바꾸면 건강을 더 오래 유지할 수 있다. 새로운 습관을 도입하면 뇌에 새로운 신경 연결이 생겨서 똑같은 활동 패턴에 빠지지 않을 수 있다. 예를 들어 출근하는 길에 좋아하는 도넛 가게에 들르기 위해 항상 똑같은 길로 다닌다면, 단백질 가루와 과일을 사용해 직접 만든 건강한 스무디를 준비해서 다른 길로 출근하는 습관을 들이자.

뇌의 균형을 유지하기 위한 운동

다음은 뇌의 6가지 영역을 균형 있게 유지하기 위해 권장되는 활동 이다.

- **PFC**(행동하기 전 심사숙고하는 능력)
  - 체스나 바둑 같은 전략 게임
  - PFC 기능을 개선하는 명상
  - PFC 기능을 개선하고 집중력에 도움이 되는 최면
- **측두엽**(언어 및 기억)
  - 십자말풀이와 단어 게임
  - 기억 게임
- **기저핵**(불안 조절 및 동기 부여)
  - 명상 등의 긴장 완화 활동
  - 손을 따뜻하게 하기 : 몸에 긴장을 풀라는 신호를 보내는 것이나 다름없다.
  - 복식호흡
- **심층변연계**(감정)
  - ANT(자동으로 떠오르는 부정적인 생각) 제거하기(제7장 참조)
  - 감사하는 연습
  - 기분이 좋아지도록 긍정적인 경험들의 리스트 작성
- **두정엽**(방향 및 공간 감각)
  - 저글링
  - 인테리어 디자인
- **소뇌**(조정력)

- 춤

- 탁구(전전두피질에도 효과적임)

- 무술 : 뇌 부상 위험을 조심한다(PFC와 측두엽에도 효과적임).

- 글씨 쓰기

- 서예

자기가 몇 살인지 모르는 사람은 얼마나 젊은 것일까? 이 매력적인 세상에서 새로운 것을 끊임없이 배우면서 뇌의 젊음과 호기심을 유지하면 세월이 갈수록 나이를 거꾸로 먹는 자신을 발견하게 될 것이다.

평생 배우는 사람이 되는
20가지 브레인 팁

1. 뇌는 흥미로운 활동을 좋아한다.

새로운 것을 배울 동기를 얻기 위해 자신에게 질문을 던진다.

'내 귀 사이에는 어떤 재능이 잠자고 있을까? 그것을 세상에 내보이려면 어
떻게 해야 할까?'

또 다른 질문도 던져보자.

'나는 인생에 대해 어떤 꿈을 꾸고 있는가?'

이제 버킷 리스트를 작성한다. 뇌는 이렇게 밝은 미래를 상상하는 흥미로운
활동을 좋아한다.

2. 모든 책을 대학 강의라고 생각한다.

책은 세상에서 가장 훌륭하고 저렴한 공부 자료다. 책을 읽으면 이미 세상을
떠나거나 현존하는 위대한 지성의 가르침을 배울 수 있다(아주 적은 대가만 치
르면 된다). 책을 읽는 사람은 나이를 불문하고 거의 모든 것에 대해 전문가가
될 수 있다!

3. 자동차를 '바퀴 달린 대학교'라고 생각한다.

관심이 있는 다양한 주제의 오디오북을 다운로드하거나 대여한다. 존경하는 훌륭한 스승의 가르침이 담긴 팟캐스트를 다운로드한다. 지루한 운전 시간이 매력적인 배움의 교실로 바뀔 것이다.

4. 기억력은 노력으로 개선이 가능하다.

더 이상 기억력이 나쁘거나 책을 잘 읽지 못한다는 변명은 하지 않는다. 대신에 다음을 명심하자. "기억력은 연습할 수 있는 기술이다. 누구나 새로운 습관을 들이면 잘 읽을 수 있다."

5. 교육 시스템에 연연하지 않는다.

"학교 때문에 배움의 즐거움을 망칠 필요가 없다."

정규교육은 많은 사람들에게 중요하다. 그러나 평생 배우는 즐거움을 진정으로 발견하려면 교육 시스템을 초월해야 한다.

6. 이미지 연상법으로 암기한다.

리스트를 암기할 때는 뇌가 나중에 기억하기 쉽도록 최대한 황당한 이미지를 연상한다. 당신이 머릿속에서 은밀하게 떠올리는 이미지는 아무도 볼 수 없다. 그러니 창의적으로 재미있게 즐기자.

7. 왕도는 없다. '반복'이 암기의 최선이다.

사람 이름을 잘 기억하려면 반복해서 부르고, 대화하면서 자연스럽게 두어 번 사용하고, 이름을 시각적 이미지와 연결시킨다. 그리고 마지막으로 작별 인사를 할 때도 이름을 부른다.

8. 도구를 이용한다.

손가락이나 연필 또는 마우스 커서를 사용해 문장을 따라가는 간단한 방법으로 읽기 속도를 높일 수 있다.

9. 컴퓨터로 뇌 훈련 게임을 즐긴다.

일주일에 서너 번씩 10분 정도 컴퓨터로 다양한 뇌 훈련 게임을 즐긴다. 정신적인 서킷 트레이닝(여러 가지 운동을 짧게 돌아가면서 하는 훈련법-옮긴이)인

셈이다. 24/7 브레인 짐은 뇌를 위한 멋진 운동을 재미있는 게임 형태로 제공한다(www.theamensolution.com).

10. 자꾸 생각을 자극하는 여가 활동을 해서 뇌를 예리하게 유지한다.

〈뉴잉글랜드의학협회지〉에 발표된 한 연구는 독서, 보드게임, 악기 연주, 춤 등이 뇌를 젊게 유지하는 데 좋다는 것을 발견했다.

11. 습관의 흐름을 깨기 위해 새로운 것을 시도하고, 고정관념을 탈피한다.

새로운 운동 또는 새로운 요리를 시도하고, 집에 돌아올 때 새로운 길을 따라가본다. 삶을 흔들고, 마구 뒤섞어보자. 다양성은 인생의 즐거움일 뿐만 아니라 뇌에 새로운 뉴런을 증가시키는 데도 도움이 된다.

12. 정말 잘 배우고 싶다면 다른 사람에게 가르쳐준다.

그러면 단시간에 특정 주제에 대한 지식과 기량이 몰라보게 향상될 것이다.

13. 이해력과 기억 유지에 도움이 되는 메모 습관을 들인다.

책을 읽을 때는 여백에 메모를 한다. 책에 메모할 수 있는 공간이 없다면 종이를 준비한다. 포스트 잇에 써서 해당 페이지에 붙이거나 기다란 종이에 메모를 한 다음 좋아하는 구절이나 내용이 있는 페이지에 끼워둔다.

14. 평생 배움을 지속하기 위해 삶의 모든 것에 호기심을 갖는다.

예를 들어 대화 중에 정신이 딴 데로 가지 않게 하려면 호기심을 갖고 열심히 듣는다. 상대가 말하는 내용은 물론 그 사람의 몸짓과 어조에도 주의를 기울인다. 이야기를 들은 후에는 질문을 한다. 마치 기자나 심리 치료사처럼 당신이 듣고 있는 이야기와 그 뒤에 숨은 이야기에 깊은 관심을 보이자.

15. 자신이 '얼마나 똑똑한지' 궁금해하지 말고, '무엇에 똑똑한지' 관심을 갖는다.

지능은 사회성, 수학, 논리, 예술, 창의성, 직관 등 수많은 분야와 관련이 있다. 그리고 사람은 누구나 특정 분야에 소질을 갖고 있다. 당신은 어느 분야에 탁월한 능력이 있는가?

16. 사람마다 선호하는 학습 스타일이 있으므로 자신에게 맞는 스타일을 찾는다.

당신은 읽기, 듣기, 말하기, 글쓰기, 행동하기 등 어떤 방식으로 배울 때 가장 효과적인가? (하나 이상이 해당할 수 있다.) 자신에게 제일 잘 맞는 스타일로 새로운 것을 배우기 위해 노력한다. 듣기로 잘 배우는 사람은 오디오북을 들으면 된다. 운동감각형 학습자라면 실습 위주의 강좌를 수강하라.

17. 날마다 뇌에 도전하기를 멈추지 않는다.

인지능력은 대학 졸업 후나 은퇴 후에 감소하는 경향이 있다. 평생 동안 인생의 학생이 되어야 한다. 지속적으로 여러 가지 강좌를 수강하거나 학위를 따기 위해 노력하라. 고급 요리를 배우거나 플라이 낚시를 시작하거나 회고록을 쓰거나 뇌에 대해 공부하라. 세상은 배움을 멈추지 않는 사람들에게 무궁무진한 매력이 있는 곳이다. 배움은 뇌를 건강하게 유지하도록 도와준다.

18. 짧게라도 명상 시간을 갖는다.

PFC 활동을 증가시키고, 정신을 맑게 해주는 것으로 알려진 명상을 한다. 하루에 몇 분만 명상을 해도 정신 건강에 엄청난 변화가 생길 수 있다.

19. 명확한 목표를 세우고, 매일 목표를 확인하면서 PFC 기능 개선에 힘쓴다.

20. 일상에서 뇌를 개발할 수 있는 방법을 찾는다.

일상적인 활동(가족과 보내는 시간, 직장에서 하는 일 등)에 새롭고 색다른 방식으로 접근해 뇌의 유연성과 창의성을 증가시킨다.

제 6 장

피부가 아름다운 비결은
'뇌'에 있다

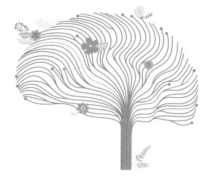

**더 좋은 피부와 만족스러운 성생활을 위해
혈액순환을 개선하라**

안녕하세요, 다니엘……

할 말이 있어서 짧게 편지를 씁니다. 언젠가 남편하고 손녀와 함께 라구나 호수 주변을 산책한 적이 있는데, "오리를 만지지 마세요"라고 적힌 표지판이 눈에 띄어 걸음을 멈추었어요. 표지판에는 오리가 식물과 곤충을 먹는 것이 자연스럽기 때문에 먹이를 주지 말라고 경고하는 글이 적혀 있었죠. 사람이 주는 먹이를 먹으면 행동이 달라져 치명적인 결과가 생길 수 있대요. 다른 곳으로 이동하지 않고 호수 주변에 앉아만 있게 된다는군요. 저는 그때 큰 깨달음을 얻었어요. 저를 위한 음식을 만들어 먹지 않고 남이 주는 '패스트푸드'를 받아먹으면 저 역시 행동이 달라진다는 거예요. 그러면 새로운 차원으로 이동하지 못하겠죠. 이 이야기를 들려드리고 싶었어요. 박사님 부부가 열심히 하고 계시는 일을 우화적으로 보여주는 것 같았거든요. 아, 그리고 표지판에는 오리에게 먹이를 주면 호수 주변에 다른 오리들이 몰려와서 볼썽사나운 배설물이 많아질 거라고도 적혀 있었어요. 즉 이 이야기의 교훈은 정크푸드를 먹으면 아무 의욕 없이 자기가 싼 똥무더기 속에 앉아 있게 된다는 것이 아닐까 싶네요. 멋진 하루 보내세요!

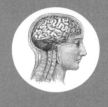

조니 드림

조니는 열정, 독특한 인생관, 항상 준비된 유머 감각, 다른 사람을 격려할 줄 아는 성품 때문에 내가 존경하는 여성이다. 몇 년 전부터 그녀는 앞서 소개한 것과 같은 이메일을 여러 차례 보내 왔다. 최근 조니는 뉴포트 비치의 에이멘클리닉에서 뇌와 몸을 개선하는 방법에 대한 강좌를 수강하기 시작했다.

"저는 배운 대로 적용했어요. 더 나은 음식을 먹고, 보조제를 섭취하고, 꾸준히 운동했지요. 아이를 기르는 여성에게 '일관성'은 정말 어려운 일이에요. 우리는 속으로 혼잣말을 하죠. '나는 운동할 시간이 없어! 신경 써야 할 것이 너무 많아!' 그러나 운동할 시간을 내는 것이 자신에 대한 투자일 뿐만 아니라 가족에 대한 투자이기도 하다는 점을 깨닫지 못해요. 가족은 우리가 자신에게 만족하면서 장수하기를 바랍니다."

실제로 행복하고 건강한 아내이자 어머니가 된다는 것은 한 여성이 남편과 아이들에게 줄 수 있는 최고의 선물이다. 세 아이의 할머니인 조니는 최근 이런 이야기를 들려주었다.

"살이 5킬로그램쯤 빠진 후에 모든 면이 훨씬 더 좋아졌어요. 어느 날 쌍둥이 자매와 함께 아침을 먹는데, 그녀가 테이블 건너로 미심쩍다는 듯이 저를 훑어보더군요. 그리고 이렇게 말하는 거예요."

'좋아, 사실대로 말해. 조니, 얼굴에 손 좀 봤지?'

"저는 굉장히 놀랐고, 우쭐해졌죠. 그리고 대답했어요."

'아니! 정말이야, 아무것도 안 했어!'

'진짜?'

"쌍둥이 자매는 제 말을 반박했어요."

"조카들도 네가 뭘 했을 거라고 하던데!"

조니는 식단을 바꾸고, 보조제를 섭취하고, 꾸준히 운동한 것밖에 없다고 말했다.

"살이 5킬로그램 빠진 것뿐이었는데 피부가 더 탱탱해지고 행복한 사람처럼 광채가 났어요."

사실 그 과정은 15년 전에 시작되었다. 그때 조니는 한마디로 엉망진창이었다.

그녀는 설명했다.

"제 경우에는 변화가 안에서부터 밖으로 왔어요. 밖에서 안으로 효과가 있었던 적은 한 번도 없어요. 피부와 얼굴이 더 젊어진 이유는 식이요법과 운동 말고도 내적으로 행복해지고, 평화로워지고, 균형이 잡혔기 때문이라고 확신해요."

조니의 과거는 엉망진창 그 자체

1996년 조니를 처음 만났을 때 그녀는 많은 사람들이 그렇듯 모든 문제가 의지력 부족 때문이라고 생각했다.

"수없이 기도하면서 하느님께 도와달라고 매달렸어요. 그러나 전혀 좋아지지 않았죠. 심리 치료를 시작하기 전까지는요. 지혜로운 심리 치료사가 에이멘클리닉에 가보라고 했어요."

조니는 에이멘클리닉에서 SPECT 스캔 촬영을 했다. 자신의 뇌를 처음 본 수많은 환자들과 마찬가지로 조니에게도 그 경험은 엄청난 각성의 계기가 되었다. 당시 그녀는 불안과 우울증이 굉장히 심했다. PMS(월경전증후군) 진단을 받았으나 그게 다가 아니라고 생각했다. 그녀는 고통과 비참함, 수치심으로 가득한 인생을 살고 있었다. 수많은 여성들처럼 조니 역시 어릴 때 받은 정서적인 상처가 깊었다. 그녀는 자신이 멍청하다고 믿었고, 세상 어디에서도 소속감을 느끼지 못했다. 우리를 찾아왔을 당시 조니는 뇌 검사를 받아야 할 정도로 엉망진창이라는 사실을 몹시 부끄러워 하고 있었다.

문제는 '뇌'라는 걸 알게 되었을 때

조니는 스캔 영상을 통해 자기 머리에서 일어나는 일을 보았을 때 속이 탁 트이는 느낌을 받았다.

"스캔 영상을 자세히 살펴보면서 이게 생물학적인 문제라는 걸 확실히 이해했어요. 영적인 문제거나 단지 의지력 부족이 아니었어요. 의사 선생님은 뇌의 여러 부분을 가리키면서 제가 그토록 불안한 이유를 설명해주었어요. 기저핵이 심하게 활동적이었죠. 저는 전전두피질의 활동이 저조한 것을 보고 안타까워서 눈물이 핑 돌았어요. 제 잃어버린 자아에 대한 연민이었지요. 뇌의 그 부분에 혈류가 부족한 상황에서는 학교생활이나 결혼 생활에서 힘들었던 게 당연하다는 걸 깨달았어요. 심지어 하느님께 사랑받는 느낌을 받지 못하고, 그분과 연결된 느낌을 받지 못하는 것도 당연했지요."

안팎으로 아름다워지기

유일하게 칼을 댄 것은 신용카드밖에 없어요!

— 조니

심리 치료 외에도 보조제 섭취와 약간의 약물 복용(ADD 문제를 다루기 위한 소량의 애더럴)으로 조니의 뇌는 마침내 후속 조치가 가능할 정도로 균형이 회복되었다. 심리 치료도 계속 받았는데, 효과는 전보다 훨씬 더 좋았다. 그녀는 내적으로 더 건강해졌기 때문에 이제 몸도 건강해질 준비가 되어 있었다. 그 무렵에 《뷰티풀 브레인》이 나왔다. 조니는 에이멘클리닉에서 마련한 강좌와 서포트 그룹 프로그램에 신청했다. 그리고 내 딸의 친구도 데려왔다. 그녀는 14킬로그램을 뺐다.

조니는 강좌를 수강하면서 입안에 넣는 음식과 기분의 관계를 이해하게 되었다. 건강한 식품은 배 터지게 먹어서 불쾌한 느낌 대신 충만한 활력을 준다. 조니는 영양 상태를 개선하는 것은 물론이고, 목적에 맞는 보조제를 섭취하는 것도 매우 효과적임을 깨달았다.

"폐경이 진행 중이에요. 전혀 즐거운 일이 아니죠. 하지만 보조제와 영양이 풍부한 식단, 운동으로 도움을 받을 수 있으니까 얼마나 감사한지 몰라요."

생선기름이 폐경기 여성이 느끼는 열감(熱感)의 빈도를 줄여준다는 새로운 연구 결과가 있다. 조니는 일주일에 세 번 트레이너와 함께 운동한다. 보조제를 섭취하기 전에도 헬스클럽에서 운동을 했는데, 트레이너가 하라고 말한 것을 자주 잊어버렸다.

트레이너는 그런 조니를 놀렸다.

"뭐하고 있어요, 조니? 버스를 기다리나요?"

그만큼 그녀는 과제에 '질이 좋은, 지방 없는 것'이 어려웠다. 그러나 보조제를 섭취하고 영양 상태를 개선한 후로는 운동에 집중하고 끝까지 해낼 집중력과 활력을 얻었다. 그녀는 이제 하이킹을 하고, 자전거도 탄다.

이제 조니는 식품을 사러 가면 열심히 라벨을 읽는다. 그녀는 음식이 진짜 보약이라는 것을 이해한다. 또한 정확히 1인분 분량을 먹는 것에도 적응하고 있다. 조니는 ADD가 있기 때문에 아침 식단에 단백질을 추가한 후로 주의력이 상당히 개선되었다. 아침에는 보통 단백질 가루나 계란 흰자를 넣은 셰이크와 아보카도, 피코 데 가요를 먹는다. 점심에는 수프와 샐러드 또는 건강한 샌드위치를 먹고 저녁으로는 생선, 채소, 샐러드를 주로 먹는다.

그녀는 밤에 가장 큰 유혹을 받는다.

뇌 검사 결과 조니는 충동과 불안으로 인한 과식 패턴을 보여주었다.

"매일 선택을 해야 해요."

그녀는 낮게 한숨을 쉬었다.

"흥미롭게도 저는 충동적으로 먹을 뿐만 아니라 충동적으로 쇼핑하는 경향도 있었어요. 그러다 쇼핑 때문에 문제가 생겼고, 결국 통제할 수 없을 정도로 신용카드 빚이 불어났죠. 이제 저는 빚에서 자유로워요. ADD 문제에 대해 균형을 회복한 후로 먹는 것은 물론이고, 인생의 다른 영역에서도 더 주도적으로 행동하게 되었어요."

조니는 이어 말했다.

"사람들이 얼굴 좋아졌다고 하거나 빚 청산에 대해 이야기하면, 저는 이렇게 말해요. '솔직히 유일하게 칼을 댄 것은 신용카드밖에 없어요!'"

조니는 자신을 지지해주는 사람들이 없었다면, 뇌 건강을 돕는 결정을 유지하기가 쉽지 않았을 거라고 말했다.

"제 인생에는 제가 치유되길 바라고 응원해주는 사람들이 있어요. 또 자극을 받거나 스트레스를 받을 때 전화할 사람들도 있고요. 뇌를 촬영한 스캔 영상은 제가 과거에 입은 정서적 외상의 패턴을 보여주었지요. 이제 저는 무엇이든 과거에 받은 고통을 자극하면 어떤 일이 생기는지 알아요. 그럴 때 뇌는 스스로 치유하기 위해 닥치는 대로 쇼핑을 하거나 단것을 왕창 먹거나 그런 식의 중독적인 행동을 하려고 하죠. 하지만 이제 보조제, 식단, 운동, 생각 패턴의 변화로 뇌를 달래는 방법을 배웠어요."

조니는 얼마 전에 있었던 일을 꺼냈다.

"요전에 어떤 사람이 직장에 와서 마구 화를 냈어요. 그런 일을 당하면 저는 자극을 받아서 심하게 불안해져요. 정말이지 도넛을 잔뜩 먹고 '치유'하고 싶었어요. 저한테 먹는 것은 다정한 엄마, 폴라 딘(인기 있는 텔레비전 요리 쇼를 진행하는 요리사-옮긴이) 같은 존재였으니까요!"

이제 조니는 당분이나 버터 같은 것 말고, 주위에 있는 폴라 딘 같은 사람들에게서 위로와 응원과 보살핌을 받을 수 있다는 걸 깨달았다.

"요즘은 거울에 비친 제 모습을 보면 짜릿해요. 안에서부터 밖으로 환하게 빛이 나거든요! 뇌에 균형이 잡힌 후로는 더 이상 예전 같은 시선으로 자신을 보지 않아요. 전에는 거울을 보면 동화에 나오는 사악한 왕비처럼 망가진 모습만 보였어요. 하지만 지금은 건강하고 활기찬 젊은 여성이 보여요!"

피부에 대한 관심은 중요하다

'아름다움은 제 눈의 안경'이라는 옛말이 있다. 이 말은 우리가 생각하는 것보다 더 진실일 수 있다. 인간의 눈은 겉으로 드러난 피부와 얼굴을 보고, 그 사람의 건강 상태를 자동으로 가늠한다. 놀랍게도 이 자동적인 반응은 굉장히 정확하다. 노화 초기에 시각적으로 나타나는 주름 같은 조짐은 내부 시스템이 양호하지 못한 증거일 때가 많다. 얼굴 주름이 내부 건강의 신뢰할 만한 지표임을 보여주는 연구 결과들이 점점 늘어나고 있다. 예를 들어 한 연구에서는 간호사 20명에게 쌍둥이 노인들의 사진을 보여주고, 나이를 맞혀보라고 했다. 이후 몇 년간 관찰한 결과 쌍둥이 중에 '더 늙어 보였던' 사람이 건강에 이상이 생겨 사망한 경우가 전체의 73퍼센트를 차지했다.

내가 오랫동안 일을 하며 배운 중요한 개념 중 하나는 피부 건강이 뇌 건강을 외적으로 반영한다는 점이다. 뇌와 피부의 관계는 굉장히 밀접해서 피부를 '바깥의 뇌'라고 부르는 사람들이 등장했을 정도다. 뇌 기능이 향상되고, 뇌가 젊어 보이고, 나이를 거꾸로 먹는 느낌이 들도록 이 책에서 권한 습관은 피부에도 똑같이 적용된다. 피부는 표면적이 약 1.8제곱미터고, 체중의 6분의 1을 차지한다. 즉 우리 몸에서 가장 큰 기관인 셈이다. 안에서 밖으로 영양을 잘 공급하면, 삶은 양적으로나 질적으로 몰라보게 좋아질 것이다.

뇌의 50퍼센트가 시각 활동에 쓰인다는 사실을 알고 있는가?

건강한 피부는 이성뿐만 아니라 모든 사람들에게 매력적으로 보인다. 외모에 관심을 갖는 것이 천박하다고 생각하는 사람들이 많다. 그러나 사람들과 관계를 맺고 매력을 풍기고 싶다면 외모를 가꾸는 것은 중요하다.

뇌가 젊어지면 피부도 젊어진다

극단적인 성형수술은 텔레비전으로 보면 재미있지만, 기껏해야 피부 한 꺼풀의 아름다움일 뿐이다. 건강과 장수에는 아무런 도움이 되지 않고, 장기적으로는 거의 영향을 미치지 못한다.

사람들은 극단적인 성형수술 사례 중에 엄청난 '고통'을 동반하는 경우가 많다는 것을 알지 못한다. 게다가 부작용이 없는 경우는 거의 없다. 결과는 사람들이 원한 것보다 못할 때가 많고, 심지어 '깜짝 놀란' 표정이나 '광대처럼 웃는' 표정으로 얼굴이 고정되기도 한다. 구글에서 성형수술로 얼굴을 망친 유명인을 검색해보라. 잠시 기괴한 세계에 다녀온 듯한 느낌이 들 것이다. 몸에 이물질을 심거나 주사하는 것을 포함해 모든 수술은 항상 단기적·장기적으로 위험이 있다.

물론 성형수술이 타당한 선택인 경우도 있다. 그러나 어떤 '효과'를 위해 몸에 칼을 댈 생각을 한다면, 나는 감히 다른 대안을 고려하라고 권하고 싶다. 6개월에서 1년간 결정을 미루고, 그 기간 동안 얼굴은 물론이고, 건강과 행복 수준을 긍정적으로 변화시킬 노력을 해보자. 그러면 얼굴 피부가 탱탱해지고 매끄러워질 뿐만 아니라 몸의 나머지 부분들도 그렇게 될 것이다.

에이멘클리닉에서는 뇌에 이로운 영리한 식단과 운동 프로그램으로 뇌의 균형을 회복한 후에 더 젊게 태어나는 사람들을 자주 본다.

영양이 풍부한 식단으로 살을 빼면 5킬로그램만 빠져도 얼굴이 엄청나게 젊어질 수 있다. 건강한 식이요법으로 살을 뺀 사람들은 몰라보게 젊어 보인다는 말을 듣는 경우가 많다(칼로리는 줄였더라도 영양 성분이 빈약한 가공식품을 먹고 살을 뺀 경우와는 정반대다. 이런 사람들은 대개 핼쑥하고, 약해 보이고, 주름이 자글자글하다). 나는 한때 극단적으로 탄수화물을 제한한 식이요법을 시도한 적이 있다. 불과 몇 주 만에 피부는 칙칙하게 변했고, 더 늙어 보이고 아파 보였다. 그런 식으로 살을 빼는 것이 내게는 적절하지 않았다.

뇌가 건강해지는 생활 방식을 선택하고 온 마음을 다해 지속적으로 노력하면, 몇 달 후 거울 속에서 상당한 진전을 확인할 가능성이 매우 높다. 그러나 시작하기 전에 반드시 사진을 찍어두라. 점진적인 변화는 다른 사람들 눈에는 잘 띄어도 자신은 알아차리기 어려울 수 있다.

이 장에서는 자연스럽게 피부 주름을 펴고, 탱탱하고 매끄럽게 만드는 방법을 다룰 것이다. 또한 뇌와 피부로 가는 혈류를 증가시키고 성생활을 개선하는 방법도 살펴볼 것이다.

놀랍게도 뇌를 젊게 유지해주는 것은 피부에도 마찬가지 효과가 있는 것으로 밝혀졌다. 그렇다면 뇌가 건강해지는 생활 방식을 선택하면 2가지를 얻을 수 있다. 아니, 실제로는 4가지를 얻을 수 있다. 뇌에 좋은 것은 피부에도 좋고, 심장과 생식기에도 좋기 때문이다. 뇌가 건강해지는 자연스러운 생활 방식으로 피부가 좋아지면 부작용이나 위험, 얼어붙은 광대 같은 표정은 걱정할 필요가 없다. 아름다운 뇌를 겨루는 미인 대회는 없다. 그러나 뇌가 아름답지 않으면 외모를 멋지게 가꾸는 것은 불가능하다. 분노, 우울, 불안 등의 감정은 얼굴에 고스란히 나타난다. 뇌를 차분하면서 집중력이 높은 상태로 유지하면 얼굴도 긴장이 풀리고 아름다워질 것이다.

안에서 밖으로 건강해지는 피부

아무리 좋은 성형수술도 몸속에서 일어나는 노화를 다루지 않으면 거의 효과가 없다. 진정으로 몸과 마음이 젊어지고 싶다면, 안에서부터 시작해야 한다. 가장 중요한 것은 뇌에서부터 시작하는 것이다.

— 에릭 브레이버만 박사

내가 조니의 이야기를 좋아하는 이유는 그녀가 내부에서 외부로 변화가 시작되었다는 점을 강조하기 때문이다. 이는 삶의 많은 영역에 적용되지만, 피부에 대해서는 더 확실한 진실이라고 말할 수 있다. 피부를 돌보는 것은 식물을 돌보는 것과 비슷하다. 영양이 충분히 공급된 식물은 키가 크고 아름답게 자라며, 잎사귀가 탄력 있고 색깔이 밝다. 우리는 식물에 대해서 아는 사실을 자기 자신에 대해서는 잊어버린다.

이런 시나리오를 상상해보자.

소피아는 아름다운 꽃이 피는 식물을 몹시 애지중지한다. 그런데 어느 날 갑자기 이런 생각이 든다.

"아, 물과 비료를 주는 게 너무 지겨워. 그냥 어두운 지하실 구석으로 옮기는 게 좋겠어. 그리고 화분용 흙이 아니라 찰흙에서 키워봐야지. 비료 같은 건 잊어버려. 올해는 저 녀석이 스스로 자신을 돌보게 내버려두고 시간과 돈을 절약해야겠어."

그래서 소피아는 식물에 물을 주지 않고 영양도 공급하지 않은 채 내버려둔다. 그리고 햇빛과 신선한 공기도 차단한다. 그녀의 식물은 영양(비료)과 수분, 햇빛을 얻지 못하는 외로운 감옥 같은 곳에 갇힌 상태가 된다.

결국 불가피한 일이 생긴다. 잎사귀에 쪼글쪼글 주름이 생기고, 갈색으로 변하기 시작한다. 소피아는 이런 꼴이 마음에 들지 않아서 죽은 잎을 잘라내고 식물에 멋진 '초록색'을 입히기 위해 스프레이 페인트를 뿌린다.

줄기가 휘어지기 시작하자 이번에는 막대기와 테이프, 철사로 칭칭 감아 고정시킨다. 그렇게 해도 식물의 관다발 조직인 뿌리와 줄기가 심하게 휘어지고 뒤틀려서 꽃과 잎으로 영양이 충분히 전달되지 못한다.

식물은 더 이상 꽃을 피우지 않는다. 그래서 소피아는 조화를 사서 잎사귀 사이에 '이식'한다.

한때 자연스럽게 아름다웠던 식물을 이렇게 극단적으로 바꾸려는 사람이 있다면, 당신은 다급하게 외칠 것이다.

"기다려요! 기다려요! 당신은 그 불쌍한 식물을 죽이고 있어요. 비옥한 흙으로 영양을 주고 매일 물을 주어야 해요. 신선한 공기와 햇빛도 적당히 있어야 하고요. 그러면 뿌리가 땅속 깊이 자리를 잡고, 줄기가 똑바르게 서고, 잎사귀에 탄력과 생기가 돌아올 거예요. 그리고 화려한 진짜 꽃이 피어날 거예요."

이 비유의 교훈은 확실하다. 극단적이고 인위적인 수단으로는 건강하고 아름다운 꽃을 피울 수 없다. 또한 안에서 밖으로 건강을 돌보지 않으면, 뺨에 발그레한 생기가 돌고, 건강하고, 탱탱한 주름 없는 피부를 만들지 못한다.

세상에서 제일 비싼 화장품도 뇌에 이로운 생활 방식만큼 당신을 아름답게 해줄 수는 없다. 이제 피부에 영양을 공급하는 방법을 하나하나 살펴보자.

피부에 물 주기, 보습

식물에 물이 필요한 것과 마찬가지로 피부와 뇌 또한 물이 필요하다. 정수한 물을 충분히 마시면 피부에 큰 도움이 된다. 몸에서 유해물질을 털어내고, 피부에 쌓이는 유해물질도 씻어낼 수 있기 때문이다. 녹차나 백차는 콜라겐을 보호하는 것으로 알려져 있어 훨씬 더 도움이 된다.

건강한 지방

오메가 3 지방산 2008년 〈피부연구협회지〉에 실린 한 연구에 따르면, 3개월간 EPA(에이코사펜타에노산)가 함유된 생선기름을 1그램 이상 꾸준히 섭취한 여성의 피부 탄력성이 향상되었다고 한다. 오메가 3 지방산은 자외선에 노출된 피부를 빨리 회복시키고, 콜라겐의 작용을 촉진할 뿐만 아니라 피부 세포 안의 DNA를 보호하는 역할도 한다. 또한 혈관의 탄력성을 개선해 혈액순환을 촉진하고 피부에 건강한 광채를 준다.

　감마리놀렌산(GLA) 감마리놀렌산은 '좋은' 오메가 6 지방산이다. 대개 보라지, 이브닝 프림로즈 또는 블랙 커런트 씨 오일에서 추출된다(보라지에 가장 함량이 많다). 1개월에서 3개월간 보라지 오일에 함유된 GLA를 500밀리그램 섭취한 후 피부가 매끄러워지고 촉촉해진 사례가 있다. 또한 건조하고 가려운 피부를 진정시키는 데도 도움이 된다. 생선기름과 함께 섭취하면 표피에서 손실되는 수분을 줄일 수 있다. 적어도 한 달만 생선기름과 GLA를 함께 섭취해보자. 그 정도 시간이면 피부에 효과가 나타나기 시작할 것이다.

　아세틸콜린 학습과 기억을 돕는 뇌의 신경전달물질로서 뇌는 물론 피부에도 매우 중요한 영양 성분이다. 아세틸콜린은 몸에 수분을 공급하기 때문에 이것이 없으면 몸 안이 마르기 시작한다(뇌부터 건조해진다). 건조하고 주름진 피부는 기억력 또한 약해진다는 신호일 수 있다. 아세틸콜린 결핍은 치매의 지표다.

다음은 아세틸콜린을 늘리는 데 도움이 되는 식품이다.

- 계란
- 칠면조 간
- 대구, 연어, 틸라피아
- 새우
- 대두 단백질
- 땅콩버터
- 귀리 껍질
- 잣
- 아몬드
- 헤이즐넛
- 마카다미아 너트
- 브로콜리
- 방울양배추
- 오이, 주키니 호박, 상추
- 무지방 우유
- 저지방 치즈
- 저지방 요구르트

아세틸콜린을 늘리기 위해 보조제를 섭취하는 것도 좋은 방법이다. 포스파티딜콜린, 아세틸-L-카르니틴, 알파리포산, 망간, 후페르진 A가 들어간 보조제를 섭취한다.

차 안에서 밖으로 광채가 나는 건강한 피부를 위해서는 백차, 녹차, 홍차 등을 마시는 게 좋다. 차에 들어 있는 폴리페놀이 피부에 유익한 항염증 작용을 한다는 연구 결과들이 있다. 〈피부학자료집〉에 발표된 한 연구는 하루에 우롱차 3컵을 마신 사람들 중 54퍼센트에서 습진 증상이 완화된 것을 발견했다. 하루에 녹차 2~6컵을 마시면 피부암을 예방하는 데 도움이 되고, 햇빛에 노출된 피부의 변화를 최소화해서 햇빛으로 인한 손상을 역전시킬 수 있다는 연구 결과도 있다.

또한 백차가 피부 노화를 예방하는 데 강력한 효과가 있고, 암과 류머티즘 발생 위험을 줄일 가능성이 있다는 매력적인 연구 결과도 새로 나왔다. 한 연구에서는 21가지 식물 및 허브 추출물을 실험했는데, 그중 백차의 효과가 유난히 월등했다. 백차는 노화 방지에 효과가 있고, 항산화제 함량이 풍부하며, 피부 구조를 이루는 단백질을 보호한다. 특히 엘라스틴과 콜라겐을 보호하는 능력이 뛰어나서 주름과 처짐을 줄여주므로 피부 강도와 탄력성이 개선된다. 하루에 백차를 한 잔만 마셔도 굉장한 효과가 있다.

얼굴에 영양 공급하기

일본 여성은 피부가 아름답기로 유명하다. 심지어 나이를 거의 안 먹는 것처럼 보이기도 한다. 세계 최장수 기록을 세운 사람들은 일본인인 경우가 많다. 그들의 피부에는 노화의 조짐이 적게 나타난다. 연구자들은 식단과 관계가 있을 거라고 예상한다. 일본 사람은 해산물과 채소를 많이 먹고, 당분과 나쁜 지방을 적게 먹는다. 식물에 비옥한 흙과 영양 성분을 주면 아름답게 보이는 것과 마찬가지로 건강한 음식을 먹으면 얼굴도 그렇게 보일 것이다.

올리브 오일, 생선 및 해산물, 견과류, 콩류, 요구르트, 차, 통곡물, 진한 녹색 채소, 진한 색 과일과 베리 종류를 많이 섭취한 노인들에게 노화의 조짐이 가장 적게 나타났음을 발견한 연구 결과가 있다. 반면에 기름진 가공 육류, 포화지방, 감자, 달콤한 음료와 디저트를 많이 먹은 사람들은 피부 주름이 생길 위험이 더 높았다. 우리가 먹는 것은 피부에 고스란히 나타난다. 따라서 피부를 아름답게 만들어주는 성분을 먹어야 한다.

마요 클리닉 피부과 전문의 로렌스 E. 깁슨 박사는 건강한 피부에 가장 좋은 식품으로 다음과 같은 것을 꼽는다.

- 당근이나 살구 등 노란색과 주황색 과일 및 채소
- 블루베리
- 시금치와 기타 녹색 잎채소
- 토마토
- 완두콩, 렌틸 등 콩류
- 생선, 특히 연어
- 견과류

섬유질이 풍부한 식품을 충분히 먹으면 혈당이 급격히 오르는 것을 막아주므로 피부를 비롯한 신체 노화의 주범인 당화를 방지할 수 있다.

보조제

피부에 영양을 주는 성분이 포함된(것으로 광고하는) 멀티비타민 제품이 점점 늘어나고 있다. 피부를 위한 멀티비타민 제품에 다음 성분이 들어 있는지 확인하기 바란다.

비타민 C와 라이신 이 항산화제들은 콜라겐을 공격하는 것으로 알려진 세포가 생성하는 효소들을 억제해준다.

비타민 D 염증을 줄이고 면역력을 개선해서 피부가 건강해지도록 도와주는 중요한 비타민이다. 나이를 먹을수록 피부가 햇빛을 받아 비타민 D를 합성하는 능력이 떨어진다. 피부에 난 작은 상처가 잘 낫지 않으면, 비타민 D 보조제를 섭취하는 것이 도움이 된다.

아연 상처를 빨리 낫게 해주고 모발과 피부 건강에 도움이 되는 미네랄이다. 특히 피부염과 비듬으로 고생하는 사람들에게 좋다.

비타민 A와 E 이 두 비타민은 염증 감소에 도움이 된다.

오메가 3 지방산 피부 탄력성을 개선하고, 자외선에 노출된 신체를 보호하고 회복시키며, DNA와 콜라겐을 보호한다. 앞서 언급했듯이 GLA도 도움이 되는데, 오메가 3 지방산 보조제와 함께 섭취하면 시간이 지난 후 피부가 훨씬 촉촉해지고 더 아름다워 보일 것이다.

디메틸아미노에탄올(DMAE) '디놀'이라고도 알려진 DMAE는 비타민 B 복합체 중 하나인 콜린과 유사하다. DMAE는 신경전달물질 아세틸콜린의 전구체이고, 중추신경계에 강력한 영향을 미친다. DMAE는 흔히 뇌의 뉴런 성능 향상에 도움이 되고, 주름을 줄여주며, 피부 상태를 개선하는 등 노화 방지 작용을 하는 것으로 알려졌다.

페닐알라닌 이 아미노산은 우울증과 통증에 도움이 된다. 또한 피부의 색소가 빠져나가 얼룩덜룩해지는 비교적 흔한 만성 피부 질환인 백반증에도 도움이 된다는 과학적 증거가 많다. 백반증은 피부 색소와 관련된 세포들이 죽거나 제대로 기능하지 못할 때 생긴다.

알파리포산 이 물질은 우리 몸에서 자연스럽게 생성되며, 여러 상황에서 세포가 손상되지 않도록 보호한다. 알파리포산이 피부 조직에도 도움이 된다는 연구 결과들이 많다.

포도씨 추출물 와인과 포도 주스를 만들 때 버려지는 포도씨에서 추출한 물질이 여러 가지로 건강에 도움이 된다는 연구 결과들이 많다. 콜라겐과 결합해 피부를 젊어 보이게 하고, 탄력과 유연성을 증가시키는 항산화 작용을 하기 때문이다.

생균제 장은 건강의 지표인 경우가 많다. 특히 스트레스와 관련해서는 더욱 그렇다. 두려움과 분노의 감정이 내장의 건강한 박테리아 수를 열 배나 감소시킬 수 있다는 것을 아는가? 아프거나 정서적 스트레스가 심할 때 또는 과음한 후에는 케피르(우유나 양젖 등을 발효시킨 음료-옮긴이)나 요구르트 같은 발효 유제품 또는 질이 좋은 생균제를 섭취하면 몸이 빨리 회복된다. 생균제는 자외선에 노출된 후 정상적인 면역 기능을 회복하는 데도 도움이 된다. 아직 인간에는 실험하지 못했지만 동물실험 결과 햇빛에 노출된 피부를 재생할 가능성도 있는 것으로 나타났다.

인공 감미료인 스플렌다(수크랄로스)는 우리 몸에 좋은 박테리아를 감소시키고, 몸의 건강한 pH 균형을 깨뜨리는 것으로 알려졌다. 따라서 이 물질을 당분 대체제로 사용하지 않는 것이 좋다. 대신에 스테비아를 추천한다.

호르몬 균형이 중요하다

뇌와 피부 건강을 위해서 호르몬 수치를 확인하고, 균형 있게 유지하는 것이 중요하다. 테스토스테론, 에스트로겐, 프로게스테론(황체호르몬), 갑상선호르몬, 코르티솔 수치에 이상이 생기면 심각한 문제가 발생할 수 있다. 그러나 인공적인 호르몬 대체요법을 시도하기 전에 식단과 환경부터 뜯어고치자. 예를 들어 당분을 많이 먹으면 테스토스테론 수치가 25퍼센트나 줄어들 수 있다. 테스토스테론은 성욕호르몬이라고도 불린다. 여성의 경우 에스트로겐 대체요법을 적절히 실시하면, 피부 보습에 영향을 미치는 콜라겐 손실을 막아서 피부 노화를 둔화시킬 수 있다.

햇빛은 충분히, 그러나 지나침은 금물

대부분의 사람들은 하루에 약 20분 정도 햇빛을 받아야 건강한 비타민 D 수치를 유지할 수 있다. 또한 미국의 경우 워싱턴 주나 오리건 주처럼 몇 달 동안 해가 잘 안 나는 지역에 산다면, 비타민 D_3 보조제를 섭취해서 적정 수치를 유지할 수도 있다. 다만 오전 11시에서 오후 2시 사이 햇빛이 가장 강한 시간은 피하자. 식물에게 필요한 그늘과 햇빛의 양은 저마다 다르다. 사람도 마찬가지다. 연한 금발, 빨간 머리, 피부가 흰 사람들은 햇빛 노출을 특히 조심해야 한다. 그들은 피부색이 누렇거나 검은 사람들보다 피부암에 걸릴 위험이 훨씬 더 높기 때문이다.

자외선 차단제 햇빛에 과다 노출될 경우 피부에 미칠 수 있는 영향에 대한 연구 결과가 나온 뒤로 SPF 지수가 높은 자외선 차단제를 듬뿍 바르라고 충고하는 경우가 많다. 그러나 자외선 차단제의 일부 성분은 햇빛에 적절히 노출되는 것보다 몸에 더 해로울 수 있다. 비영리단체인 환경실무위원회 웹사이트에는 안전한 자외선 차단제 리스트가 나와 있다(www.ewg.org). 또한 미국 사람들의 비타민 D 수치가 위험할 정도로 낮은 수준인 것도 고려해야 한다. 따라서 내가 보기에는 햇빛 노출을 조심하면서 조절하는 것이 정답인 듯하다. 비타민 D 수치를 건강한 수준으로 유지하기 위해 햇빛을 충분히 받되 피부가 위험해질 정도로 지나친 것은 금물이다. 자외선 차단제 없이 하루에 20분 정도 햇빛을 받는 것을 시도해보자. 화상을 입을 정도로 노출되는 것은 절대 안 된다. 그리고 검사를 통해 25-하이드록시 비타민 D 수치를 확인하라.

하루에 다섯 번 과일과 채소로 선탠하기 카로티노이드가 포함된 과일과 채소를 많이 먹으면 피부에 황금색 광채가 난다는 연구 결과들이 있다. 카로티노이드는 피부색을 미묘하게 바꾼다. 이것은 붉은색과 관련이 있는 항산화제로서 토마토, 고추, 자두, 당근 등에 들어 있다. 카로티노이드를 먹으면 백인의 경우 피부가 건강해 보이는 황금색으로 변한다. 카로티노이드는 피부 아래 지방층에 저장되며 피부를 통해 혈청으로 배출되는데, 이것이 다시 표피에 흡수되어 황금색이 돌게 한다. 이 물질에는 뇌 건강에도 좋은 강력한 항산화제가 포함되어 있다. 사람들이 연한 피부색보다 건강해 보이는 황금색 피부를 더 매력적으로 느낀다는 연구 결과도 있다. 살짝 핏기가 돌고 산소가 풍부한 분홍색 피부는 심장과 폐의 건강을 암시하므로 전체적으로 건강해 보이는 효과가 있다.

혈관 건강이 곧 피부 건강

혈액순환이 핵심이다. 피부에는 엄청나게 많은 혈관이 있으므로 피부 자체가 관다발 조직인 셈이다. 이 혈관들이 혈액순환을 촉진하고, 피부를 청소한다. 심혈관계가 막히고 혈액순환이 제대로 되지 않으면 피부는 분홍색이 사라지고 늙어 보인다. 나이 든 사람은 주름 말고도 혈액순환이 불량해서 누렇고 창백한 피부를 가진 경우가 많다.

신선한 공기를 마시며 심호흡을 하자. 식물에 유리 뚜껑을 씌워두면 오래가지 못할 것이다. 살아 있는 생물은 산소가 필요하다. 그것도 아주 많이 필요하다. 심호흡 운동은 몸을 차분하게 가라앉히고, 혈액에 산소를 많이 보낸다. 실외, 특히 나무가 많은 곳에서 심호흡(일명 삼림욕)을 하면 코르티솔이 감소하고, 노화의 주범인 당화를 방지해서 건강을 개선할 수 있다.

빈혈을 조심하자. 빈혈이 생기면 건강한 적혈구 수치가 너무 낮아져 유령처럼 보일 수 있다. 적혈구에는 조직에 산소를 운반하는 헤모글로빈이 포함되어 있다. 산소가 부족하면 우리 몸의 기관들이 스트레스를 받을 수 있다. 피부가 창백하거나 현기증, 어지러움 등의 증상이 있으면 빈혈을 의심해봐야 한다.

피부로 가는 혈류를 증가시키자. 혈액순환을 돕는 최고의 방법은 운동이다.

1. 운동은 몸을 개운하게 해준다.

"유해물질을 스스로 제거할 수 있는 수많은 메커니즘(신장, 간, 피부 등)을 가진 것은 인체밖에 없어요."

아칸소 주 포트스미스 존슨 더마톨로지 병원의 피부과 전문의 산드라 M. 존슨 박사는 말한다.

"운동은 피부로 가는 혈류를 증가시키고 신경 자극과 땀선 작용을 촉진해서 유해물질을 제거하지요."

유해물질을 땀으로 배출한 후에는 반드시 씻어내라. 운동 후 샤워를 하지 않으면 피부에 남은 유해물질이 모공을 막아서 세균 감염 또는 곰팡이 감염을 일으킬 수 있다.

2. 운동은 근육을 탄력 있게 만든다.

피부 아래의 탄력이 강할수록 피부는 더 건강하게 느껴진다. 탄력 있는 근육은 셀룰라이트가 보이는 것을 최소한으로 줄여준다. 운동으로 셀룰라이트를 제거할 수는 없지만 겉보기에 더 나아지는 효과가 있다.

3. 운동은 피부로 가는 산소와 혈류를 증가시킨다.

규칙적으로 운동하면 2형 당뇨 환자의 경우 절단이 불가피한 피부 질환의 발생 위험이 줄어들 만큼 혈류가 증가한다는 연구 결과가 있다. 운동으로 혈류가 증가하면 피부 표면에 산소와 영양 성분이 더 많이 공급된다.

4. 운동은 스트레스를 줄여준다.

운동은 오래전부터 스트레스를 줄이는 데 좋은 방법으로 알려졌다. 운동을 해서 얻는 몸과 마음의 이익은 표정에도 확대될 수 있다. 덜 찌푸리고, 더 많이 웃게 되기 때문이다. 또한 피부 질환 중에는 스트레스로 인해 발생하는 것도 있다.

5. 운동은 얼굴에 아름답고 자연스러운 광채가 나게 한다.

운동을 하면 피부가 탄력 있고 건강하게 보이도록 해주는 유분이 더 많이 생성된다. 얼굴을 젊고 건강하고 매끄럽게 관리하려면 반드시 운동을 해야 한다.

수면무호흡증을 치료하자. 수면무호흡증이 있는 사람은 피부암에 걸릴 위험이 높다는 새로운 연구 결과가 있다. 또한 건선과 수면무호흡증도 관계가 있는 것으로 보인다. 이 2가지 문제는 피부를 포함해 모든 기관에 산소와 혈류가 부족할 때 일어날 수 있다. 또한 알코올과 비만은 수면무호흡증에 걸릴 가능성을 높일 수 있다. 밤에 잘 자고도 낮에 졸린 경우가 많다면, 또는 같이 자는 사람에게서 코를 골고 숨을 멈추는 것 같다가 다시 코를 골고 숨을 쉰다는 말을 들었다면, 수면 검사를 받아보아야 한다. 수면무호흡증 진단을 받고 치료를 받으면, 피부로 가는 혈류와 산소와 영양 성분이 증가하는 것은 물론이고, 활력과 건강 상태가 크게 개선될 것이다.

주름을 줄이려면 스트레스를 줄여라

식물을 아무렇게나 뽑아 옮겨 심거나 극단적인 고온 또는 저온에 노출시키면 충격을 받고 망가질 수 있다. 마찬가지로 스트레스는 우리의 건강이나 아름다움에 전혀 도움이 되지 않는다. 많은 사람들은 스트레스가 심한 시기에 머리카락이 하얗게 세거나 빠진다. 정말 그런지 믿을 수 없다면, 역대 대통령들의 재임 시절 사진을 살펴보라. 전형적인 노화 측정 방법을 사용했을 때 미국 대통령이 재임 중 해마다 약 2년씩 늙는다는 과학적 증거가 있다.

마사지를 받자. 마사지는 피부의 혈액순환을 자극하는 데 도움이 된다. 마사지를 받으면 스트레스 호르몬이 감소하고, 몸 전체가 이완된다는 연구 결과가 있다. 마사지는 상처 자국을 없애는 데도 도움이 된다.

최면요법을 시도하거나 스스로 긴장을 풀려고 노력하자. 최면요법은 기분을 달래는 데 효과적이다. 스트레스가 심할 때 긴장을 푸는 데도 도움이 되고, 밤에 푹 잘 수 있게 해준다.

잠꾸러기 미인이 되자. 밤에 잠을 못 자면 얼굴, 특히 눈 주위에 표가 난다. 여성의 경우 잠을 충분히 못 자면 피부 보호 기능이 떨어지고, 수분 손실이 커지며, 염증성이 강한 화학물질이 몸 안을 돌아다닌다. 한편 잠을 잘 자면 내장에 건강한 박테리아가 유지된다(반대로 수면이 부족하면 내장에 건강한 박테리아 수가 감소한다. 잠을 못 잘 때는 생균제 섭취가 좋은 예방책이다). 흥미롭게도 피부 건강은 노화 방지 작용을 하는 2가지 뇌 화학물질, GABA와 멜라토닌과 관계가 있다. GABA는 콜라겐을 만들어내는 세포의 생존을 돕는다. 그리고 멜라토닌이 부족하면 표피가 얇아질 수 있다. 만성 불면증에 시달리는 사람들은 이 2가지 화학물질의 수치가 적다.

아로마 요법을 시도하자. 한 수면 연구에서는 피험자들이 자는 방에 재스민과 라벤더향 극소량을 흘려보냈는데, 편안한 숙면을 돕는 점에서는 재스민이 라벤더보다 절대적으로 월등했다. 쟈스민향을 맡은 사람들은 덜 움직이고 더 깊이 잤다. 사용된 양은 극히 적어서 피험자들은 의식적으로 냄새를 감지할 수 없었다. 즉 자연스러운 향기가 아주 조금만 있어도 도움이 될 수 있다.

유해물질 노출을 피해라

식물이 흙이나 공기를 통해 유해한 화학물질에 노출되면 시들해지는 것과 마찬가지로 뇌와 피부도 내적으로나 외적으로 유해물질에 노출되면 쇠약해질 수 있다. 뇌 스캔 영상에서 유해물질에 노출된 뇌는 울퉁불퉁하고, 물결처럼 구불구불하고, 고르지 않은 상태를 보였다. 알코올, 약물 같은 체내에서 소화되는 유해물질은 물론이고, 석면과 납, 페인트 같은 환경 유해물질의 경우에도 마찬가지다. 유해물질에 노출되면 피부가 거칠어지거나 색깔이 얼룩덜룩해지고, 발진 또는 주름 등이 생길 수 있다. 다음은 피부를 보호하기 위해 피해야 할 몇 가지 방법이다.

담배를 끊자. 니코틴은 피부로 가는 혈류를 감소시켜서 건강한 분홍색 광채를 빼앗는다. 또한 피부가 탄력을 잃고 주름이 많아진다. 담배를 빠는 행위 자체가 윗입술 윗부분에 미세한 주름을 만든다. 10년 이상 담배를 피우면 '흡연자 얼굴'이 될 수 있다. '흡연자 얼굴'은 1985년 더글러스 모델 박사가 〈영국의학협회지〉에 발표한 연구에 나오는 용어다. 그는 사람들의 얼굴 특징만 보고서 장기적인 흡연자를 구분할 수 있음을 보여주었다. '흡연자 얼굴'을 가진 사람들은 실제 나이보다 더 늙어 보였다. 그들은 입술 위와 아래, 눈 가장자리, 뺨, 턱에 주름이 많고, 수척해 보이고, 피부가 칙칙하고, 안색이 불그스름했다. 게다가 〈임상종양학회지〉에 실린 연구에 따르면, 흡연자는 편평 상피 세포암이라는 특정 유형의 피부암에 걸릴 가능성이 비흡연자보다 세 배 높다고 한다.

최종당화산물(AGE)을 피하자. 단것과 혈당 지수가 높은 음식을 너무 많이 먹어도 주름이 생길 수 있다. 〈영국피부학회지〉에 실린 연구는 당분을 섭취하면 자연스럽게 당화가 촉진되는 것을 발견했다. 이 과정에서 당분은 단백질에 붙어 AGE라는 유해한 분자를 형성한다. AGE는 뇌를 손상시키고, 피부를 탱탱하고 탄력 있게 유지하는 데 도움을 주는 섬유 단백질 콜라겐과 엘라스틴도 망가뜨린다. 당분을 많이 섭취할수록 이런 이로운 단백질이 더 많이 손상되고, 얼굴 주름이 늘어난다. 또한 건조한 열기로 조리하는 것보다 수분과 함께 조리하는 것이 AGE를 줄이는 데 도움이 된다. 즉 뜨거운 열로 굽는 것보다 찌거나 삶는 것이 피부에 더 건강한 선택이다.

카페인을 제한하자. 커피, 차, 초콜릿, 일부 허브 제품의 지나친 카페인은 피부에서 수분을 빼앗는다. 수분이 부족한 피부는 건조해 보이고, 주름이 많아 보인다.

알코올을 조심하자. 알코올은 탈수 효과가 있어서 피부에서 수분을 짜내고, 주름을 늘어나게 한다. 또한 피부의 혈관과 모세혈관을 확장시킨다. 과음을 하면 혈관이 정상적인 색조를 잃고 영구적으로 확장되어서 얼굴의 홍조가 사라지지 않는다. 또한 알코올은 피부 세포 재생과 관련된 중요한 항산화제인 비타민 A를 고갈시킨다. 알코올 중독은 간을 손상시키고, 몸에서 유해물질을 제거하는 능력을 약화시킨다. 따라서 신체와 피부의 유해물질이 증가하므로 실제보다 더 늙어 보인다.

웃음과 섹스, 피부가 행복해지는 습관

웃으라! 얼굴 나이가 젊어진다!

진심으로 행복할 때 자연스럽게 나오는 웃음은 무엇보다도 강력한 나이 지우개가 될 수 있다. 차분하면서 집중력이 높은 뇌를 가진 사람들과 여러모로 건강한 인생을 사는 사람들은 더 행복해하고 자주 웃는 경향이 있다. 또한 자신에게 주어진 혜택을 신이나 타인에게서 받은 선물로 여기는 사람은 건강하게 나이를 먹고 장수하는 경향이 있다는 사회심리학 연구 결과도 있다. 따라서 과일과 채소를 많이 먹고,

물과 차를 마시고, 뇌와 피부에 좋은 보조제를 섭취하고, 운동을 충분히 한다. 그리고 매일 감사의 기술을 연습하고 자꾸 웃을 이유를 만들면 성형수술 못지않은 리프팅 효과를 얻을 수 있다.

마흔이 넘어서도 쌩쌩함을 유지하는 방법

프랭크 시나트라가 부른 '당신 때문에 마음이 젊어져요'라는 히트곡 제목은 '당신 때문에 몸과 피부가 젊어져요'라고 바꿔 말할 수도 있다. 규칙적이고 행복한 성생활을 하고 사랑하는 사람과 성적으로 긴장감이 있는 관계를 유지하는 사람들은 더 젊어 보인다. 실제로 우리는 사랑을 하고, 파트너와 만족스러운 섹스를 즐길 때 더 멋져 보인다.

왜 그럴까? 어떤 면에서는 피부에도 뇌가 있다. 다시 말해 피부에는 뇌와 연결된 신경세포들이 아주 많다. 그래서 피부가 손길에 그렇게 빨리 반응하는 것이다. 피부는 감각기관이고 성적인 기관이므로 애무를 받으면 쉽게 흥분한다. 노화가 진행되면 피부의 신경 말단이 점점 둔감해진다. 그렇기 때문에 우리는 뇌·심장·피부·생식기 건강에 투자해야 한다. 뇌가 건강해야 건강한 성생활을 즐길 수 있다. 그러나 성생활이 원활하면 뇌와 심장과 피부에도 도움이 된다는 것을 아는가? 이것은 인생에서 가장 멋진 윈윈 전략 중 하나다.

스코틀랜드에서는 일주일에 세 번 섹스하면 평균 10년 더 젊어 보일 수 있다는 연구 결과가 나왔다. 연구팀은 10년 동안 다양한 생활 방식을 주제로 유럽과 미국의 남녀 3500명을 인터뷰했다. 참여한 사람들의 나이는 20세에서 104세까지 다양했지만 대부분 45세에서 55세 사이였다. 이 그룹의 공통점은 나이에 비해 젊어 보인다는 것이었다. 6명의 심사위원이 매직미러로 관찰한 후 평가를 내렸는데, 그들은 피험자 나이를 실제 나이보다 7년에서 12년 더 젊게 추측했다.

이 연구에 따르면, 왕성한 성생활은 젊어 보이는 정도를 결정하는 두 번째로 중요한 요인이었다. 노화를 둔화시키는 데 섹스보다 더 중요한 요인은 운동밖에 없었다. 젊어 보이는 피험자들은 평균 일주일에 세 번 섹스를 했다. 일주일에 세 번보다 많은 섹스는 특별히 더 유리한 점이 없어 보였다. 3은 젊음의 광채를 유지하는 마법의 숫자였다.

또한 이 연구는 지지와 공감을 포함해 좋은 관계가 뒷받침되지 않은 섹스는 노화를 늦추는 효과가 없음을 발견했다. 실제로 불륜이나 여러 사람을 상대로 한 무분별한 섹스는 근심과 스트레스를 일으켜 노화의 원인이 될 수 있다.

인생이 달라지는 섹스를 해야 하는 13가지 이유
바람직한 성생활이 좋은 이유를 살펴보자. 이유를 알고 나면 의사들이 행복, 건강, 장수를 원하는 사람들에게 "집에 가서 일주일에 세 번 파트너와 섹스하세요"라고 처방하지 않는 이유가 궁금해질 것이다.

- 평균적으로 섹스 한 번에 약 200킬로칼로리의 지방을 태울 수 있다. 이는 30분간 격렬하게 달리는 것과 마찬가지 효과가 있다.
- 섹스를 하면 뇌에서 자연스럽게 생성되는 화학물질인 엔도르핀이 분비된다. 진통제 역할을 하는 엔도르핀은 일부 항우울제나 불안 치료 약물만큼 혹은 그보다 더 효과적이다.
- 남자의 경우 섹스는 성장 호르몬과 테스토스테론 분비를 자극하는 효과가 있다. 테스토스테론 호르몬이 충분하면 뼈와 근육이 튼튼해지고 피부가 건강하게 보인다.
- 남녀를 불문하고 섹스는 면역력을 개선하는 물질의 분비를 촉진

한다는 연구 결과가 있다. 펜실베이니아 주 윌크스배러 윌크스 대학교 연구팀은 일주일에 1~2회 섹스하면 면역력이 30퍼센트 개선된다는 것을 발견했다.

- 남자의 오르가슴은 여자에게도 이로울 수 있다. 한 연구 결과 정액이 여성의 우울증 해소에 도움이 되는 것으로 나타났기 때문이다. 또 다른 연구는 남성 파트너가 콘돔을 사용하지 않는 경우 콘돔을 사용하는 경우보다 여성이 우울증에 걸릴 가능성이 낮은 것을 발견했다. 이유는 확실하지 않지만, 정액에 들어 있는 호르몬인 프로스타글란딘이 여성의 생식관에 흡수되어 여성 호르몬을 조절한다는 이론이 있다.

- 연구 결과 섹스는 항암 작용을 한다고 한다. 아마 섹스를 하는 도중과 이후에 긍정적인 호르몬이 생성되기 때문일 것이다.

- 섹스를 많이 하는 사람들은 더 잘 먹고, 운동을 많이 하는 경향이 있다. 섹스와 건강한 습관 중 어느 것이 먼저인지는 확실하지 않다. 섹스는 한 사람의 움직임이 자연스럽게 다른 사람의 움직임을 촉진하므로 또 다른 인생의 원원 전략이라고 할 만하다.

- 만족스러운 섹스를 (많이) 하면 에스트로겐과 DHEA(디하이드로에피안드로스테론) 같은 호르몬 수치가 증가할 수 있다. 이 호르몬들은 피부를 더 매끈하고 탱탱하게 만들어준다.

- 섹스는 돈이 많은 것보다 더 큰 행복감을 준다. 미국경제연구소는 규칙적인 섹스가 연 수익 10만 달러 증가와 동일한 수준의 행복감을 준다는 연구 결과를 발표했다.

- 북아일랜드 벨파스트 퀸스 대학교의 한 연구는 일주일에 세 번 이상 섹스하는 남성은 심장병에 걸릴 위험이 절반으로 줄어들 수 있음을 발견했다. 또한 규칙적인 섹스는 남성이 뇌졸중에 걸

릴 위험도 절반으로 줄여준다.

- 컬럼비아 대학교 내분비학자들은 일주일에 최소 한 번 이상 섹스하는 여성이 그렇지 않은 여성보다 생리 주기가 더 규칙적인 것을 발견했다.

- 듀크 대학교의 한 연구는 수명에 영향을 미치는 중요한 생활 방식 인자를 확인하기 위해 25년에 걸쳐 252명을 추적했다. 연구에 포함된 생활 방식 인자 중에는 섹스 빈도와 과거와 현재의 섹스 만족도가 있었다. 남성의 경우 섹스 빈도는 장수와 관련해 상당히 중요한 예측 인자였다. 여성의 경우 섹스 빈도는 장수의 예측 인자가 아니었지만, 과거의 섹스 만족도가 높았던 여성이 더 오래 살았다. 이 연구는 섹스, 쾌락, 장수가 서로 긍정적인 관계가 있음을 암시했다.

- 성관계 동안에는 골반, 허벅지, 엉덩이, 팔, 목, 가슴의 근육이 수축한다. 〈맨스 헬스〉 잡지는 침대를 이제까지 발명된 최고의 운동기구라고 불렀을 정도다.

섹스는 젊음을 유지해준다

1982년에 나는 워싱턴 DC 월터 리드 육군병원의 외과 병동에서 인턴으로 일하고 있었다. 그해 8월 제시가 병원에서 퇴원했다. 그는 2주 전 입원해서 응급 탈장 수술을 받았는데, 몇 가지 사소한 합병증을 겪고 있었다. 나는 지금도 제시를 생생히 기억한다. 그의 나이는 100세였지만 30년은 더 젊은 사람처럼 말하고 행동했기 때문이다. 그는 내가 그해 (혹은 그 이후에) 이야기를 나누었던 젊은 환자들 못지않게 정신이 맑아 보였다. 나는 그와 특별한 정을 나누었다. 매일 기껏해야 5분 정도 있다가 나가는 외과 인턴들과 달리 그가 병원에 있는 동안 그의 삶에 대한 이야기를 나누면서 많은 시간을 보냈기 때문이다. 다른 인턴들은 최신 수술 기법을 배우는 것에만 관심이 있었다. 그러나 나는 제시의 이야기에 관심이 있었고, 제시의 장수와 행복 비결을 알고 싶었다.

제시는 병원에서 100번째 생일을 맞았다. 굉장한 사건이었다. 제시보다 30년 젊은 아내(두 번째 아내)와 간호사들이 이벤트를 준비했다. 제시와 아내 사이에는 깊은 사랑과 장난기, 신체 접촉이 있었다. 분명히 그들은 여전히 '뜨거웠다'.

그는 퇴원하기 직전 내가 카운터에서 메모하는 것을 보고 자기 방으로 오라고 손짓했다. 그는 가방을 다 쌌고, 흰 셔츠에 갈색 정장을 입고 파란 베레모를 쓴 차림이었다. 제시는 내 눈을 깊이 들여다보며 조용히 물었다.

"얼마면 돼요, 의사 양반?"

"얼마면 되느냐니, 뭐가요?"

"아내와 사랑을 나눌 수 있을 때까지 얼마나 기다리면 되느냐고요."

나는 잠시 가만히 있었다. 그는 나지막한 목소리로 말을 이었다.

"백 살까지 사는 비결을 알고 싶소, 의사 양반? 아내와 사랑을 나눌 기회를 절대 놓치지 마시오. 내가 얼마나 기다리면 되겠소?"

내 얼굴에 서서히 웃음이 번졌다.

"일주일 정도면 괜찮아지실 것 같아요. 처음에는 살살 조심하세요."

그러고 나서 나는 그를 안아주었다.

"감사합니다. 제가 앞으로 살아갈 세월에 대해서 희망을 주셨어요."

과학은 마침내 30년 후 제시를 따라잡았다. 지금은 건강한 성생활과 장수의 관계를 발견한 연구 결과들이 아주 많다. 제시의 사례에서 얻을 수 있는 교훈은 오늘날에도 여전히 유효하다. 지금까지 다루었듯이 장수와 관련된 인자는 수없이 많지만, 사랑하는 사람과 자주 성생활을 하는 것도 그중 하나다.

아름다움과 뇌의 관계

이 장에 소개된 방법을 6개월에서 1년간 적용한다면 당신도 조니처럼 성형수술이 전혀 필요하지 않을 것이다. 더 나아가 장수할 가능성이 높아지고, 뚱뚱해지거나 우울증, 치매, 심장병, 암에 걸릴 가능성은 줄어들 것이다. 우리 몸에서 가장 중요한 기관인 뇌와 피부가 좋아지면, 당신은 더욱 건강해지고, 행복해지고, 섹시해질 것이다.

혈액순환,
피부 건강,
성생활을 개선하는
20가지 브레인 팁

1. 피부 건강은 뇌 건강을 시각적으로 반영하는 지표다.

뇌와 피부의 관계는 굉장히 밀접해서 피부를 '바깥의 뇌'라고 부르는 사람들이 등장했을 정도다. 뇌를 잘 돌보면 피부 상태도 개선될 것이다. 섣불리 성형수술을 하기 전에 뇌에 이로운 생활 방식으로 외모가 어떻게 달라질 수 있는지부터 확인하자!

2. 영양이 풍부한 식단으로 살을 빼면 오히려 젊어진다.

영양이 풍부한 식단으로 살을 빼면 5킬로그램만 빠져도 얼굴이 엄청나게 젊어질 수 있다. 건강한 식이요법으로 살을 뺀 사람들은 몰라보게 젊어 보인다는 말을 듣는 경우가 많다. 한편 칼로리는 줄였더라도 영양 성분이 빈약한 식품을 먹고 살을 뺀 경우에는 핼쑥하고, 약해 보이고, 주름이 자글자글한 경우가 많다.

3. 아름다움은 뇌에서 시작된다.

정서적으로 균형 잡힌 뇌는 얼굴 근육을 이완시키고, 더 차분한 외모와 자주 웃는 얼굴을 만들어낸다. 뇌에 영양을 공급하면 피부에도 영양이 공급되므로 더 매력적인 피부가 된다.

4. 운동은 피부를 아름답게 만든다.

운동을 하면 혈류가 증가하고, 유해물질이 배출되고, 근육이 탄력 있어지고, 피부가 건강한 색조를 띠고, 스트레스가 줄어서 주름이 덜 생긴다. 피부가 건강해지는 식단과 함께 매일 운동하는 것을 병행하라.

5. 물을 마시면 몸에서 유해물질을 씻어내는 데 도움을 준다.

그러나 피부를 촉촉하게 유지하고, 햇빛으로 인한 손상에서 보호하려면 매일 생선기름 1그램 이상을 섭취해야 한다. 보라지, 이브닝 프림로즈 또는 블랙커런트 씨 오일도 건조한 피부를 개선한다.

6. 차를 많이 마셔라. 차는 항염증, 피부암 예방, 노화 역전에 도움을 준다.

안에서 밖으로 광채가 나는 건강한 피부를 위해서는 백차, 녹차, 홍차 등을 마시는 게 좋다. 차는 항염증 작용을 하므로 피부암을 예방하고 노화를 역전시키는 데 도움을 준다. 백차는 엘라스틴과 콜라겐을 보호하는 능력이 뛰어나서 주름과 처짐을 줄여주므로 피부 강도와 탄력성이 개선되는 것으로 알려졌다.

7. 우리가 먹는 것은 피부에 고스란히 나타난다.

진한 녹색 채소, 해산물, 차, 진한 색 과일과 베리 종류를 많이 먹는 문화에서는 사람들의 피부가 더 젊어 보인다. 한편 가공 육류, 포화지방, 백설탕, 전분을 많이 먹는 사람들은 더 빨리 늙는다. 따라서 피부를 아름답게 만들어주는 성분을 먹어야 한다.

8. 노란색, 주황색 과일과 채소가 피부에 특히 좋다.

피부에 해로운 선탠을 피하고, 건강한 카로티노이드가 풍부한 노란색과 주황색 과일 및 채소를 많이 먹어 피부에 자연스러운 황금색 광채가 나게 한다.

9. 마사지는 피부의 혈액순환을 자극하는 데 도움이 된다.

마사지를 받으면 스트레스 호르몬이 감소하고 몸 전체가 이완된다는 연구 결과가 있다. 마사지는 상처 자국을 없애는 데도 도움이 될 수 있다. 때때로 스파 데이를 즐기자. 그리고 치유력이 있는 마사지로 몸과 마음을 달래주자.

10. 잠꾸러기 미인이 되어야 한다.

여성의 경우 잠을 충분히 못 자면 피부 보호 기능이 떨어지고, 수분 손실이 커지며, 염증성이 강한 화학물질이 몸 안을 돌아다닌다. 흥미롭게도 피부 건강은 노화 방지 작용을 하는 2가지 뇌 화학물질, GABA와 멜라토닌과 관계가 있다. 이 보조제를 잠자리에 들기 전 섭취하면 수면과 피부에 도움이 된다.

11. 유해물질은 피부를 늙게 한다.

흡연, 당분, 환경 유해물질, 고온의 건조한 열기로 구운 음식, 과음, 카페인 등을 피하고 피부에 유해물질이 없는 상태를 유지한다.

12. 먹는 것만큼 바르는 것도 중요하다.

아마도 피부 건강에 가장 많은 영향을 미치는 것은 우리가 먹는 음식일 테지만, 피부에 바르는 것 또한 중요하다. 유해물질이 없고 뇌에 좋은 석류나 백차 등의 성분이 포함된 고품질 스킨케어 제품으로 피부를 씻어내고, 각질을 제거하고, 탄력 있고 촉촉하게 유지한다.

13. 감사하는 사람이 되려고 노력한다.

그러면 더 행복해지고 많이 웃게 되어 안에서 밖으로 아름다워질 수 있다.

14. 스킨십은 몸과 뇌를 건강하게 만든다.

다른 사람의 손길을 간절히 원한 적이 있는가? 포옹과 애무는 피부를 통해 사랑과 안전한 느낌을 주고받는 행위다. 친구, 배우자, 아이들에게 신체적으로 애정을 표현하는 사람들은 규칙적인 신체 접촉으로 뇌와 몸이 건강해지는 효과를 얻게 될 것이다.

15. 섹스는 젊음의 묘약이다.

사랑하는 사람과 왕성한 섹스를 하면 7년에서 12년까지 더 젊어 보일 수 있다는 연구 결과가 있다. 노화를 둔화시키는 데 섹스보다 더 중요한 요인은 운동밖에 없었다. 사랑하는 사람이 있다면, 일주일에 세 번 사랑을 나누기만

해도 나이보다 더 젊어 보일 수 있다.

16. 섹스는 인생의 윈윈 전략이다.

섹스를 많이 하는 사람들은 더 잘 먹고 운동을 많이 하는 경향이 있다. 섹스와 건강한 습관 중 어느 것이 먼저인지는 확실하지 않다. 섹스는 한 사람의 움직임이 자연스럽게 다른 사람의 움직임을 촉진하므로 또 다른 인생의 윈윈 전략이라고 할 수 있다.

17. 긍정적인 섹스는 피부를 매끈하고 탱탱하게 만들어준다.

만족스러운 섹스를 (많이) 하면 에스트로겐과 DHEA 같은 호르몬 수치가 증가할 수 있다. 이 호르몬들은 피부를 더 매끈하고 탱탱하게 만들어준다.

18. 침대는 최고의 운동기구가 될 수 있다.

평균적으로 섹스 한 번에 약 200킬로칼로리의 지방을 태울 수 있다. 이는 30분간 격렬하게 달리는 것과 마찬가지 효과가 있다. 섹스는 즐거울 뿐만 아니라 탄력 있는 몸과 좋은 기분, 피부에 좋은 호르몬 분비를 보상으로 준다.

19. 불안과 우울증이 있는 사람은 얼굴과 몸이 빨리 늙을 수 있다.

그러나 운동을 하면 뇌에서 자연스럽게 생성되는 화학물질인 엔도르핀이 분비된다. 진통제 역할을 하는 엔도르핀은 일부 항우울제나 불안 치료 약물만큼 혹은 그보다 더 효과적으로 불안을 줄여준다.

20. 남자의 경우 섹스는 성장 호르몬과 테스토스테론 분비를 자극하는 효과가 있다.

테스토스테론 호르몬이 충분하면 뼈와 근육이 튼튼해지고, 피부가 건강하게 보인다. 여자의 경우 규칙적인 섹스는 노화 방지 호르몬의 순환을 도우며 뇌와 몸과 피부를 아름답게 해준다. "너무 피곤해"라거나 "머리가 아파"라는 말이 나오려고 할 때 파트너와 섹스하는 것을 고려하자. 즐거움과 유대감을 느낄 수 있는 것은 물론이고, 가장 자연스럽고 유쾌한 미용 효과를 누릴 수 있을 것이다.

제 7 장

우울증, 스트레스는 지금 당신의 삶을 훔치고 있다

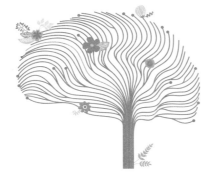

장수하고 싶다면
우울증, 슬픔, 스트레스를 잘 다스려라

Use Your Brain to Change Your Age

인생에 젊음의 샘이 있다면,
그것은 우리의 마음, 재능,
삶에 발휘하는 창의성,
사랑하는 사람들과 함께하는 삶이다.
이러한 것들을 잘 활용할 줄 알면
진정으로 나이를 거꾸로 먹을 수 있다.

― 소피아 로렌

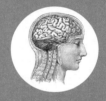

새미는 행복하게 활짝 웃는 햇살 같은 소녀였다. 새미가 막 4학년이 되었을 때 엄마인 크리스는 굉장히 오랜만에 일자리를 구했다. 그 이후로 새미는 불안에 사로잡힐 때가 많았다. 크리스의 퇴근 시간이 늦어서 집에 도착할 때까지 두어 시간은 엄마 친구나 친척들이 새미를 돌봐줬는데도 새미의 불안은 사라지지 않았다. 급기야 새미는 병에 걸릴까 봐 강박적으로 마음을 졸이는 상태까지 되었다.

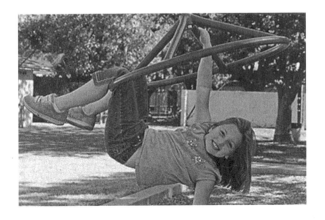

"새미의 불안이 너무 심해져 심리 치료사를 알아봐야 할 정도였어요."

"정말 이상했어요. 그때까지 우리 삶에 일어난 일 중에 그렇게까지 걱정할 일은 전혀 없었거든요. 가족이나 친구가 아프지도 않았고, 죽은 사람도 없었어요."

크리스와 남편 스티브는 심각한 병 혹은 치명적인 병에 걸릴 확률은 '비행기가 집에 충돌할 확률'보다 낮다고 딸을 설득했다. 그러나 새미의 설명할 수 없는 두려움은 계속되었다.

어느 월요일, 새미는 학교에서 집으로 돌아와 수업 시간에 본 영화에 나온 '커다란 자석 기계'를 설명했다. 새미는 그 기계를 보고 겁을 먹었다.

"저는 그게 MRI 기계라고 말해주었어요."

크리스가 말했다. 그리고 어떤 기계인지 차분하게 설명해주었다.

"그리고 나서 우리는 함께 새미의 두려움을 종이에 적었어요. 그리고 제가 물었죠. '이 두려움을 어떻게 할까?' 새미는 종이를 똘똘 뭉치더니 난로에 던졌어요. 눈앞에서 '불안을 던져 사라지게' 한 거죠."

다음 날인 화요일, 새미는 롤러블레이드를 타다가 넘어졌다. 그리고 다음 날 밤에 무릎이 심하게 부어올랐다. 새미는 겁에 질렸다. 크리스는 다음 날 딸을 병원에 데려갔다. 그리고 나서 충격적이고 놀라운 일이 벌어졌다. 말하자면 '비행기가 집에 충돌'한 것이다.

어느 날 아이에게 내려진 두려운 진단

의사는 새미의 무릎이 부어오른 게 종양 때문인 걸 확인하고 남편에게 알리라고 말했다. 새미는 뼈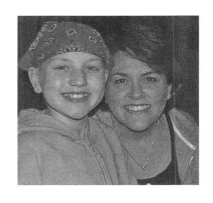
에 서서히 퍼지는 암인 골육종
으로 진단을 받았다. 크리스가
말했다.

"당시에는 어린이가 성장하
면서 겪는 일시적인 불안일 뿐
이라고 생각했지만, 진단을 받
은 후에 몇 가지 장면이 머릿속
을 빠르게 스쳐 지나갔어요. 가족이 함께 외출했을 때 새미가 심하게
숨이 찼던 적이 있었어요. 언젠가 독립기념일에는 다른 아이들이 달
리기를 하는데, 새미는 하지 않겠다고 했었죠."

슬프게도 암이 무릎에서 발견되었을 무렵에는 폐에도 전이되어 있
었다. 그로부터 1년 동안 3주마다 5일에서 7일간 항암 치료를 받았
다. 항암 치료와 더불어 끔찍한 구역질과 탈모가 찾아오고, 기력이 쇠
약해졌다. 의사들은 암이 퍼진 다리를 구하기는 했지만, 다리와 무릎
의 70퍼센트는 티타늄이었다. 새미는 개흉 수술도 받아야 했다. 폐의
종양을 제거하기 위해 가슴을 절개하고 갈비뼈를 드러내는 고통스러
운 대수술이었다.

2008년 11월 치료가 끝났고, 암이 없는 것으로 확인되었다. 그러
나 2009년 1월 새미는 놀이공원에서 또 넘어졌다. 암은 척추로 전이
되었다. 치료, 척추 수술, 개흉 수술은 전보다 더 늘어났고, 새미의 고
통과 부모의 악몽도 몇 배로 늘어났다. 3개월 만의 검사 결과 암은 몸
곳곳에 퍼진 것으로 나타났다. 의사는 종양이 셀 수 없을 만큼 많다고
말했다. 그럼에도 크리스와 스티브는 새미의 생존 의지가 아주 강한
걸 알았기 때문에 암세포의 성장을 늦추기 위해 더 강도 높은 항암

치료를 하기로 했다. 그러나 수많은 힘든 일을 겪느라 칼륨 수치가 매우 낮았던 새미는 어느 날 밤 심장마비가 왔다.

"그 순간 우리 품에서 아이의 생명이 스르르 빠져나가는 걸 느꼈어요. 새미를 잃은 줄 알았죠."

크리스가 말했다. 그러나 스티브는 심폐 소생술을 할 줄 알았기 때문에 새미의 심장박동을 되살리는 데 성공했다. 새미는 정신을 차리고 나서 밝은 빛이 보이기에 가족과 디즈니랜드에 있는 줄 알았다고 말했다. 새미에게는 디즈니랜드가 행복한 곳이었기 때문이다. 새미가 천국을 보았을까? 그 일 이후로 항암 치료는 물론이고, 모든 의학적 개입을 중단했다.

고통스럽고 힘겨운 작별

"그때부터 새미를 살리기 위해 애쓰던 일을 그만두고 소중한 우리 딸이 죽음을 준비하도록 돕기 시작했어요."

크리스가 말했다. 어떤 부모도 감히 상상할 수 없는 일이었다.

새미는 7개월을 더 살았다. 그러나 그 시간은 무시무시한 고통, 병, 우울함으로 가득한 나날이었다. 결국 호스피스가 왔고, 새미는 심장마비가 왔을 때 죽음 너머로 잠깐 행복을 보았지만 마지막까지 몹시 힘들게 싸워야 했다. 마지막 사흘은 크리스나 스티브가 상상할 수 있는 것보다 더 나빴다. 발작이 여러 번 있었다. 어린 딸이 살려고 헛되이 싸우는 모습을 오랫동안 지켜보는 것은 가슴이 찢어지는 일이었다.

"새미는 집에서 죽고 싶어 했어요."

크리스가 눈물을 참으려고 애쓰면서 말했다.

"우리는 마지막까지 그 애를 위해 할 수 있는 모든 일을 했어요. 마지막 순간에 새미는 아빠 품에 꼭 안겨서 죽었지요."

그 마지막 사흘과 3년 반 동안의 엄청난 고통은 크리스의 마음속에서 아프게 반복되며 밤낮으로 생각을 비집고 들어오는 견디기 힘든 기억이 되었다.

상실감 이후 어둠 속으로 빠져드는 삶

새미의 씩씩하고 짧은 생애를 추모하는 아름다운 장례식이 열렸다. 그러나 크리스는 딸에게 마지막 인사를 한 후 자신에게도 작별을 고한 것 같았다.

"새미는 둘째였어요."

"언니 테일러와 남동생 라이언이 있었죠. 물론 급할 때는 부모로서 최선을 다했지만 다른 두 아이는 우리 삶에서 뒷전에 놓일 때가 많았어요. 언제나 새미를 살리려는 노력이 우선이었고, 나중에는 그 애가 삶을 마무리하게 돕는 일이 주가 되었으니까요. 새미를 보살피는 데온 힘을 쏟아부었던 그 기간에 저 자신은 거의 또는 전혀 생각하지 못했어요."

크리스는 엄청난 상실감에 무감각해지려고 과식을 하고 술을 마시기 시작했다. 침대에서 일어나기가 죽기보다 힘들었다.

"우울함 속에 너무 깊이 가라앉아서 새미가 떠난 지 1년이 되기 전에 저도 죽을 것 같았어요. 그리고 삶을 끝낼 방법을 찾으려고 했죠. 그냥 계속 살아갈 자신이 없었어요. 매주 좋은 심리 치료사와 이야기를 나누기는 했어요. 그는 가슴이 무너지는 슬픔이 언젠가는 약해지고 전환점이 올 거라고 장담했어요. 그리고 이런 종류의 아픔을 다룰 약은 없다고 했어요. 그러나 치료사에게도 말하지 않은 것들이 있었죠. 저는 술을 점점 더 많이 마시고 있었어요."

고통스러운 기억을 극복하기 위해

그러던 어느 날 크리스는 언니의 친구를 만나게 되었다.

"매우 건강하고 긍정적인 태도를 가진 여성이었어요."

크리스는 키가 작았다. 키는 155센티미터인데 몸무게는 90킬로그램이 넘었다. 그녀는 무거운 몸을 이끌고 침울하게 걷곤 했다. 크리스는 진심으로 웃을 수 있는 날은 다시 오지 않을 거라고 생각했다.

"그녀는 에이멘클리닉에서 나오는 식품 전문 잡지를 가지고 있었어요."

크리스가 설명했다.

"그걸 뒤적거리면서 저는 생각했어요. '좋아, 이거 맘에 드네. 맞는 말이야. 삶을 더 밝게 보기 시작해야지.' 어쨌든 그 시점에서 제가 할 수 있는 일은 목숨을 끊거나 죽을 때까지 술을 마시거나 재활 시설에 들어가는 것밖에 없었어요. 그렇지만 재활 치료를 받기에는 자존심이 너무 셌어요."

크리스는 집에 돌아와 인터넷으로 《뷰티풀 브레인》을 찾아보았다. 그리고 그날 저녁에 다운로드해서 읽었다. 그녀는 하룻밤에 책을 다 읽어버렸다(짧은 책도 아닌데!).

"책에 이런 부분이 있었어요. 술이 방해하는 것들의 리스트가 나와 있었는데, 그 부분을 읽으며 어떤 느낌이 들었는지 생생히 기억해요.

술을 마시면 타인에게 공감과 연민을 느끼지 못한대요. 저는 나머지 자식들과 남편에 대해서 공감하고 연민하는 능력을 되찾아야 한다는 걸 알았어요. 그들과 저 자신을 위해 다시 행복해지고 건강해질 방법을 찾아야 했어요."

크리스는 빠짝 마른 스펀지 같았다. 그녀는 책에 적힌 모든 것을 흡수했다.

"철저하게 프로그램을 따랐어요. 28일 동안 몸 구석구석을 청소했죠. 술을 전부 버렸고, 가공식품을 끊었고, 생선기름과 비타민 D를 섭취했어요."

크리스의 변화는 눈에 띌 정도로 빠르고 확연했다.

"8일이 지났을 때는 살이 빠지든 말든 신경 쓰지 않게 되었어요. 진정으로 자유로웠죠! 세포에 영양을 공급하는 음식을 먹으니까 식탐과 술에 대한 욕구가 사라졌어요. 다이어트 음료와 콜라를 완전히 끊었죠. 4년 만에 처음으로 밤에 푹 잘 수 있었어요. 자다가 겁에 질려 깨지 않은 것도 정말 오랜만이었죠."

크리스는 계속해서 말했다.

"저는 우울증과 중독의 이유였던 새미와 관련된 고통스러운 기억을 극복하지 못했어요. 모든 것을 상실감과 슬픔 탓으로 돌렸죠. 그러나 《뷰티풀 브레인》을 읽고 지난 삶을 더 넓게 돌아보니 상당히 오랫동안 불안과 싸워왔다는 걸 깨달았어요. 책에 나온 대로 정크 푸드를 끊고 ANT(자동으로 떠오르는 부정적인 생각)를 없애려고 노력하니까 불과 8일 만에 불안 수치가 10에서 3으로 떨어졌어요. 이제 저는 불안 공격에서 벗어나려고 할 때 자신에게 이런 질문을 던져요. '이 느낌이 진짜일까?' '그리고 이 느낌 중 일부가 진짜라면, 상황을 바꾸기 위해 할 수 있는 일이 있을까?' 그리고 책에 나온 불안을 없애는 다른 방법도 이용해요. 솔직히 이제는 뇌가 몹시 차분해져 그런 방법이 자주 필요하지는 않지만요. 또 주목할 것은 제가 겨우 5개월 전에 프로그램을 시작했다는 사실이에요."

크리스는 한 번도 달리기를 한 적이 없었지만 이제 일주일에 나흘씩 달리기를 한다. 그녀는 말한다.

"가능하면 밖에서 달리는 것을 추천해요. '달리는 여성의 모임'에 가입해서 약간의 도움을 받기도 했어요. 거기서 달리기와 걷기를 병행하는 방법을 배웠어요. 저는 하루에 7.2킬로미터씩 일주일에 네 번 달려요. 다른 여성들과 달리기도 하고, 때로는 혼자 달려요. 무슨 일이 있어도 빼먹지 않아요. 삶의 균형을 유지하려면 엔도르핀이 필요하기 때문에 무조건 달려야 해요! 달릴 때는 별로 좋은 느낌이 안 들 수도 있지만, 저는 달리기를 엄청난 이익을 실현해줄 정서적인 투자로 생각해요. 일주일에 네 번, 하루에 1시간만 투자하면 돼요. 그러면 그 대가로 더 차분한 뇌와 건강해진 몸을 얻을 수 있어요."

5개월 후 크리스는 16킬로그램을 뺐고, 바지 사이즈가 10센티미터 줄었다. 그녀는 영양 변화와 운동으로 정서적 균형을 되찾은 것이 우선이고, 체중 감량은 부가적인 혜택이라고 본다.

"그냥 살만 빼고 싶은 게 아니에요. 저는 살을 빼는 '방식'을 변화시키고 있어요. 허리둘레가 20센티미터 줄었고, 목이 가늘어졌고, 피부는 더 환해졌어요. 살을 좀 더 빼고 싶긴 하지만 지금 제 모습은 누가 봐도 살 빼라는 말을 들을 정도가 아니에요. 근육이 새로 생겼고, 체중이 골고루 분산되어 있어요. 예전에는 '웨이트 워처스Weight Watchers' 다이어트를 했어요. 그 회사에서 먹으라는 수많은 다이어트 식품을 먹었지만 식탐만 강해질 뿐이었죠. 항상 체중이 다시 늘었어요. 지금은 만족감을 주는 진짜 음식을 먹기 때문에 식탐을 느끼지 않아요. 마침내 저한테 가장 알맞은 몸을 갖게 된 것 같아요!"

이제 크리스는 자신이 겪었던 깊고 깊은 우울증에 상실감과 상처를 넘어서는 뿌리와 패턴이 있었음을 인정한다.

"여전히 슬프지만 '잘' 슬퍼하고 있어요."

그녀는 엄마가 자식에게 하듯이 자신을 돌본다고 말했다.

"친구들은 밖에서 아이들 행사에 참석할 때마다 핸드백에 건강한 간식을 갖고 다니는 저를 놀려요. 대부분의 스낵바에 영양을 보충해 주는 성분이 전혀 없다는 걸 모르는 사람들이 많아요. 정말 그렇더라니까요! 저는 친구들에게 이렇게 말해요. '우리 모두 아이들이 어릴 때는 커다란 기저귀 가방에 건강한 간식과 음료수 등 애들에게 필요한 것들을 챙겨서 외출하지 않았니? 짜증을 내고 우는 아기 때문에 당황스러운 일이 생기지 않도록 만반의 준비를 갖추었잖아. 지금 나는 엄마가 자식에게 하듯이 자신을 돌보고 있을 뿐이야. 어디를 가든지 영양가 있는 간식이나 음료수가 없어서 짜증을 내고 우는 일이 생기기를 원치 않으니까.'"

크리스의 딸 테일러는 이제 열일곱 살이다. 그녀는 여동생이 심하게 아팠기 때문에 대부분의 10대 시절을 부모의 보살핌 없이 지내야 했다. 최근 테일러는 엄마에게 말했다.

"엄마가 옆에 있으니까 정말 좋아요!"

라이언은 이제 열한 살이고, 역시 엄마를 열심히 응원한다. 라이언은 크리스에게 말했다.

"엄마 턱은 이제 두 겹이 아니에요(열한 살짜리 남자아이는 아주 정직한 법이다)!"

또한 라이언은 엄마의 노력을 지지하기 위해 일주일 내내 디저트를 먹지 않겠다고 선언하기도 했다. 이 기나긴 역경의 모든 순간에 남편 스티브가 크리스의 곁을 지켰다. 그는 아내가 몹시 자랑스럽다고 말한다. 그리고 아내가 아직도 매일 아침 일어날 때 딸의 기억을 간직하면서 행복하게 살아갈지 아니면 그냥 축 늘어져 어둠 속으로 빠져들지 선택하느라 안간힘을 써야 한다는 것도 알고 있다.

"여전히 슬프지만 잘 슬퍼하고 있어요. 말이 되는지 모르겠지만요. 우리 가족이 좋은 곳에서 함께 시간을 보낼 때 저는 말 그대로 ANT와 싸워야 해요. 그럴 때면 새미가 없으니까 우리 가족에 구멍이 뚫렸다는 생각이 제일 먼저 들거든요. 그리고 곧이어 슬픔이 밀려오죠. 하지만 재빨리 그런 생각을 통제하고, 새미는 행복할 거고 우리가 행복해지길 바랄 거라고 마음을 다잡아요. 우리에게 없는 것을 생각하는 대신 여전히 우리 곁에 있는 가족과 새미와 나누었던 좋은 추억을 생각하려고 애써요."

제게 주어진 인생을 사는 게 아니라 제가 원하는 인생을 만들어내고 있어요

크리스는 내가 만든 새로운 프로그램 '에이멘솔루션 : 다니엘 에이멘 박사와 함께 더 날씬해지고, 똑똑해지고, 행복해지기'의 '십자군'이 되었다. 그녀의 아버지, 어머니, 자매들도 동참하고 있다. 테일러도 8킬로그램을 뺐다. 그녀의 친구들은 이렇게 말하곤 한다.

"네가 나보다 더 힘든 일을 겪었다는 거 알아. 그래서 이런 말을 하는 게 어이없지만, 나 정말 우울해서 미치겠어. 네가 어떻게 달라졌는지 알고 싶어."

그럼 그녀는 친구들에게 내 책을 알려준다.

"아예 주방 싱크대에 《에이멘 박사의 브레인 다이어트》를 준비해 두었어요. 그리고 지난 몇 달간 저한테 무슨 일이 일어난 거냐고 묻는 사람들에게 보여주기도 하고, 저도 자주 들춰보곤 하지요."

내가 캘리포니아 북부의 에이멘클리닉에서 강연을 하고 있었을 때 크리스의 친구이자 에이멘클리닉의 성과 조사 담당자인 모가 그녀에게 전화를 걸었다. 그리고 강연을 들으러 오라고 초대했다. 그 말을 들은 크리스의 뇌에서 ANT가 작동하기 시작했다.

"아, 할 일이 너무 많아. 난 못 가."

그러나 그 순간 그녀는 그런 생각이 '예전의 크리스'에게서 나온 것임을 알아차렸다. 그래서 친구에게 가고 싶다고 말했다. 나 역시 크리스의 사연에 깊은 감동을 받았기 때문에 그녀가 온다고 해서 몹시 기뻤다.

내가 처음 크리스를 만났을 때 그녀는 울음을 보였다. 나도 거의 울 뻔했다. 나는 이런 일을 많이 겪는다. 사람들은 내 앞에서 울기 시작하고, 우리의 연구가 그들 자신은 물론 그들이 사랑하는 사람들의 삶을 어떻게 변화시켰는지 말한다. 나는 바로 그런 이유로 여러 가지 장애물에도 내 일을 사랑한다.

크리스는 말했다.

"저 자신을 돌보면서 더 나은 방식으로 새미를 애도하고 있어요. 그렇게 하니까 다른 모든 것도 제자리를 찾아가는 것 같아요. 저는 '암에 걸린 어린이'의 세계에서 살고 싶지 않아요. 사람들이 삶을 즐기도록 돕고 싶고, 그들을 괴롭히는 문제가 무엇이든 극복하도록 돕고 싶어요. 새미도 암 캠페인 포스터에 나오는 어린이 같은 건 되고 싶어 하지 않았어요. 그냥 새미, 자기 자신이기를 원했죠."

가족은 새미가 죽은 직후 집을 팔고 새집으로 이사했다. 크리스에게

옛집은 슬픈 기억으로 가득한 곳이었고, 새집은 삶의 새로운 장이 펼쳐지는 것을 의미했다. 크리스는 삶에 일어나길 원하는 다른 변화에 대해 곰곰이 생각했다. 그러다가 그녀는 목표에 도움이 될 일자리를 찾았다. 그녀는 맞춤 운동화를 판매하는 전문적인 신발 매장에 지원했다.

"저는 소매점에서 일한 경험이 풍부하고, 그 회사에서 정말 일하고 싶었어요. 하지만 그 사람들이 90킬로그램이 넘는 40대 중년 여성을 써줄까요? 예전의 저라면 그런 생각에 끝없이 시달렸을 거예요. 그러나 저는 건강해지려는 의지가 몹시 강하고 자식의 죽음을 생생하게 겪은 사람이에요. 그래서 어차피 밑져야 본전이니 지원해보자 싶었죠. 그렇게 앞으로 나아갈 수 있었어요."

크리스는 결국 일자리를 얻었고, 지금은 굉장히 일을 사랑한다.

"일하는 사람들이 모두 상냥하고 친절해요. 우리는 같이 일하면서 멋진 시간을 보내지요. 수많은 정보를 새로 배우다보니 뇌세포 수가 늘어나고 효율성도 향상되고 있어요."

그녀는 계속해서 말했다.

"제게 주어진 인생을 사는 게 아니라 제가 원하는 인생을 만들어내고 있어요. 인생에는 통제할 수 없는 것이 많다는 걸 가슴이 찢어지도록 절실하게 깨달았지요. 그래서 통제할 수 있는 것은 더 잘 통제하고 싶어요. 저는 잘 먹고, 달리기를 하고, 자신을 너그럽게 대하고 있어요. 결과적으로 제가 건강하고 행복한 사람이 되니까 다른 사람들에게도 기쁨을 줄 수 있더군요."

크리스는 언니와 함께 '버니 드라이브'를 시작했다. 해마다 봄이 되면 병원에 있는 아픈 아이들에게 줄 선물이 많이 필요한데, 버니 드라이브는 다양한 종류의 동물 봉제 인형을 모아서 '굿 프라이데이(부활절 직전 금요일-옮긴이)'에 맞춰 지역의 소아 병원 6곳에 보내는 자선 프로젝트다(2011년에는 5000개를 모았다). 이 시기에 병원에 입원해 있는 아이는 '천사 새미의 선물'이라는 이름표가 달린 봉제 인형 선물을 받는다(베개 밑에 감춰둔다). 버니 드라이브에 도움을 주고 싶거나 새미의 이야기를 더 자세히 읽고 싶다면 웹사이트를 방문하기 바란다(www.caringbridge.org/visit/sammiehartsfield).

삶을 훔치는 범인은 우울증, 슬픔, 스트레스

우울증, 슬픔, 만성 스트레스에 시달리는 사람은 몸과 마음과 생각이 실제 나이보다 더 늙을 뿐만 아니라 수명도 줄어든다. 우울증은 우리 시대의 심각한 문제이고, 가장 큰 사망 원인 중 하나다. 미국에서 크고 작은 우울증을 겪는 사람은 5000만 명이다. 즉 거의 모든 사람들이 우울증을 겪어봤거나 그런 사람을 알고 있다. 내 제일 친한 친구 둘은 아버지가 자살한 상처가 있다. 우울증은 그 자체로 알츠하이머병, 심장병, 암, 비만의 위험 인자다. 우울증에 심장병이 동반되면 우울증이 없는 사람보다 일찍 죽을 가능성이 훨씬 커진다. 슬픔을 느끼면 심장이 비정상적으로 뛴다. 사랑하는 사람을 잃었을 때 실제로 가슴 통증을 경험하는 경우가 많은 것은 바로 그 때문이다.

만성 스트레스로 인해 특정 호르몬이 많이 생성되면 복부지방이 증가하고, 뇌에서 기억을 장기 보관하는 부분이 손상되는 대사 변화가 일어난다. 나는 우울증, 슬픔, 만성 스트레스를 건강의 비상사태로 생각한다. 이런 부정적인 정서 상태는 신체에 해로운 영향을 끼치고 비만, 암, 당뇨, 심장병, 치매를 일으킬 수 있다. 우울증, 슬픔, 만성 스트레스를 적극적으로 치료하지 않으면 건강하게 장수하기 어려워진다.

크리스의 이야기는 부정적인 정서 상태가 어떻게 삶을 압박하고 행복을 훔칠 수 있는지, 그리고 그런 상태를 치유하기 위해 어떻게 노력해야 하는지 보여준다. 심각한 정서적 외상을 겪은 많은 사람들은 고통을 스스로 치유하기 위해 유해한 음식, 술, 약물, 섹스에 의존한다. 물론 단기적인 해결책은 고통을 잠시 잊게 해줄 뿐이고, 장기적으로는 상황을 더 악화시킨다.

스트레스는 시작되었을 때 치유하는 것이 가장 좋다

제럴드 샤론 목사는 2010년 12월, 9개월간 투병 끝에 대장암으로 아내를 잃었다. 그는 지옥을 경험했다. 그러나 그가 위기에서 제일 먼저 보인 반응은 크리스의 경우와 반대였다. 제럴드는 오랫동안 목회를 했고, 많은 사람들이 위기와 스트레스를 겪으면서 무너지는 모습을 보아왔다. 그는 자신이 살아남아서 아내를 돌보고 아이들 곁에 있어주려면 건강해져야 한다는 것을 알았다. 그래서 가족에 위기가 닥친 그 상황에서 그는 병원에 가고, 영양학 전문가와 상담하고, 건강 식단과 운동을 시작해 20킬로그램이 넘는 살을 뺐다.

"저는 스트레스를 받으면 과식을 해요. 조심하지 않으면 금세 20킬로그램이 다시 찌고, 그러다가 죽을지도 모른다고 생각했어요."

상중에 몸과 마음이 쇠약해지면서 고통을 받는 일은 흔하다. 사랑하는 사람을 잃었을 때 적응하는 일은 인생에서 가장 힘든 시련 중 하나다. 우리 뇌는 사랑하는 사람이 존재하지 않아도 새로운 일상에 적응하도록 요구받는다(때로는 갑자기 그런 상황이 닥친다). 사람이 너무 슬플 때는 미쳐버릴 것 같은 생각이 들기도 한다. 조앤 디디온은 베스트셀러가 된 회고록 《상실》에서 수십 년간 행복한 결혼 생활을 하다가 갑자기 남편을 잃고 적응하는 기간에 뇌가 자신에게 부린 '수작'을 솔직하게 적었다.

"상실감 때문에 제정신이 아니라고 하면, 슬픔을 가눌 길이 없어 누워만 있는 상태를 생각할 것이다. 그러나 (죽은) 남편이 집에 돌아와 신발을 찾을 거라고 생각하는 정말 미친 사람이 되기는 쉽지 않다."

미치기도 쉽지 않다는 걸 알면 위로가 될지 모르겠다. 그러나 유대감과 애착이 저장되는 심층변연계는 사랑하는 사람이 사라지면 약물을 끊었을 때 못지않은 심한 금단증상을 경험한다.

심각한 상실을 겪은 직후 전전두피질은 느낌과 기분을 관장하는 변연계에 눌려 일시적으로 기능을 상실할 수 있다. 상실감이나 스트레스가 심한 시기에는 할 일 목록을 만드는 간단한 일도 버겁게 느껴져서 며칠씩 질질 끌 수 있다. 아니, 몇 주 혹은 몇 달 동안 그런 상태가 지속될 수 있다. 그럴 때는 할 일을 최대한 줄이는 것이 좋을지도 모른다. 그리고 뇌와 몸이 적응하는 데 꼭 필요한 시간을 주자.

위기에 대해서 꼭 자신을 파괴하는 반응을 보일 필요는 없다. 자신을 다독이고 사랑해주어도 괜찮다. 뇌와 몸을 돌보는 행동을 선택하면 삶에 불가피하게 찾아오는 스트레스를 효과적으로 다룰 수 있다.

우울증, 슬픔, 스트레스를 자연스럽게 치유하는 방법

제럴드와 크리스의 사례는 우울증, 슬픔, 스트레스를 자연스럽게 치유하는 방법을 알려준다. 자신을 너그럽게 대하고 인내심을 갖는 것 외에도 우선순위를 다시 설정하고, 최대한 줄인 할 일 목록 맨 위에 '뇌를 특별히 관리하기'를 추가한다면 굉장히 도움이 될 것이다. 그렇게 하는 것만으로도 어려운 시기에 여러 가지 선택을 하고 적응하는 일이 훨씬 수월해질 것이다. 다음은 슬픔과 스트레스가 심한 시기에 자신을 돌보고 뇌를 관리하는 몇 가지 방법이다.

- 스트레스가 심한 시기에는 몸에 영양을 공급하는 적절한 음식을 먹는 것이 매우 중요하다. 과일과 채소는 염증을 줄여주므로 더 많은 고통과 병을 예방한다. 단백질은 뇌의 신경 자극이 효과적으로 전달될 수 있게 돕고, 뇌 기능을 치유하고 최적화하는 데 핵심적인 영양 성분이다. 단백질의 아미노산 중 하나인 티로신은 2가지 중요한 신경전달물질, 즉 노르에피네프린과 도파민 수치를 증가시킨다. 단백질 섭취 습관을 들이면 활력 수준을 높일 수 있고, 몸이 더 좋아진 느낌을 받을 것이다. 고체 형태의 단백질 식품이 부담스럽다면, 질 좋은 단백질 가루를 섞은 셰이크도 도움이 된다. 배가 고픈 것 같지 않더라도 상황이 허락하는 한 충분히 마셔둔다. 최악의 시기에는 식욕이 없을 수도 있지만 몸은 그 어느 때보다도 영양을 필요로 한다.
- 운동을 하면 정서적인 고통을 견디고 치유하는 데 도움이 된다. 억지로라도 운동화를 신고 걷자. 가능하면 햇빛을 받을 수 있는 실외가 좋다. 크리스가 그랬듯이 처음에는 집 밖으로 나가서 움직이고 싶은 마음이 전혀 들지 않겠지만, 그런 거부감을 밀어내면 엄청난 이익을 얻을 수 있다. 음악이나 오디오북을 들으면 산책이 더 즐거워진다. 산책을 하는 동안에는 별 차이를 못 느낄지

몰라도 하루를 지내는 동안 기분이 나아진 것을 알아차릴 수 있다. 뇌 건강에 투자하는 것은 확실히 노력할 가치가 있다. 요가도 불안하거나 슬플 때 진정 효과가 있다.

• 건강한 보조제를 섭취한다. 똑똑하게 보조제를 활용하는 것은 매우 중요하다. 오메가 3 지방산을 섭취하거나 비타민 D 수치를 최적 수준으로 유지하거나 (곧 소개할) 뇌 유형에 따라 맞춤 보조제를 섭취하는 것을 고려하자.

• 마음을 어지럽히는 ANT를 뿌리 뽑아야 장기적인 성장에 필수적인 비옥한 마음의 토양을 유지할 수 있다(이것에 대해서도 나중에 더 자세히 설명한다).

• 울고 싶을 때는 울자. 슬플 때 흘리는 눈물에는 유해물질이 들어 있고 행복할 때 흘리는 눈물은 그렇지 않다는 것을 아는가? 그래서 슬플 때 한바탕 울고 나면 기분이 나아지는 경우가 많다. 눈물을 참거나 나중으로 미루는 것은 좋지 않다. 슬픔의 물결이 흘러가게 내버려두라. 그리고 세척 효과가 좋은 눈물로 뇌와 몸의 고통을 얼마간이라도 씻어내자.

• 목표를 세운다. 뇌가 긍정적으로 작용하려면 구체적인 목표를 세우는 것이 반드시 필요하다. 잘 울고 난 후에는 아마 슬픔에서 약간 벗어난 느낌이 들 것이다. 이때 자신이 좋아하는 것, 뇌와 몸에 좋은 행동을 하면 치유 효과가 아주 좋다. 슬픔에도 휴식이 필요하다. 이해심 많은 친구를 만나 점심을 같이하거나 서점에서 마음의 양식을 찾아보거나 개와 놀거나 달리기를 한다. 시트콤을 보거나 가능한 한 가볍고 재미있는 책을 읽는다. 조금이라도 즐거움을 주고 위안을 주는 일을 한다.

• 가능한 한 빨리 새로운 것을 배운다. 미술 강좌를 수강하거나 고

급 요리를 배우거나 플라이 낚시를 시작하거나 삼바 댄스를 배워도 좋을 것이다. 새로운 것, 특히 안심 구역을 벗어난 것을 배우면 새로운 세포와 신경 연결이 늘어난다. 크리스가 새로운 일자리에 지원하고 낯선 일을 배우기 위해 자신을 밀어붙였을 때 그녀의 뇌는 뉴런을 증가시키고 치유된 느낌을 주었다. 정말로 관심이 끌리는 새로운 주제나 기술이 있으면 일정 시간 '몰입'을 경험할 수 있다. 그 기간에는 걱정, 후회, 슬픔에서 멀리 떨어져 있는 느낌이 들 것이다. 매력적인 새로운 취미나 관심사에 빠져 있을 때는 슬픔을 잠시 쉬는 시간이 될 수 있다. 남편을 잃고 잠에서 깰 때마다 살아야 할 이유를 찾느라 힘겨워 하던 여성이 있었다. 어느 날 아침 그녀는 문득 이런 생각이 들었다.

"말을 구조하는 목장에서 일하고 싶어."

그래서 그녀는 그 작은 소망을 이루기 위해 목장에 자원봉사를 신청했다. 그녀가 찾은 일은 의미 있고 치유력이 있었다. 그녀가 동물을 위로하는 동안 동물이 거꾸로 그녀를 위로했다. 또한 그녀는 동물과 자연에 대한 사랑을 공유하는 인정 많은 사람들도 만날 수 있었다.

• 물을 많이 마시자. 물은 뇌 기능에 결정적인 역할을 하고, 림프계를 잘 돌아가게 만들어 면역 세포에서 유해물질을 제거하고, 스트레스가 심한 상황에서 감염 가능성을 줄여준다.

• 너그럽고 감사하는 사람이 되기 위해 최선을 다하자. 《사랑은 계속된다(Love Lives On)》의 저자이자 상실감으로 슬퍼하는 사람들을 위한 카운슬러인 루이스 라그랜드 박사는 말한다.

"나는 30년 동안 사별한 사람들을 도우면서 어떤 슬픔이든 헤쳐나가도록 도와줄 가장 효과적인 전략은 사랑뿐이라는 확신을 갖게 되었다. 사랑의 감정이 뇌에 작용하면, 몸과 마음에 불필요한 고통을 지나치게 많이 만들어내는 부정적인 생각의 힘이 최소한으로 줄어들거나 완전히 사라지는 경우가 많다."

'더 많이 사랑하라'라는 멋진 충고에 덧붙여 나는 '의도적으로 더 많이 감사하라'라고 말하고 싶다. 사랑과 감사의 마음은 말 그대로 뇌가 느끼는 수많은 부정적인 감정을 차단한다. 진정으로 감사의 마음을 느낄 때 부정적인 생각을 하거나 스트레스에 시달리는 경우는 거의 없다.

복합적 슬픔 증후군은 중독과 같은 속성이 있다

대부분의 사람들은 살아가는 과정에서 사랑하는 사람의 죽음, 원치 않는 이혼, 거부를 당하거나 상실감을 겪은 경험 등을 통해 슬픔을 느끼고 아파한다. 그러나 시간이 지나면 대개 새 출발을 한다. 깊이 사랑했던 사람을 절대로 잊지는 못하지만, 달이 가고 해가 가면 기억은 아픔에서 멀어져 따뜻하고 긍정적인 추억에 더 가까워진다. 그 기간은 사람들마다 다양하다. 인간은 정해진 계획에 따라 슬퍼하지 않기 때문이다. 그러나 어떤 사람들은 다른 사람들보다 더 오래 슬픔이 지속되는 증후군을 겪는다.

UCLA 연구팀은 사별에 대한 연구에서 정상적인 슬픔 외에 '복합적 슬픔(complicated grief) 증후군'이 있다고 주장했다. 이런 슬픔은 누그러지지 않고, 치유되지 않으며, 새 출발을 할 수도 없다. 뇌의 보상 중추 및 고통 중추의 뉴런을 활성화하므로 지나간 기억이 중독과 같은 속성을 지니게 될 수 있다. 사랑하는 사람이 죽은 후에 상실감을 극복하고 적응하는 사람들은 결국 이런 식의 보상(즉 고통)에서 벗어난다. 그러나 적응하지 못하는 사람들은 계속해서 그것을 갈망한다. 이 과정은 의식적으로 일어나는 것이 아니고, 일부 사람들에게만 일어난다(사랑하는 이를 잃은 사람들 중에 10~15퍼센트가 이런 경향을 보인다).

복합적 슬픔 증후군을 겪는 사람들은 강렬한 그리움에 시달리거나 불가능한 것을 간절히 바라고, 죽은 사람을 자꾸 찾거나 사랑하는 사람의 생각에 집착하는 등 고통스럽고 격한 감정을 되풀이해 느끼므로 심신이 쇠약해질 수 있다. 사랑하는 이를 잃은 지 얼마 안 된 사람들도 흔히 위와 같은 경험을 한다. 그러나 뇌는 새로운 현실에 적응하려고 애쓴다. 만약 뇌가 적응하지 못하고 몇 년 후에도 여전히 슬픔이 강렬하면 슬픔을 자연스럽게 처리하고 의미 있는 삶을 되찾기 위해 도움이 필요할 수 있다. 복합적 슬픔 증후군이 있거나 임상 우울증으로 전환된 사람은 앞서 설명한 '슬픔과 스트레스를 자연스럽게 치유하는 방법' 외에 심리 치료, 보조제, 약물의 도움을 받아야 새 출발을 할 수 있을 것이다.

아래 표는 당신이나 당신이 아끼는 사람이 정상적인 슬픔의 과정을 지나고 있는지 아니면 복합적 슬픔 증후군을 겪거나 임상 우울증을 앓고 있는지 확인하는 데 도움을 줄 것이다.

| 슬픔 또는 우울증의 특징 : 나란히 비교해볼 것 |

슬픔	복합적 슬픔 증후군 또는 우울증
상실감으로 인해 괴로울 때 나오는 정상적인 반응	총체적인 괴로움, 어떤 것에도 관심이나 즐거움을 느끼지 못함

신체적인 증상이 다소 있을 수 있음	신체적인 고통, 절망, 죄책감
여전히 미래에 대한 기대가 있음	긍정적인 미래에 대한 기대가 없음
죽음을 상상하지만 수동적인 생각에 그침	자살을 상상하는 경우가 드물지 않음
즐거움을 느낄 수 있음	삶에 대해 즐거움을 느낄 수 없고, 예전에 즐거워하던 것에도 관심이 없음 어떤 자극에도 정서적 반응을 보이지 않고, 자신에 대해 부정적인 이미지에 갇혀 있음
여전히 느낌과 기분을 표현할 수 있음	지루해하고 관심과 표현력이 부족함
슬픔이 물결처럼 강해지기도 하고 약해지기도 함	항상 끊임없이 지속됨
혼자서 대처하거나 다른 사람의 격려를 받고 견딜 수 있음 약물 치료는 예외적이고 필수 사항은 아님	심리 치료, 보조제, 약물의 도움이 필요할 수 있음

뇌 유형 알기

자신의 뇌 유형을 알아야 제대로 도움받을 수 있다. 1991년 에이멘클리닉에서 처음 뇌 촬영 작업을 시작했을 때 나는 우울증, ADHD, 조울증 장애와 관련된 '하나의' 패턴을 찾고 있었다. 그러나 뇌 촬영 작업을 통해 확인한 결과 어떤 질환도 하나의 패턴으로 딱 떨어지지 않는다는 것을 알게 되었다. 각 질환은 다양한 유형이 있었다. 물론 우울증 역시 하나의 패턴만 있지 않았다. 우울한 사람들이 모두 똑같지는 않기 때문이다. 어떤 사람들은 자기 안으로 숨고, 또 어떤 사람들은 화를 낸다. 불안에 시달리거나 강박적인 사람들도 있다. 나는 스캔 영상들을 보면서 사람들마다 각기 다른 우울증, ADHD, 조울증 장애, 과식, 중독 유형이 있다는 것을 이해하게 되었다. 그래서 환자 개개인에게 맞는 치료 방법을 더 잘 찾을 수 있었다.

결과적으로 환자를 치료하는 생산성이 엄청나게 개선되었고, 에이멘클리닉을 찾아온 수많은 환자들, 더 나아가 내 책을 읽은 훨씬 더 많은 사람들은 뇌를 잘 이해하고 새로운 희망을 가질 수 있게 되었다. 기본적으로 우리는 뇌 유형을 8가지로 본다.

1. 충동적인 뇌
2. 강박적인 뇌
3. 충동·강박적인 뇌
4. 침울한 뇌
5. 불안한 뇌
6. 측두엽이 손상된 뇌
7. 유해물질에 노출된 뇌
8. 외상 후 스트레스장애(PTSD)가 있는 뇌

8가지 유형이 여러 가지로 겹쳐 나타나기도 한다. 대부분의 심리 치료 및 정신과 치료 프로그램이 일정한 효과를 발휘하지 못하는 이유가 바로 이 때문이다. 그런 프로그램은 우울증 같은 질환을 하나의 방법으로 해결하려는 태도를 취한다. 뇌를 촬영해본 우리가 보기에는 말도 안 되는 접근법이다.

요즘에는 정교한 셀프 테스트를 비롯해 정보가 굉장히 많다. 에이 멘솔루션 웹사이트(www.theamensolution.com)와 《뷰티풀 브레인》, 《에이멘 박사의 브레인 다이어트》, 《Healing ADD》, 《Healing Anxiety and Depression》, 《Unchain Your Brain》 같은 책에도 정보가 많다.

뇌 유형 1 : 충동적인 뇌

이 유형에 해당하는 사람들은 PFC 활동이 저조하다. PFC는 뇌의 제동장치나 마찬가지로 우리가 멍청한 말을 입 밖에 내거나 나쁜 결정을 내리지 못하게 막아준다. 따라서 이런 유형의 사람들은 충동 제어 능력, 주의력, 체계성이 부족하다. 그들은 행동하기 전 행동의 결과를 예측하는 데 어려움을 겪는다. 그 결과 건강, 인간관계, 일, 돈과 관련해서 갖가지 곤경에 처할 수 있다.

내 제일 친한 친구 중 하나가 이 유형에 딱 들어맞는다. 그는 평생 날마다 다이어트 중이다. 그는 매일 아침 일어날 때마다 제대로 된 식사를 하겠다고 다짐한다. 첫 번째 도넛 가게를 지나칠 때는 다짐이 유지된다. 그리고 두 번째 도넛 가게를 지나칠 때는 땀을 흘리기 시작한다. 세 번째 도넛 가게 앞에서는 더 이상 의지가 남아 있지 않다. 정오 무렵이면 계획을 완전히 포기하고 충동적으로 과식하는 모든 사람들이 하는 말을 내뱉는다.

"내일부터 다이어트를 시작할 거야."

ADHD를 가진 사람들이 이 유형에 해당하는 경우가 많다. ADHD는 뇌의 도파민 부족과 관련이 있다. ADHD를 치료하지 않고 두면 과체중이 되거나 기타 의학적인 문제가 생길 위험이 거의 두 배로 증가한다는 연구 결과가 있다. 이런 사람들이 적절한 치료를 받지 않으면 건강과 관련해 어떤 계획이든지 꾸준히 유지하기가 거의 불가능하다.

나는 동료들과 함께 ADHD를 가진 사람들이 집중하려고 애쓸 때 실제로 PFC 활동이 더 저조해지는 것을 보여주는 몇 가지 연구 결과를 발표했다. 그래서 이런 사람들은 행동을 제어하기가 훨씬 더 어려워진다. 말 그대로 살을 빼려고 애쓸수록 더 나빠지는 것이다.

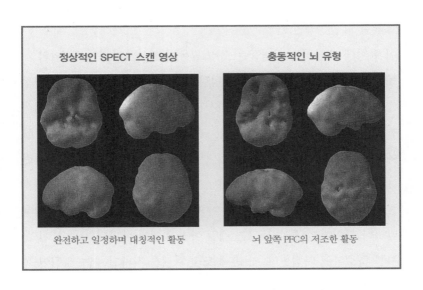

정상적인 SPECT 스캔 영상   충동적인 뇌 유형

완전하고 일정하며 대칭적인 활동   뇌 앞쪽 PFC의 저조한 활동

충동적인 뇌 유형은 뇌의 도파민 수치를 늘려 PFC 기능을 개선하면 도움이 된다. 단백질이 많고 탄수화물이 적은 식단, 운동, 특정한 약물 자극, 녹차나 L-티로신 같은 보조제도 좋다. 뇌를 진정시키는 5-HTP(5-하이드록시트립토판) 같은 약물이나 보조제는 불안 수준과 충동 제어 능력을 떨어뜨려서 대개 상황이 더 악화된다.

뇌 유형 2 : 강박적인 뇌
이 유형에 해당하는 사람들은 부정적인 생각이나 행동에 집착하는 경향이 있다. 이런 사람들은 행동을 통제하기 어렵다고 하소연하는 경우가 많고, 걱정이 많거나 원한을 품거나 엄격하고 융통성이 없거나 따지기 좋아하거나 반대를 잘하는 경향이 있다. 가장 큰 문제는 다른 것에 관심을 돌리는 능력이 부족해서 나쁜 생각과 행동에 갇혀 있는 것이다.

충동적인 사람과 강박적인 사람의 차이가 뭐냐는 질문을 받을 때가 많다. 충동적인 사람은 머리에 생각이 떠오르면 더 생각하지 않고 바로 행동하며, 강박적인 사람은 머리에 생각이 떠오르면 그대로 행동해야만 할 것 같은 느낌에 시달린다.

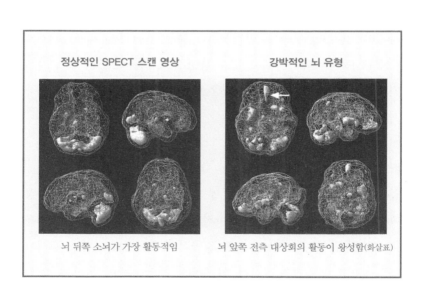

정상적인 SPECT 스캔 영상 / 강박적인 뇌 유형

뇌 뒤쪽 소뇌가 가장 활동적임 / 뇌 앞쪽 전측 대상회의 활동이 왕성함(화살표)

강박적인 뇌를 촬영한 SPECT 스캔 영상을 보면 대개 전측 대상회라고 하는 전두엽 깊숙한 곳의 활동이 지나치게 왕성하다. 나는 이 부분을 뇌의 기어 변속기라고 생각한다. 이 부분은 우리가 하나의 생각에서 다른 생각, 하나의 아이디어에서 다른 아이디어로 관심을 돌리는 데 도움을 준다. 이 부분이 최적 수준으로 작용하는 사람들은 유연하고, 적응력이 뛰어나며, 흐름을 잘 타는 경향이 있다. 반면 뇌의 이 부분이 지나치게 많이 작용하는 사람들은 엄격하고, 융통성이 없고, 나쁜 생각이나 행동에 집착하는 경향이 있다(대개 신경전달물질 세로토닌의 결핍 때문이다).

카페인과 다이어트 약을 먹으면 대개 상황이 더 악화된다. 이런 뇌는 더 많은 자극이 필요하지 않기 때문이다. 이런 유형의 사람들은 걱정을 잠재우기 위해 밤에 와인 한 잔 또는 두세 잔이 필요하다고 느끼는 경우가 많다.

강박적인 뇌 유형은 세로토닌 수치를 자연스럽게 늘리는 것이 가장 좋다. 세로토닌은 뇌를 진정시킨다. 운동, 5-HTP나 세인트존스워트(물레나물과의 허브-옮긴이) 같은 특정 보조제는 세로토닌을 증가시킨다. 5-HTP는 우울증, 불안, 체중 감량에 도움이 된다는 과학적 증거가 많다.

뇌 유형 3 : 충동 · 강박적인 뇌

얼핏 보기에는 말 자체가 모순인 것 같다. 어떻게 충동적인 동시에 강박적일 수가 있을까? 그러나 강박적인 도박꾼을 생각해보라. 이들은 도박을 안 하면 못 견딜 것 같은 강박적 욕구에 시달리지만, 동시에 충동을 거의 통제하지 못한다. 이 유형에 해당하는 사람들도 마찬가지다. 그들의 뇌를 촬영한 스캔 영상을 보면 뇌의 기어 변속기인 전측대상회의 활동이 지나치게 왕성한 경향이 있다. 그래서 생각을 지나치게 많이 하고, 부정적인 생각에 집착한다. 그러나 동시에 PFC 활동은 지나치게 저조해서 행동을 감독하는 데 문제가 있다.

바브는 10대 시절 반항적이고 충동적인 행동으로 고생했다. 그리고 48세가 되어서도 여전히 부정적인 생각에 집착하고 충동을 제어하는 데 어려움을 겪는다. 특히 10대 자식을 기르는 데 심각한 문제가 있었다. 그녀에게는 알코올 중독 및 기타 중독으로 고생하는 친척이 많았다. 이 유형에 아주 흔한 일이다.

바브는 에이멘클리닉에 오기 전에 수많은 치료 프로그램을 시도했지만 아무런 성과가 없었다. 그녀는 ADHD 때문에 자극제를 시도했는데, 분노가 더 심해졌다. 그리고 프로작, 졸로프트, 렉사프로 같은 세로토닌을 증가시키는 항우울제를 시도했을 때는 충동이 더 심해지는 것 같았다. 바브의 이야기와 스캔 영상은 그녀가 충동·강박적인 뇌를 갖고 있음을 확인해주었다.

이런 유형의 사람들은 세로토닌과 도파민 수치를 모두 늘려야 치료 효과를 볼 수 있다. 이를테면 운동과 5-HTP로 세로토닌을 증가시키고, 녹차를 많이 마셔서 도파민 수치를 늘리는 것이 좋다. 또는 세로토닌을 증가시키는 항우울제에 자극제를 추가한 약물요법도 마찬가지로 상승 효과가 있다. 바브의 경우 이런 복합적인 보조제 요법이 뇌의 균형을 잡아주어 정서적으로 안정된 느낌을 얻을 수 있었다. 5-HTP만 주거나 녹차만 많이 마시라고 했다면 상황은 더 악화되었을 것이다!

뇌 유형 4 : 침울한 뇌

이 유형에 해당하는 사람들은 우울증, 부정적인 생각, 활력 저하, 낮은 자존감, 통증 증후군으로 고생하는 경우가 많다. SPECT 스캔 영상을 보면 대개 정서적 측면을 담당하는 심층변연계의 활동이 지나치게 왕성하다. 이런 유형의 사람들은 스트레스나 사별의 슬픔 같은 외부 요인이 발생했을 때 우울증에 걸리기 쉽다. 우울증이 집안 내력이거나 어릴 때 스트레스를 받은 사건으로 인해 우울증이 생긴 경우도 많다.

게리는 항상 침울하고 부정적인 생각에 시달렸다. 그는 어릴 때부터 늘 침울했다. 열세 살 때 할아버지를 여읜 후로 더 심해졌다. 57세인 그는 또래보다 더 나이를 먹은 느낌이 들었고, 관절염으로 고생하고 있었다.

그는 에이멘클리닉에 오기 전에 심리 치료와 항우울제를 몇 번 시도했다. 그의 뇌를 촬영한 SPECT 스캔 영상은 뇌의 감정 시스템인 변연계 활동이 지나치게 왕성한 것을 보여주었다. 기분 장애가 있는 사람들에게 흔한 경우였다. 침울한 뇌 유형은 운동을 하고 다량의 생선기름(6그램)과 SAMe(S-아데노실메티오닌) 같은 특정 보조제를 섭취하면 대개 기분과 활력이 개선되고 통증이 사라지는 효과가 있다.

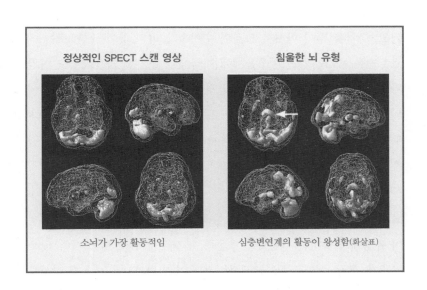

정상적인 SPECT 스캔 영상 　　　　　 침울한 뇌 유형

소녀가 가장 활동적임 　　　　　 심층변연계의 활동이 왕성함(화살표)

SAMe는 많은 연구 결과 우울증과 통증에 효과가 입증된 영양 보조제다. 주목할 것은 신체 통증과 우울증이 분명히 관련되어 있다는 점

이다. SAMe는 항우울제 심발타(둘록세틴)만큼 우울증에 도움이 되는 것으로 보인다. 침울한 뇌와 강박적인 뇌가 합쳐진 경우에는 세로토닌 개입이 가장 효과적일 것이다.

뇌 유형 5 : 불안한 뇌

이 유형에 해당하는 사람들은 불안 또는 초조한 느낌에 시달린다. 긴장과 두려움, 스트레스를 자주 느끼고, 최악을 예측하는 경향이 있다. 또한 대개 갈등을 피하는 성향이고, 걱정을 안고 살아가며, 항상 뭔가 나쁜 일이 생길 거라고 느낀다. 이런 유형의 사람들은 기저핵이라는 뇌 깊숙한 곳의 활동이 지나치게 왕성한 경우가 많다.

도린은 거의 항상 불안을 느꼈다. 그녀는 언제나 나쁜 일이 일어나기를 기다렸고, 두통과 위장 문제로 자주 고생했다. 마리화나가 긴장을 푸는 데 도움이 되었지만 기억력 문제를 일으키기도 했다. 그녀는 불안 치료 약물을 시도했지만 의존하게 될 것 같아서 찜찜했다.

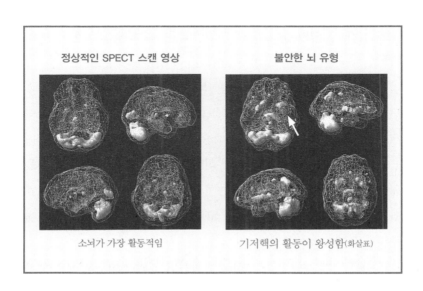

정상적인 SPECT 스캔 영상 　　　　　　불안한 뇌 유형

소녀가 가장 활동적임 　　　　　기저핵의 활동이 왕성함(화살표)

도린의 뇌를 촬영한 SPECT 스캔 영상은 기저핵의 활동이 지나치게 왕성한 것을 보여주었다. 기저핵은 불안과 관련이 있다. 기저핵의 지나친 활동은 GABA라는 화학물질이 부족해서일 때가 많은데, 이러한 사람들은 불안감이 특히 심할 뿐만 아니라 신체적으로도 긴장을 많이 느낀다.

약물과 최면요법으로 뇌를 달래주고 B_6, 마그네슘, GABA 섭취를 병행한 결과 도린은 더 차분해지고 긴장감이 줄었을 뿐만 아니라 활력도 크게 증가했다.

뇌 유형 6 : 측두엽이 손상된 뇌

관자놀이 아래 눈 뒤쪽에 있는 측두엽은 기억, 학습, 감정 처리, 언어(듣기와 읽기), 사회적 힌트 읽기, 기분 안정, 성질 다스리기 등과 관련이 있다. 측두엽 손상은 이전의 뇌 부상으로 인한 것일 때가 많은데, 기억력과 학습 능력이 떨어지거나 대화 중 적절한 단어를 찾지 못하거나 사회적 힌트를 읽지 못하거나 기분이 불안정하거나 성질을 다스리기 어려워진다. 측두엽 손상은 저항성 우울증인 경우에 매우 흔하다.

25세인 베스는 네 번의 자살 시도 끝에 에이멘클리닉에 왔다. 그녀는 어릴 때부터 우울증이 있었고, 성질을 다스리지 못했다. 기분이 격하게 요동치고, 자신이 어떻게 느낄지 전혀 예측할 수 없었다. 그녀는 세 살 때 계단에서 굴러떨어져 의식을 잃는 사고를 당했다. 의식을 잃은 건 아주 잠깐이었다. 베스는 수많은 항우울제를 복용했지만 효과가 없었다. 베스의 뇌를 촬영한 SPECT 스캔 영상은 좌측 측두엽에 뚜렷한 문제를 보여주었다.

우리는 오랜 세월 스캔 영상을 관찰하면서 뇌의 이 부분에 문제가 생기면 음침하고, 사악하고, 끔찍하고, 파괴적인 생각을 하게 된다는 사실을 알게 되었다. 자살과 살인에 대해 생각하는 경우도 보통 사람들에 비해 훨씬 많다. 베스가 복용한 약물 중에서 측두엽을 안정시키는 것은 전혀 없었다.

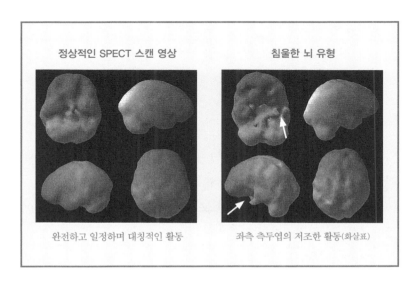

이런 유형의 사람들은 발작 치료 약물이 특히 도움되는 것으로 나타났다. 게다가 매일 네다섯 번에 걸쳐 조금씩 자주 먹어서 혈당의 균형을 잡고, 잠을 푹 자고, 당분 섭취를 끊는 것도 큰 도움이 된다. 이러한 복합적인 치료 결과 베스의 기분은 안정되었고, 퇴원한 후에 대학 공부를 다시 시작할 수 있었다.

뇌 유형 7 : 유해물질에 노출된 뇌
이 유형에 해당하는 사람들은 뇌의 전반적인 활동이 저조하다. 원인은 여러 가지일 수 있다.

- 약물 남용, 과음
- 곰팡이, 페인트, 유기용제 등의 환경 유해물질
- 항암 치료나 방사선 치료를 받은 이력
- 뇌막염이나 뇌염 등 뇌 감염 이력
- 목이 졸린 적이 있거나 익사할 뻔했거나 수면무호흡증 등 산소 결핍을 겪은 경우
- 납, 철, 수은 등의 중금속 중독
- 빈혈
- 갑상선 저하증

이런 유형의 사람들은 우울하거나 침울하고, 활력이 부족하고, 머리가 멍하거나 혼란스럽고, 인지능력이 떨어지는 경우가 많다.

월은 저항성 우울증과 브레인 포그 증상 때문에 에이멘클리닉에 왔다. 그는 다른 정신과 병원 6곳을 다녔고, 수많은 약물을 시도했다. 그는 절망과 무력감에 시달렸고, 자신이 쓸모없는 존재라고 느꼈다. 자살도 자주 생각했다. 월의 가족은 그를 심하게 걱정했다. 그는 63세인 나이보다 훨씬 더 늙어 보였다. SPECT 스캔 영상을 확인한 결과 뇌 활동이 전반적으로 저조한 것을 볼 수 있었다.

이러한 패턴은 유해물질에 노출된 뇌의 전형이다. 나는 월 부부를 만났다. 월은 술을 마시지 않고, 약물을 사용하지 않는다고 말했고, 아내도 맞는다고 확인해주었다. 우리는 왜 그의 촬영 결과가 유해물질에 노출된 뇌 패턴을 보이는지부터 알아내야 했다. 여러 가지 실험실 검사와 환경 검사 결과 그가 곰팡이가 많은 곳에서 일하고 있음을 알게 되었다. 그가 우울함을 느끼기 시작한 전 해 사무실에 홍수가 났었다. 다른 동료들 역시 인지능력 감퇴를 겪었다.

이 유형의 뇌를 치료하는 첫 단계는 유해물질을 제거하는 것이다. 술을 마시거나 약물을 사용한다면, 그것부터 끊어야 한다. 곰팡이가 있는 근무 환경이라면 일터로 돌아가기 전에 완전히 처리해야 한다. 심각한 빈혈이나 갑상선 저하증이 있다면, 일단 치료부터 해야 한다. 항암 치료나 방사선 치료로 인해 산소 결핍을 겪은 적이 있다면, 당장 해당 원인에 대한 조치를 취해야 한다.

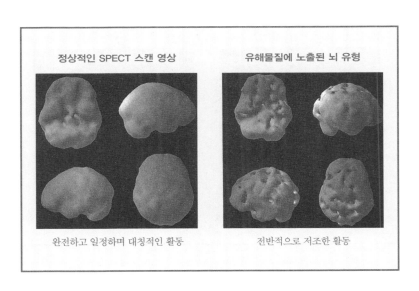

뇌 유형 8 : 외상 후 스트레스 장애(PTSD)가 있는 뇌

정서적 외상을 경험한 사람들은 평생 뇌에 스트레스 패턴이 생기는 경우가 있다. 특히 외상성 사건이 발생했을 때 뇌가 취약한 상태였다면 더욱 그렇다. 우리는 SPECT 스캔 영상을 통해 이 유형의 뇌가 특정한 패턴을 보이는 것을 확인했다. 일명 '다이아몬드 플러스 패턴'이라고 부르는데, 스캔 영상에 다이아몬드 모양의 패턴이 나타나기 때문이다.

- 다이아몬드 맨 위 전측 대상회의 활동이 왕성함(부정적인 생각)
- 다이아몬드 맨 아래 심층변연계의 활동이 왕성함(침울한 느낌)
- 다이아몬드 양옆 기저핵의 활동이 왕성함(불안)
- 우측 측두엽 바깥쪽('플러스' 부분에 해당)의 활동이 왕성함(이곳에 외상성 기억이 일부 저장되는 것으로 보임)

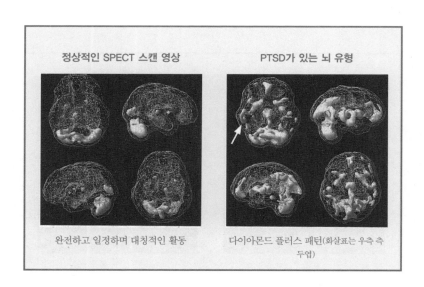

정상적인 SPECT 스캔 영상	PTSD가 있는 뇌 유형
완전하고 일정하며 대칭적인 활동	다이아몬드 플러스 패턴(화살표는 우측 측두엽)

스캔 영상은 한 번 이상의 외상이 고착된 것처럼 보이는 패턴을 보여준다.

　66세인 프랭크는 대기업의 CEO였다. 그는 기억력이 나빠지고 불안, 우울증, 과음이 심해져 에이멘클리닉을 찾아왔다. 프랭크의 아내는 그에게 최후통첩을 했다. 즉 치료를 받지 않으면 이혼하겠다는 것이었다. 프랭크는 정서적 외상 경험이 한 번도 없다고 부인했다. 그의 뇌를 촬영한 스캔 영상은 다이아몬드 플러스 패턴을 나타냈다. 뇌의 모든 부분이 지나치게 많이 활동하는 것으로 볼 때 그가 과음을 하는 것도 납득이 갔다. 불쾌감을 주는 뇌 안의 화재를 진압하기 위해 애썼지만, 술을 마시면 짜증이 더 심해질 뿐이었다. 프랭크의 아내는 그로 인해 받은 만성 스트레스 때문에 거의 갈 데까지 간 상태였다. 나는 다이아몬드 패턴을 보았기 때문에 과거의 외상에 대해 더 날카로운 질문을 던졌다. 그는 또 부인했다. 나는 집요하게 반복해서 물었다. 그는 계속 부인했다. 나는 그의 아내를 들어오게 한 다음 다시 물었다. 그녀는 남편을 바라보면서 말했다.

"프랭크는 아버지와 관계가 좋지 않았어요."

"왜 그렇지요?"

"제가 처음으로 돈을 많이 벌었을 때 어머니께 집을 사드렸어요. 아버지는 아니고요. 그 이후로 아버지는 저를 못마땅하게 생각하세요."

"왜 어머니께만 사드렸나요?"

"시카고의 가난한 동네에서 자랄 때 부모님은 별거 중이셨고, 어머니가 저를 키우셨어요. 아버지는 본 적이 없었죠. 하지만 어머니는 약물중독자라서 집에 없을 때가 많았어요. 제가 성인이 된 후 어머니는 약을 끊었고, 저는 어머니가 건강해지도록 돕고 싶었어요."

"그런데도 정서적 외상 경험이 전혀 없다고요?"

나는 아버지 없이 약물중독자인 어머니 밑에서 자란 세월을 어찌 잊었을지 궁금해하며 물었다. 뇌가 고통을 차단하는 방식은 정말이지 놀랍다. 뇌는 정말로 교활한 기관이다.

갑자기 프랭크의 얼굴이 일그러지더니 흐느끼기 시작했다. 그는 어머니가 집에 오지 않았을 때, 혼자 남겨졌을 때, 어머니가 죽었다고 생각했을 때, 어머니가 아주 무서운 남자들을 데려왔을 때 등등 모든 기억을 잊고 있었다. 프랭크는 한 번도 처리한 적 없는 외상 경험을 잔뜩 가지고 있었다. 따라서 여전히 존재하는 외상은 정서적으로 예민한 그의 뇌 안에 갇힌 채 그를 괴롭히고 있었다. 지나치게 활동적인 뇌 때문에 그는 정서적으로 고통스러웠다. 그래서 뇌 안의 화재를 진압하려고 술을 이용했다. 물론 술은 갖가지 다른 문제를 일으켰고, 사랑하는 사람들의 마음이 멀어지게 했다.

우리는 스캔 영상에 나타난 다이아몬드 플러스 패턴을 진정시키고 과거의 정서적 외상을 제거하기 위해 특수한 심리 치료를 추천하는 경우가 많다. EMDR이라는 안구 운동 요법이 특히 효과적이다. 나는 몇 년 전 총격 사건 후 PTSD 반응을 보이는 경찰관 6명에게 EMDR을 적용한 연구 결과를 발표했다. 연구를 시작할 당시 경찰관 6명은 스트레스 휴가를 받아 일을 쉬는 상태였다. EMDR 요법을 8~10회 실시한 후 그들의 뇌는 차분하게 가라앉았고, 모두 직장으로 돌아갈 수 있었다. EMDR에 대해 자세히 알고 싶다면 www.emdria.org를 참조하기 바란다. 또한 EMDR 외에도 이 책에 소개한 장수 및 뇌 건강과 관련된 모든 전략을 활용했다.

지금까지 설명한 8가지 뇌 유형 중 2개 이상에 해당하는 경우는 흔하다. 이 유형들이 자신에게 해당하지 않는다면, 가장 가까운 것으로 보이는 유형을 살펴보고 다른 것들도 살펴보자. 복합적인 뇌 패턴에 대해 자세히 알고 싶다면, 온라인 커뮤니티에 가입해 알아볼 수도 있다(www.theamensolution.com). 또한 저항이 심한 사람들의 경우에는 SPECT 스캔 촬영을 받으면 가치 있는 정보를 얻을 수 있다.

바보 같은 생각을 뿌리 뽑자

크리스가 슬픔에서 치유되는 데 상당히 도움이 되었던 방법 중 하나는 ANT 치료, 즉 머릿속에 떠오르는 바보 같은 생각을 물리치는 법을 배운 것이었다. 그녀는 머릿속을 돌아다니는 부정적인 생각에 도전하고 스스로에게 질문을 던지는 법을 배웠다. 에이멘클리닉에서는 이것을 'ANT 죽이기'라고 부른다. ANT, 즉 갑자기 자동으로 떠오르는 것처럼 보이는 부정적인 생각을 점검하지 않고 그대로 두면, 우리는 삶의 행복을 빼앗기고, 괴로워하고, 늙고, 뚱뚱해지고, 우울해지고, 마음이 약해질 수 있다.

사실 ANT를 죽이는 방법은 아주 간단해서 효과가 얼마나 강력한지 믿기 어려울지도 모른다. 그러나 막상 해보면 삶이 완전히 뒤바뀔 수 있다. 고통이 줄어들고 건강과 행복 수준이 개선될 것이다. 이 방법이 우울증을 치료하는 약물만큼 효과적이고 강력하다는 연구 결과들도 많다.

ANT 치료법

1. 슬프고, 화가 나고, 초조하고, 통제가 안 되는 느낌이 들 때마다 종이에 수직선을 2개 긋고 3부분으로 나눈다.
2. 첫 줄에는 머릿속에 떠오르는 ANT를 적는다.
3. 두 번째 줄에는 ANT의 유형을 적는다. 심리 치료에서는 대개 ANT를 9가지 유형으로 설명한다(다음의 표 참조).
4. 세 번째 줄에서는 바보 같은 생각을 바로잡고 없애버리기 위해 ANT에 '말대꾸'를 한다. 10대 시절에 부모님께 꼬박꼬박 말대꾸를 한 적이 있는가? 나는 부모님이 두 손 두 발 다 들 정도로, 말대꾸 대장이었다. 마찬가지로 당신은 자신에게 하는 거짓말에 대해 말대꾸 잘하는 법을 배워야 한다.

ANT	ANT 유형	ANT 죽이기
다시는 행복해지지 못할 거야	앞날을 점치기	지금은 슬프지만 곧 더 나아질 거야
나는 실패자야	꼬리표 붙이기	나는 여러 가지 것들을 잘해냈어
다 내 잘못이야	탓할 사람 찾기	이 문제에서 내 몫을 정확히 살펴보자
더 잘할 수 있었는데	죄책감 자극하기	실수에서 배우고 다음엔 더 잘할 거야
나는 늙었어	꼬리표 붙이기	나는 날마다 더 젊어질 거야

9가지 ANT 유형

1. 일반화하기 : '항상, 절대, 모두, 매번' 같은 단어로 상황을 지나치게 일반화하는 것

2. 부정적인 것에 초점 맞추기 : 어떤 상황에서 잘되지 않는 부분에만 초점을 맞추고, 긍정적으로 해석할 수 있는 부분은 몽땅 무시하는 것

3. 앞날을 점치기 : 부정적인 쪽으로 미래를 예측하는 것

4. 마음 읽기 : 다른 사람이 생각하는 걸 말한 적이 없는데도 무슨 생각을 하는지 안다고 임의로 믿어버리는 것

5. 느낌대로만 생각하기 : 부정적인 느낌이 들 때 절대 질문하지 않고 그냥 믿어버리는 것

6. 죄책감 자극하기 : '~해야 하는데, ~했어야 하는데, ~할 수 있었는데' 같은 식으로 생각하는 것

7. 꼬리표 붙이기 : 자신이나 다른 사람에게 부정적인 꼬리표를 붙이는 것

8. 자기중심적으로 받아들이기 : 악의 없는 사건을 자신한테만 일어나는 일로 받아들이는 것

9. 탓할 사람 찾기 : 인생의 문제에 대해서 자신이나 다른 사람을 탓하는 것

원래의 생각을 완전히 뒤집어본다

내가 모든 환자들에게 가르쳐주는 또 다른 ANT 죽이기 방법이 있는데, 바로 '워크Work'라는 것이다. 워크는 내 친구이자 동료인 바이런 케이티가 개발한 방법으로 그녀가 쓴 책《4가지 질문》에 잘 설명되어 있다.

케이티는 자살 충동과 우울증으로 고통 받았던 경험을 털어놓는다. 그녀는 캘리포니아 남부의 높은 사막 지대에서 한 남자의 아내이자 젊은 아이 엄마, 사업하는 여성으로 살았다. 그러다가 33세가 되었을 무렵 심한 우울증이 찾아왔다. 그녀는 10년에 걸쳐 점점 더 깊이 가라앉으면서 자신을 혐오하고, 분노하고, 절망하고, 피해망상에 빠져 항상 자살을 생각했다. 마지막 2년간은 방에서 나오지도 않고 자신과 가족을 돌보지 않는 날들이 많았다.

그러던 1986년 어느 날 아침, 케이티는 잠에서 깼을 때 갑자기 놀라운 사실을 깨달았다. 자기 생각을 믿었을 때는 괴로웠지만 그런 생각에 질문을 던졌을 때는 괴롭지 않았음을 깨달은 것이다. 그때부터 그녀는 달라졌다. 케이티는 우리가 우울하고, 화나고, 괴롭고, 절망적이고, 버려진 느낌이 드는 이유는 인생이나 타인 때문이 아니라 자신의 생각 때문이라는 점을 간파했다. 즉 우리는 자신이 만든 지옥에서 살 수도 있고, 자신이 만든 천국에서 살 수도 있었던 것이다.

케이티는 생각에 질문을 던지기 위해 단순한 방법을 개발했다. 자신을 괴롭히거나 남을 판단하는 생각을 모두 기록하고 4가지 질문을 던진 다음 원래 생각을 '뒤바꾸기(turnaround)' 하는 것이다. 목표는 긍정적인 생각을 하는 게 아니라 더 정확한 생각을 하는 것이다.

4가지 질문은 다음과 같다.

1. 내가 생각하는 게 진실일까?
2. 그것이 진실인지 확실히 알 수 있을까?
3. 그것이 진실이라고 믿을 때 나는 어떤 반응을 보이는가?
4. 그런 생각이 없다면 나는 어떤 사람이 될까? 혹은 그런 생각을 하지 않는다면 나는 어떤 느낌이 들까?

4가지 질문에 답한 다음에는 원래 생각을 완전히 뒤집어본다. 그리고 당신을 괴롭히는 원래 생각을 뒤바꾼 것이 진실인지(혹은 원래 생각보다 진실에 가까운지) 자신에게 물어보자. 그다음에는 뒤바꾼 생각을 자신과 다른 사람(그 생각과 관련이 있는 사람)에게 적용하자.

다음 예를 살펴보자. 로즈마리는 34년간 결혼 생활을 했던 남편을 암으로 잃었다. 그녀는 우리 대학의 졸업생을 관리하는 일을 했다. 그리고 우리는 오랫동안 친구로 지냈다. 존이 죽은 후 그녀는 굉장히 슬프고 외로웠다. 나는 그녀가 슬픔을 조금이나마 극복할 수 있게 도와주었다. 존이 죽고 2년이 지난 후 로즈마리는 다시 데이트를 하고 싶어 했다. 그녀는 친밀한 관계를 맺는 것을 좋아했다. 그러나 그녀는 "아무도 72세인 여성을 원하지 않을" 거라고 생각했다. 그래서 우리는 그 생각에 대해서 '워크'를 시작했다. 먼저 나는 그녀에게 다음과 같은 질문을 했다.

1. 아무도 72세인 여성을 원하지 않을 거라는 게 진실일까요?
   —"네." 그녀가 말했다. "데이트하기에는 너무 늙었어요."
2. 아무도 72세인 여성을 원하지 않을 거라는 게 진실인지 확실히 알 수 있을까요?
   —"아뇨." 그녀가 말했다. "물론 확실히 알 수는 없어요."
3. 아무도 72세인 여성을 원하지 않을 거라고 생각할 때 당신은 어떤 느낌이 들어요?
   —"슬프고, 절망스럽고, 하느님께 화가 나요. 그리고 외로움에 짓눌리는 느낌이 들어요." 그녀가 대답했다.
4. 아무도 72세인 여성을 원하지 않을 거라는 생각을 하지 않는다면 당신은 어떤 사람이 될까요? 혹은 어떤 느낌이 들까요?
   —"글쎄요, 훨씬 더 행복하고 낙관적으로 느끼겠죠. 평소의 나 자신처럼 느낄 거예요." 그녀가 말했다.

그러고 나서 나는 그녀에게 원래 생각을 뒤집어보라고 권했다.
"아무도 72세인 여성을 원하지 않는다"를 뒤집으면 어떻게 되는가?
"누군가는 72세인 여성을 원한다."

좋다. 그럼 어떤 게 더 진실인가?

"모르겠어요."

그녀가 말했다.

"하지만 아무도 날 원하지 않을 것처럼 행동하면 정말 아무도 날 원하지 않겠죠."

이 활동 후 로즈마리는 다시 데이트를 시작했다.

1년 후 그녀는 잭을 만났다. 내가 로즈마리와 잭과 처음 자리를 같이했을 때 마치 막 사랑에 빠진 열다섯 살짜리 둘을 보는 것 같았다. 그들은 이듬해 결혼했고, 곧 결혼 5주년을 맞는다.

우리 모두는 생각을 바로잡을 방법이 필요하다. 로즈마리가 삶의 행복과 즐거움을 빼앗는 ANT를 죽이지 않았다면 무슨 일이 일어났을지 생각해보자. 아마 그녀는 외로운 할머니로 죽었을 것이다. 나는 이 4가지 질문이 사람들의 삶을 엄청나게 변화시키는 것을 보아왔다. 물론 당신도 그렇게 될 수 있다.

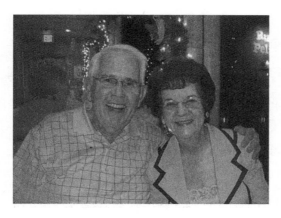

로즈마리와 잭

나이 먹는 것에 대한 긍정적인 태도

르로이 '새철' 페이지는 흑인에 대한 인종차별을 극복하고, 42세에 투수로서 메이저리그에 입성했다. 그는 40년에 걸친 커리어를 성공적으로 마친 후 1971년 명예의전당에 당당히 이름을 올렸다. 페이지는 대부분의 야구선수가 오래전 은퇴했을 나이에 기량에 대한 질문을 받자 다음과 같이 되물었다.

"자기가 몇 살인지 모르는 사람은 얼마나 젊은 것일까요?"

나이 먹는 것에 대해 긍정적이고 낙관적인 태도를 가진 사람들은 나이 먹는 것에 대해 부정적이고 비관적 태도를 가진 사람들보다 평균 7년 이상 오래 산다는 연구 결과가 있다.

태도를 바꾸는 것이 얼마나 강력한 효과가 있을까? 엘렌 랭어는 《마음의 시계》에 이렇게 썼다.

"긍정적인 태도를 가지면 그렇지 않은 경우보다 혈압 및 콜레스테롤 수치가 감소했을 때 얻는 이익이 훨씬 더 크다. 대개 수명을 4년 정도 연장시킬 수 있다. 운동, 체중 관리, 금연도 수명을 1~3년 연장시킬 수 있다고 하지만, 이런 것들보다 더 강력한 효과가 있는 것이다."

살아가면서 겪는 상실감과 스트레스에서 회복되려면 반드시 ANT를 제거해야 한다. 또한 생각하는 방식, 특히 나이 먹는 것에 대해 생각하는 방식을 바꾸면 삶을 즐기면서 장수할 수 있다. 나이를 먹을수록 행복하고 건강하게 삶에 몰입하는 모습을 상상하는 것은 장수를 위한 훌륭한 정신운동이다.

스트레스, 슬픔,
우울증을 극복하는 데 도움이 되는
20가지 브레인 팁

1. 술을 멀리하고 건강한 치유의 길을 택하라.

스트레스, 슬픔, 우울증을 겪을 때 많은 사람들은 술로 치유하려는 유혹을 받는다. 그러나 술 때문에 더 우울해진다는 것은 깨닫지 못한다. 술은 다른 사람에게 유대감과 공감을 느끼는 능력을 마비시킨다. 슬픔과 고통을 치유하는 데 정말로 도움이 되는 것은 그런 감정들이다. 과음은 고통을 지연시키고, 몇 배 더 부풀릴 뿐이다.

2. 상실감은 뇌와 몸을 손상시킨다.

따라서 크리스와 제럴드의 경우처럼 건강해지기 위해 '철저히' 집중해야 효과를 볼 수 있다. 근본적으로 건강이 개선되면 뇌와 몸이 바람직하게 변화되고, 신체적으로나 정서적으로 긍정적인 보상을 얻을 수 있다.

3. 다른 사람을 돌보려면 먼저 자신이 충전되어 있어야 한다.

오랜 투병은 간호하는 사람에게 엄청난 타격을 입힌다. '보살피는 사람도 보살핌이 필요하다'는 것을 기억한다. 그리고 근본적으로 자신을 보살피는 기술을 배우자. 다른 사람을 돌보는 동안 자신을 충전하지 않으면, 오랫동안 그들 곁에 있어주지 못할 수도 있다. 사람들의 도움을 받고, 잠시 쉬면서 산책을 하거나 기운이 나는 글을 읽거나 웃긴 영화를 보거나 죄책감 없이 달게 낮잠을 자라.

4. 좋은 부모가 자식에게 하듯 자신을 돌봐야 한다.

크리스가 가르쳐준 요령을 마음에 새긴다. 즉 영양이 풍부한 간식이나 음료수 없이는 아무 데도 가지 않는다. 아몬드나 호두는 서류 가방, 핸드백에 넣거나 자동차에 가지고 다니기에 좋은 휴대용 간식이다.

"어디를 가든지 배고프고, 목마르고, 짜증이 나는 상태가 되지 않으려면, 좋은 부모가 자식에게 하듯이 자신을 돌봐야 한다."

특히 스트레스가 심하거나 상실감을 겪었을 때는 더욱 신경을 쓴다.

5. 당신은 존재만으로 썩 괜찮은 사람이다.

상실감이나 비극적인 일을 겪었을 때 상실감을 빼면 아무것도 없는 상태가 되지 않도록 해라. 당신은 큰 슬픔을 경험하고 살아남은 사람이다. 그리고 재능과 능력이 풍부하고 인정 많은 사람이기도 하다. 사랑하는 이의 기억을 고이 간직하면서 건강을 돌보고, 다른 사람을 돕는 충만하고 풍요로운 인생을 살자.

6. 불안하거나 화가 나는 것은 ANT 때문일 수 있다.

이 성가신 '개미' 같은 것을 빨리 알아차리고 제거하는 법을 배운다.

7. 생각에 질문을 던진다.

ANT를 제거하는 가장 좋은 방법 중 하나는 부정적인 생각이 들 때마다 스스로에게 질문을 던지는 것이다. 슬프고 화가 나고, 초조하고 통제가 안 되는 느낌이 들 때마다 종이에 부정적인 생각을 적고 그게 정말 진실인지 자신에게 질문을 던진다. 그리고 그 생각에 말대꾸를 해본다. 머릿속에 떠오르는 모든 생각을 진실이라고 믿을 필요는 없다. 이 활동을 하면 금세 부정적인 관점을 긍정적으로 바꿀 수 있고, 연습을 통해 자동적으로 만들 수도 있다.

8. 상황적인 우울증은 정상적인 슬픔의 과정이다. 괜찮다.

시간, 눈물, 사람들과의 접촉, 자신을 돌보는 행동 등은 대개 고통을 줄여준다. 그러나 자살하고 싶은 생각이 가시지 않고, 몇 달이 지나도 대처할 수 없는 복합적 슬픔 증후군이나 만성 우울증은 의학적인 비상사태로 다룰 필요가 있다. 이런 종류의 슬픔을 겪고 있다면 당장 도움을 구하라. 에이멘클리닉은 '슬픔에 갇힌' 많은 사람들을 도울 수 있는 기반을 갖추고 있다.

9. 자신을 사랑하고 뇌를 돌보기 위해 노력하자.

크리스가 지적했듯이, 인생에는 통제할 수 없는 것들이 많다. 우리가 통제할 수 있는 것, 즉 건강과 행복 같은 것을 주도하려고 노력하는 태도가 훨씬 합리적이다. 특히 시련이나 슬픔을 겪은 후에는 더욱 그렇다. 영양이 풍부한 음식을 먹고, 산책이나 달리기를 하고, 자신에게 다정한 말을 해주는 등.

10. 슬플 때일수록 다정하고 인내심 많은 사람들과 함께 있는 것이 좋다.

슬픔은 의욕을 고갈시키므로 친구의 초대를 거절하고 싶은 유혹을 느낄지도 모른다. 그런 초대를 자주 받아들이고, 은둔하고 싶은 욕구를 밀어내야 한다. 다정하고 인내심 많은 사람들과 함께 있으면 슬픔에 짓눌린 뇌가 치유되는 데 도움이 된다. 외출하는 것 또한 뇌가 지나친 슬픔에서 벗어날 수 있는, 꼭 필요한 '휴식'의 기회를 준다.

11. '지금, 여기에서' 살아가는 법을 연습하자.

사랑하는 이를 잃었을 때 뇌는 잃어버린 사람에게만 지나치게 집중하고, 우리를 필요로 하는 다른 사람은 돌아보지 못할 수 있다. 사랑하는 이를 잃은 지 얼마 되지 않았다면, 매일 시간을 정해두고 그 시간에만 잃어버린 사람을 생각하고 슬픔에 집중한다. 일기 쓰기, 울기, 기도하기 등 해야 하는 일은 다 하고 그다음에는 흘려보낸다. 그리고 우리를 필요로 하는 다른 사람에게 관심을 돌리고 그들에게 완전히 몰입한다.

12. 뇌와 몸을 돌보면 기분이 좋아진다.

침울한 기분을 빨리 전환시키기 위해 식단을 바꾸고, 운동을 하고, 뇌에 이로

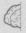

운 보조제(비타민 D, 생선기름 등)를 섭취하는 것의 효과를 과소평가하지 않는다. 기분이 좋아지면 그 자체로 동기가 될 수 있다. 뇌와 몸을 돌본 후에 기분이 좋아지는 것을 경험하면, 그 느낌에 반할 것이다.

13. 충동적인 뇌 유형은 도파민 수치를 늘리면 도움이 된다.

단백질이 많고 탄수화물이 적은 식단, 운동, 특정한 약물 자극, 녹차나 L-티로신 같은 보조제도 도움이 된다. 뇌를 진정시키는 약물이나 보조제를 사용하면 상황이 더 악화될 수 있다.

14. 강박적인 뇌 유형에는 세로토닌이 필요하다.

강박적인 뇌 유형은 마음을 괴롭게 하는 부정적인 생각을 흘려보내지 못한다. 이러한 경우 세로토닌이 뇌를 진정시킬 수 있다. 운동, 5-HTP나 세인트존스워트 같은 특정 보조제는 세로토닌을 증가시키는 효과가 있다.

15. 뇌의 균형을 위해 다양한 방법을 시도한다.

충동·강박적인 뇌 유형은 충동적으로 건강하지 못한 행동을 하고, 그런 행동을 반복하는 데 강박적으로 집착할 수 있다. 이 유형은 세로토닌과 도파민 수치를 둘 다 늘려야 한다. 운동을 하고 5-HTP 같은 진정 효과가 있는 보조제를 섭취해 세로토닌을 증가시키고, 녹차를 많이 마셔 도파민 수치를 늘리면, 자연스럽게 뇌의 균형을 회복할 수 있다.

16. 침울한 뇌 유형은 운동과 생선기름 같은 보조제가 좋다.

침울한 뇌 유형은 우울할 때가 많고, 몸 구석구석이 아픈 것 같고, 무기력감을 느낄 수 있다. 이 유형은 운동을 하고 다량의 생선기름(6그램)과 SAMe 같은 특정 보조제를 섭취하면 대개 기분과 활력이 개선되고 통증이 사라지는 효과가 있다.

17. 불안한 뇌 유형은 운동, 명상, 최면요법과 보조제가 효과를 보인다.

불안한 뇌 유형은 긴장감, 초조한 느낌, 불안에 시달릴 수 있다. 운동, 명상, 최면요법을 꾸준히 하고, 비타민 B6, 마그네슘, GABA 섭취를 병행하면 도움이 된다.

18. 측두엽이 손상된 뇌 유형은 약물과 충분한 수면이 도움이 된다.

측두엽이 손상된 뇌 유형은 기억력과 학습 능력이 떨어지거나 기분이 불안
정하거나 음침한 생각에 시달리거나 성질을 다스리기 어려울 수 있다. 발작
치료 약물과 더불어 혈당의 균형을 잡고 잠을 푹 자면 대개 도움이 된다.

19. 유해물질에 노출된 뇌 유형은 먼저 유해물질을 제거해야 한다.

유해물질에 노출된 뇌 유형은 머리가 멍하거나 혼란스럽고, 활력이 부족하
고, 인지능력이 떨어질 수 있다. 약물 남용이나 과음, 환경 유해물질이 흔한
원인이다. 유해물질을 제거하고 뇌가 건강해지는 프로그램을 시작하자.

20. 오메가 3 지방산(생선이나 생선기름)을 섭취하고, 비타민 D 수치를 늘리면 침
    울한 기분을 바로잡는 데 도움이 된다.

제 8 장

뇌를 돌보기에
늦은 때는 없다.
지금 당장 시작하라

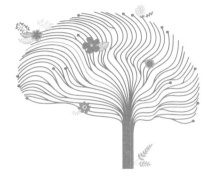

지금까지 뇌를 잘 돌보지 못했더라도
이제부터 더 좋아지게 하라

Use Your Brain to Change Your Age

서서히 사라져가던
제 자신의 일부가 바뀌었어요.
― 프레드 드라이어

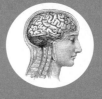

2007년 7월, 앤서니 데이비스가 에이멘클리닉을 찾아왔다. 그는 전직 미식축구선수가 인지능력 문제로 고생하는 경우가 많은 걸 보고 걱정이 많았다.

일명 'AD'로 불리는 그는 서던캘리포니아 대학교의 미식축구 부문 명예의전당에 들어간 러닝백이다. AD는 '노트르담 킬러'라는 별명을 갖고 있다. 그가 1972년 노트르담 대학교를 상대로 터치다운을 6번 성공시켰기 때문이다. 노트르담 대학교 학생들이 AD를 어찌나 미워했는지 캠퍼스 복도에 그의 사진을 붙여놓고 밟고 지나갈 정도였다. 1974년에는 노트르담을 상대로 4번 더 터치다운을 성공시켰다.

AD는 에이멘클리닉에 대해 들었고, 어쩌면 도움이 될 수 있을 거라고 생각했다. 54세인 AD의 뇌는 85세 먹은 사람의 뇌처럼 보였다. 전전두피질과 좌측 측두엽의 뇌 외상이 두드러지게 나타났다. 지난 20년간 에이멘클리닉은 뇌 재활에 대한 연구를 해왔다. 우리는 뇌가 외상 후에도 회복될 수 있는 능력이 있고, 뇌를 바꾸거나 개선하면 인생도 달라진다는 것을 거듭 입증했다.

AD의 사례도 예외가 아니었다. 나는 AD의 뇌 기능 향상에 도움이 되는 보조제를 처방했다. 질 좋은 생선기름, 멀티비타민과 미네랄 보조제, 뇌로 가는 혈류를 증가시키고 신경전달물질 조절을 돕는 맞춤 보조제 등이었다.

몇 달 후 AD는 기분이 더 나아지고, 집중력과 활력과 기억력이 개선되었다고 말했다. 나는 2008년 1월, AD의 뇌를 다시 촬영하기로 결정했다. 후속 스캔 영상은 뇌로 가는 혈류가 증가하고 뇌 활동이 상당히 개선된 것을 보여주었다.

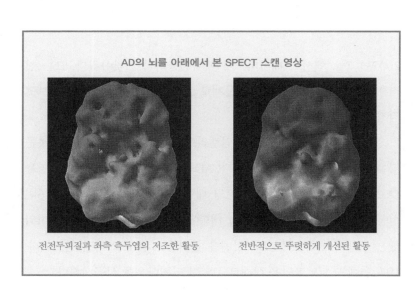

AD의 뇌를 아래에서 본 SPECT 스캔 영상

전전두피질과 좌측 측두엽의 저조한 활동   전반적으로 뚜렷하게 개선된 활동

나는 앤서니를 통해 수많은 전·현직 미식축구선수를 만났다. 그리고 그는 미식축구선수의 뇌 부상과 재활 치료를 다루는 대대적인 연구를 진행하는 데 중요한 원동력이 되었다.

당시 미국미식축구연맹(NFL)은 미식축구가 장기적으로 뇌 손상을 일으키는지 확실치 않다는 입장을 고수했다. 그러나 그런 주장을 입증하려는 노력은 전혀 하지 않았다. 나는 동료들과 함께 이 문제를 다뤄보기로 결심했다. 지금까지 우리는 전·현직 미식축구선수 115명의 뇌를 촬영하고 치료했다. 거의 모든 선수에게서 뇌 손상의 명백한 증거가 나타났다.

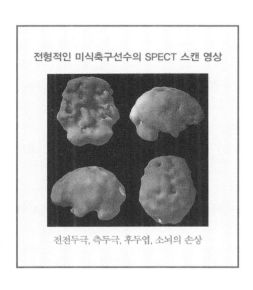

전형적인 미식축구선수의 SPECT 스캔 영상

전전두극, 측두극, 후두엽, 소뇌의 손상

지금까지 우리 연구에서 가장 흥미로운 부분은 수십 년 전 뇌 손상이 일어난 경우라도 회복과 기능 향상이 가능하다는 점이다. 우리가 다룬 선수 대부분이 그랬다. 그들 중 70퍼센트가 SPECT 스캔 영상과 신경 심리검사에서 상당한 개선을 나타냈다.

처음에는 5명의 뇌를 후속 촬영한 후 최초로 시도한 보조제들의 효과가 우리가 본 뇌 손상에 충분히 강력하지 않은 것을 발견했다. 그래서 다른 보조제를 개발했다. 새로 개발한 것들은 훨씬 더 실질적인 효과가 있었는데, 특히 생선기름과 브레인 & 메모리 파워 부스트가 효과적이었다.

뇌 손상을 역전시키는 NFL 뇌 재활 프로그램

미식축구선수의 뇌 손상을 역전시키고, 회복과 기능 향상을 돕기 위해 우리는 다음과 같이 뇌 재활 프로그램을 구성했다.

뇌 건강에 대한 교육
- 뇌를 손상시키는 행동 중단하기
- 뇌에 도움이 되는 행동 시작하기

최적의 영양 교육
- 체중 감량(해당 시)
- 조정력 운동
- 생선기름 등의 자연 보조제와 브레인 & 메모리 파워 부스트

우울하거나 정신이 온전치 않은 선수에게는 더 많은 조치가 필요했다. 나는 정신과 의사로서 많은 선수를 상담했고, 그들이 다니는 병원에 조언을 해주었다. 주로 통증에 도움이 되고, 항우울 작용을 하는 SAMe 같은 자연 성분을 처방했다. 보조제가 충분한 효과가 없으면 약물을 처방했다. 또한 많은 선수들이 고압산소요법(HBOT)을 선택했다. 우리는 이 방법으로 뇌로 가는 혈류가 증가하고, 신경 반응이 개선되는 것을 확인했다. 오랫동안 나는 고압산소요법이 손상된 뇌에 혈류를 증가시키는 능력을 보면서 깊은 인상을 받았다. 나는 HBOT에 대한 세계 최고 전문가 중 한 사람인 폴 하치 박사와 함께 이라크와 아프가니스탄에서 사제 폭탄(IED) 때문에 뇌 부상을 당한 군인 40명을 연구했다. 우리는 '비포 & 애프터' 스캔 영상을 비교했고, 신경

심리검사 결과를 활용했다. 미식축구선수의 경우와 마찬가지로 인상적인 결과가 나왔다. 뉴로피드백은 먼저 전극을 사용해 뇌의 전기적 활동을 측정한 다음 뇌파를 바꾸도록 훈련하는 요법이다. 다음 5명의 예를 살펴보자.

비만으로 뇌가 수축되어 있던 로이

로이 윌리엄스는 우리를 찾아왔을 때 73세였다. 그의 집안은 3대가 미식축구선수였다. 로이는 샌프란시스코 포티나이너스 소속이었고, 아들 에릭은 댈러스 카우보이스, 손자 카일은 시애틀 시호크스 소속이었다. 로이의 주의력, 추론 능력, 기억력에 대한 검사 결과는 정상 범위였다. 그러나 그는 151킬로그램으로 상당히 과체중이었다. 키가 2미터를 넘을 정도로 크지만 키에 비해서도 너무 많이 나갔다. 그의 뇌를 촬영한 SPECT 스캔 영상은 전반적으로 저조한 활동을 나타냈다.

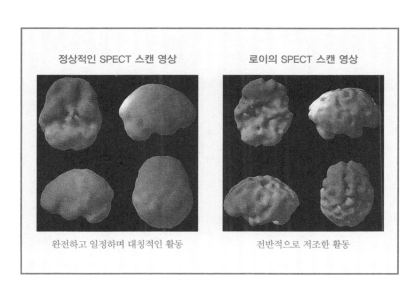

정상적인 SPECT 스캔 영상   로이의 SPECT 스캔 영상

완전하고 일정하며 대칭적인 활동   전반적으로 저조한 활동

로이는 체중이 늘면 뇌 크기가 줄어든다는 연구 결과를 듣고 큰 관심을 보였다. 게다가 뇌 수축은 노화와 밀접한 관련이 있다고 덧붙이자 즉각 무슨 말인지 알아듣고 뇌가 젊어지도록 최선의 노력을 다하겠다고 말했다. 로이는 자손들에게 부를 물려줄 수 있는 매우 성공한 사업가였다. 그래서 뇌가 나이를 먹고 작아지는 것에 대해 예민할 수밖에 없었다.

로이는 뇌에 나쁜 습관을 끊고 여러 가지 새로운 습관을 시작했다. 그는 몇 달 후 다시 검사를 받으러 왔을 때 14킬로그램을 뺀 상태였다. 그러나 더 놀라운 것은 주의력, 추론 능력, 기억력이 몰라보게 좋아졌다는 사실이다. 그의 뇌는 확실히 젊어지고 있었다. 게다가 로이의 아내는 남편의 활력이 뇌는 40대 수준이라고 말한다. 그래서 처음에는 그런 남편을 감당하기 어려워 짜증을 내기도 했지만 이제는 달라졌다. 시간이 지날수록 그녀도 우리 프로그램의 아이디어에 전염되어서 열심히 살을 뺐다.

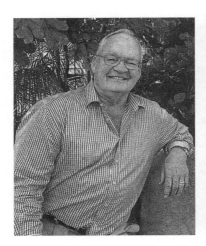 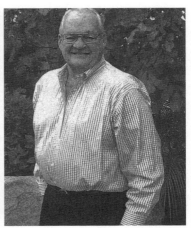

심각한 뇌 손상을 극복해낸 마빈

마빈 플레밍은 심각하게 손상된 뇌가 회복될 수 있음을 보여주는 또 다른 예다. 마빈은 NFL 역사상 최초로 슈퍼볼에 다섯 번 출전한 선수다. 그는 그린베이 패커스, 이후에는 마이애미 돌핀스에서 12년간 타이트엔드로 활약했다. 돌핀스에 있던 1972년에는 정말 완벽한 시즌을 보내기도 했다.

그는 처음 우리를 찾아왔을 때 67세였다. 분명 그의 뇌에는 문제가 있었다. 마빈처럼 멋진 사람을 도울 수 있었던 것은 영광스러운 일이다. 그는 재미있고, 배려심이 많고, 항상 자신을 개선할 방법을 찾으려고 노력했다.

내가 뇌 부상을 당한 적이 있느냐고 묻자 그는 없다고 했다. 뇌 부상은 노화와 인지능력 감퇴의 흔한 원인이다. 뇌는 부드러운 버터와 농도가 비슷해서 아주 말랑말랑하다. 그리고 날카로운 뼈 같은 융선(ridge)이 여러 군데 돌출된 단단한 두개골 안에 들어 있다.

나는 속으로 혼잣말을 했다. '말도 안 돼. NFL에서 12시즌 동안 타이트엔드로 뛰었는데, 어떻게 뇌 부상을 당한 적이 없겠어!' 그래서 나는 더 밀어붙였다. 마빈은 경기 중 자신의 부상을 아주 자랑스러워하는 것 같았다. 그는 머리를 부딪치고, 의식을 잃고, 별을 보고, 경기장 한복판에서 갑자기 혼란스러웠던 일들을 전혀 기억하지 못했기 때문이다. 우리가 다룬 선수 115명이 거의 다 그랬다. 그러나 나는 집요하게 물었다.

나는 그의 뇌를 보았고, 스캔 영상은 뇌 부상의 명백한 증거를 나타냈다. 나는 어린 시절, 사춘기, 미식축구와 관계없는 자동차 사고나 낙상, 싸움 등 가능한 다른 부상 원인들에 대해 물었다. 그는 끈질기게 부인했다. 이런 일을 한두 번 겪는 것이 아니었다. 마빈의 경우와 같은 스캔 영상을 수없이 보았고, 나는 바보가 아니었다.

"좋아요, 마빈. 마지막입니다. 그다음에는 당신을 내버려두지요. 당신은 자동차 사고, 낙상, 싸움 또는 경기를 할 때 머리를 세게 부딪쳐서 인지능력이나 사고 과정에 변화가 생긴 일을 전혀 기억할 수 없다고 말하고 있어요. 그렇죠?"

그다음에 일어난 일은 너무나 흔해서 에이멘클리닉에서는 공공연한 농담거리일 정도다. 환자들에게 뇌 부상을 당한 적이 있는지 열 번 묻는다고 가정하자. 그러면 열이면 열, 처음에는 그런 일이 없다고 답한다. 그러나 거듭 질문을 해대면 결국 실제로 의식을 잃거나 심각한 자동차 사고를 당한 경험 따위를 기억해낸다. 마빈과 인터뷰를 했던 크리스텐 윌르마이어 박사(연구 책임자)는 나를 보며 알 만하다는 표정을 지었다.

마빈의 얼굴이 달라졌다. 그의 우뇌가 뭔가를 기억해낸 것이 표정에 나타났다.

"거짓말을 해서 정말 죄송합니다, 에이멘 박사님. 제가 유타 대학교에 다닐 때 캘리포니아에 가려고 눈 속에서 운전한 적이 있어요. 그때 차가 산길에서 미끄러져 45미터 아래 강둑으로 떨어졌지요. 저는 의식을 잃었고, 친구들이 차 밖으로 끌어내서 익사하지 않을 수 있었어요."

나는 그렇게 정서적으로 강력한 사건을 어떻게 잊어버릴 수 있는지 궁금했다. 그러나 이 일을 하면서 그런 경우를 아주 많이 보았다. 자동차 사고 외에도 그가 미식축구를 하며 수없이 머리를 부딪친 것과 기억하지 못하는 다른 모든 일을 고려할 때 그의 뇌가 심각하게 보이는 것은 당연했다.

또한 우리가 다루는 선수들은 모두 상세한 인지능력 검사를 받는다. 마빈의 인지능력 검사 결과는 전체적으로 좋지 않았다. 마빈에게 유리했던 것은 좋은 성격, 그리고 윌르마이어 박사와 내가 요구한 대로 따르려는 의지뿐이었다.

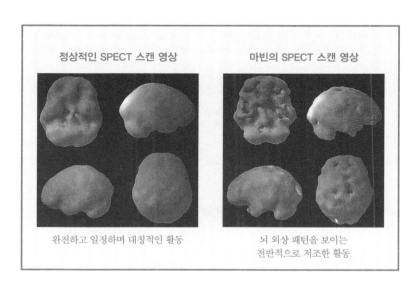

우리는 마빈에게 살을 빼라고 했다(그는 케이크를 장식하는 크림을 그릇째 퍼먹을 정도로 단것에 대한 욕구가 심했다). 또한 멀티비타민과 다량의 생선기름, 브레인 & 메모리 파워 부스트(뇌 기능 향상을 위해 특별히 개발한 보조제), 뇌에 산소를 증가시키는 고압산소요법을 처방했다. 그리고 운동량도 늘리라고 했다.

2년이 지난 후 그의 뇌는 엄청나게 젊어졌고, 몸도 더 젊어 보인다. 그는 9킬로그램을 뺐고, 인지능력은 300퍼센트나 개선되었다. 대개 뇌는 나이를 먹을수록 활동성과 효율성이 떨어진다. 그러나 우리 프로그램에 참여했던 많은 전직 미식축구선수들처럼 마빈의 뇌도 활동성과 효율성이 향상되었다.

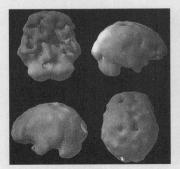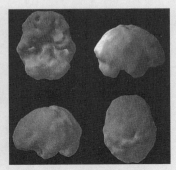

마빈의 SPECT 스캔 영상(Before)　　마빈의 SPECT 스캔 영상(After)

전반적으로 저조한 활동　　　　전반적으로 눈에 띄게 호전됨

보조제와 뉴로피드백요법으로 뇌 기능을 되찾은 프레드

우리는 선수들이 쓴 멋진 후기와 이메일을 자주 받는다. 나는 프레드 드라이어가 쓴 글을 특히 좋아한다. 로스앤젤레스 램에서 뛰었던 유명한 수비 타이트엔드인데, 나중에 배우가 되어 인기 있는 텔레비전 프로그램 '헌터'에 출연했다.

"보조제, 특히 뉴로피드백요법으로 서서히 사라져가던 저 자신의 일부가 바뀌었어요."

그가 말했다.

"그 느낌을 설명하기가 아주 묘한데, 프로그램에 참여하면서 그동안 정신적인 활력과 빨리 사고하고 인지하는 능력을 잃어버린 채 살아왔음을 알았죠!"

"오랜 세월 사람들과 몸을 부딪치는 운동을 하다보니 수많은 손상이 누적되어서 뇌 기능이 서서히 떨어지는 것을 알아차리지 못했어요. 자신에게 최면을 걸었던 것 같아요. 그런데 보조제를 섭취하고 뉴로피드백요법을 시작한 뒤에야 뇌 기능이 얼마나 많이 손상되었는지를 깨달았어요. 프로 선수로 뛰는 동안 이런 과학기술을 알았더라면 정말 좋았을 거예요. 그러면 지난 세월 동안 잃어버린 모든 것을 예방하는 데 도움이 되었을 테니까요."

여덟 번의 뇌진탕으로 뇌가 손상되었던 캠

34세인 캠 클리랜드는 우리가 만난 선수 중 젊은 축에 속하는 전직 미식축구선수였다. 그는 뉴올리언스 세인츠, 뉴잉글랜드 패트리어츠, 세인트루이스 램스 등에서 활동했다. 그는 자진해서 우리 프로그램에 들어왔다. 우울증, 짜증, 좌절감, 심한 스트레스, 강박적인 생각, 기억력 문제, 결혼 생활의 갈등으로 힘든 상태였기 때문이다.

캠은 총 여덟 번 뇌진탕 진단을 받았다. 세 번은 대학생일 때였고, 다섯 번은 프로 선수로 활동할 때였다. 캠의 뇌를 촬영한 SPECT 스캔 영상은 명백한 손상을 보여주었다. 또한 신경 심리검사인 마이크로코그Microcog 검사 결과 전반적인 인지능력, 정보처리 속도, 주의력, 기억력, 공간적 처리 능력, 활동성, 효율성이 상당히 떨어지는 것으로 나타났다.

캠은 뇌 재활 프로그램을 8개월간 진행한 후 기분이 훨씬 좋아지고, 정신도 맑아졌다. 그리고 주의력, 기억력, 기분, 동기, 불안 수준이 상당히 개선되었다. 분노를 더 잘 제어할 수 있는 것을 느꼈고, 아이들과도 잘 지내고 있었다.

그의 뇌를 촬영한 SPECT 스캔 영상은 측두엽(기억과 기분 안정), 전전두피질(주의력과 판단력), 소뇌(처리 속도)의 활동이 몰라보게 좋아진 것을 보여주었다. 마이크로코그 검사 결과 또한 크게 향상되었다.

뇌 부상으로 힘든 시간을 보낸 패트릭 카프리 대위

2008년 전투 공병 장교인 패트릭 카프리 대위가 아프가니스탄에 배치되었을 때는 새로운 특수 무장 차량이 단계적으로 도입되는 중이었다. 현재는 모든 병력이 이 차량을 탄다.

"우리는 그 차량이 엄청난 폭발을 일으킬 수 있다는 걸 알았어요. 그렇지만 다치지 않고 도망칠 수 있을 거라 생각했죠."

미 해군 제2대대 제7전투공병소대의 수많은 임무 중에는 '루트 청소'가 있었다. 군수지원부대, 호송부대, 보병대가 자유롭게 이동하도록 지뢰 탐지기 및 기타 특수 탐지 장비를 가지고 길에서 지뢰와 사제 폭탄(IED)을 제거하는 강도 높은 임무였다.

당시 카프리 대위는 외상성 뇌 부상에 대해 전혀 몰랐다. 평생 운동으로 인한 뇌진탕이 대여섯 번 있었고, 다른 부상을 겪은 적도 있는데 말이다. 아무것도 모르는 그는 한 원사에게 말했다.

"저게 폭발하길 바라면 안 되겠지? 물론 다치고 싶다는 건 아닌데, 폭발하면 바로 도망치면 되잖아?"

원사는 자기도 같은 생각을 했다고 말했다. 해병들만 이해할 수 있는 사고방식인 모양이다. 그들은 같은 차량에 있을 때 폭발을 당한 적이 한 번이 아니란 걸 모르는 것 같았다. 패트릭은 그 일을 기억할 때마다 '소원을 빌 때는 조심하라'는 옛말을 떠올린다.

카프리 대위는 아프가니스탄으로 떠나기 전에 세 번 폭발을 당했고 뇌진탕을 경험했다. 그러나 그는 괜찮다고 생각했다. 어쨌든 자기보다 훨씬 더 안 좋은 사람들이 많을 거라고 생각했기 때문이다. 그러나 그의 성격이 달라지기 시작했다. 그는 전에 없이 걸핏하면 화를 냈다. 집에 돌아오자 변화는 더 두드러졌다. 패트릭은 말했다.

"전보다 짜증을 잘 냈어요. 머리가 심하게 아프고, 집중하는 데 힘이

들었죠. 특히 다른 사람들의 말을 듣기가 어렵더군요. 기억력 문제도 있고, 잠을 제대로 잘 수 없었어요. 무례하고 저질스럽게 사람들을 대했는데, 최악인 것은 자신이 얼마나 달라졌는지 모른다는 점이었어요."

패트릭은 캘리포니아 주 뉴포트 비치에 있는 에이멘클리닉에서 SPECT 촬영을 하기로 결정했다.

"맙소사, 뇌에 문제가 있을 때 실제로 뇌를 보는 것이 얼마나 중요한지를 모르고 있었어요!"패트릭이 말했다. 우리는 그의 스캔 영상에서 우측 측두엽의 손상을 확인했다. 행동과 인지능력 변화, 두통, 집중력 감소, 기억력 문제를 설명해주는 결과였다.

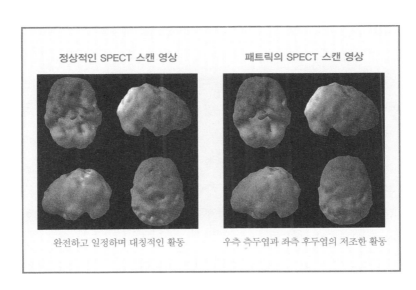

정상적인 SPECT 스캔 영상 / 패트릭의 SPECT 스캔 영상

완전하고 일정하며 대칭적인 활동 / 우측 측두엽과 좌측 후두엽의 저조한 활동

그 후 패트릭은 뇌 문제를 해결하기 위해 자연스럽고 간편한 맞춤 보조제를 시도했다. 그는 말했다.

"당장 엄청난 차이가 느껴졌어요. 정신이 맑아지고, 집중력이 좋아지는 걸 느꼈죠!"

나는 일반 군인으로 입대했고, 나중에는 군의관으로 일하면서 10년간 육군에서 복무했다. 그래서 군인들에게 특히 마음이 쓰인다. 앞으로 패트릭의 힘을 빌려 더 많은 군인들에게 필요한 도움을 줄 수 있기를 바란다.

지금까지 아무리 뇌를 잘 돌보지 못했더라도 충분히 역전이 가능하다

전직 미식축구선수나 군인들의 뇌가 우리와 무슨 상관일까? 평생 머리를 수만 번 부딪친 전직 미식축구선수가 뇌를 개선할 수 있다면, 당신이 뇌가 건강해지는 프로그램을 시작했을 때 어떤 이익을 얻을 수 있을지 상상해보라. 지금까지 아무리 뇌를 잘 돌보지 못했더라도 말이다. 뇌에 이로운 프로그램을 시작하면 말 그대로 노화를 늦추고 어떤 경우에는 역전시킬 수도 있다.

우리는 뇌 손상, 뇌 감염, 뇌졸중, 산소 결핍, 약물 남용, 유해물질 노출로 인한 상태에서 개선되는 사람들을 수없이 보았다. SPECT 스캔 영상은 뇌가 얼마나 많은 가능성을 가지고 있고, 얼마나 많이 좋아질 수 있는지를 보여준다.

다음과 같은 뇌에 이로운 프로그램을 따르면, 노화를 늦추고 뇌 손상을 역전시킬 수 있다.

1. 뇌에 해로운 것은 무조건 끊는다. 나이를 불문하고 미식축구를 하는 것은 뇌에 이로운 행동이 아니다. 나는 미식축구를 사랑하지만, 그것은 우리에게 사랑을 돌려주지 않는다.

2. 이 책에 소개된 뇌에 이로운 활동에 에너지를 집중한다. 즉 건강한 식사를 하고, 운동을 많이 하고, 항상 새로운 것을 배우고, 건강한 사람들과 어울린다.

3. 필요하다면 체중을 줄인다.

4. 필수 영양을 확보하기 위해 매일 간편하게 보조제를 섭취한다. 나는 모든 환자들에게 멀티비타민과 생선기름 섭취를 권하고 비타민 D 수치를 최적 수준으로 유지하라고 말한다.

5. 뇌가 손상되었다면 뇌 기능이 향상되는 보조제 섭취를 고려한다.

- 혈액순환을 개선하는 빈포세틴과 은행
- 신경전달물질 아세틸콜린을 증가시키는 후페르진 A와 아세틸-L-카르니틴
- 신경세포막을 보호하는 포스파티딜콜린
- 항산화제인 N-아세틸시스테인과 알파리포산

나는 이런 영양 성분을 전직 미식축구선수들에게 사용했던 브레인 & 메모리 파워 부스트에 포함시켰다. 그러나 정확히 말하자면, 보조제와 더불어 전체 프로그램을 함께 활용했다. 어떤 보조제를 시도하든지 그렇게 하는 것이 가장 영리한 방법이다.

6. 뇌 외상을 당한 적이 있다면 뇌로 가는 혈류를 증가시키기 위해 고압산소요법을 고려한다. 자세한 내용은 www.hbot.com을 참조하기 바란다.

7. 뇌의 신경세포 활성화 패턴을 안정시키기 위해 뉴로피드백을 고려한다. 일반적으로 인체의 생리적 반응을 측정하는 수단(손

온도, 땀샘 활동, 호흡 속도, 심장박동, 혈압, 뇌파 패턴 등)을 활용해 치료하는 방법을 바이오피드백이라고 한다. 환자는 이 수단을 통해 신체 시스템에 대한 정보를 얻고, 바람직하지 못한 상태를 바꾸는 법을 배울 수 있다. 뉴로피드백의 경우에는 두피에 전극을 설치하고 특정한 뇌파 패턴을 측정한다.

뇌파 패턴은 5가지 유형이 있다.

- 델타파(초당 1~4주기) : 매우 느리고 대개 수면 중 나타남
- 세타파(초당 5~7주기) : 느린 편이고 백일몽 상태나 몽롱한 상태에서 나타남
- 알파파(초당 8~12주기) : 긴장이 풀린 상태에서 나타남
- SMR파(Sensorimotor Rhythm Waves, 초당 12~15주기) : 긴장감이 없으면서 집중력이 높은 상태에서 나타남
- 베타파(초당 13~24주기) : 속도가 빠른 뇌파로 집중하거나 정신 능력을 많이 쓰는 상태에서 나타남
- 훈련을 통해 뇌파 상태를 바꿀 수 있다는 연구 결과들이 있다. 뉴로피드백을 하기 전에 치료 방향을 잡기 위해서 대개 SPECT 스캔 촬영을 하거나 QEEG(Quantitative Electroencephalography), 즉 정량적 뇌파검사를 한다. 전직 미식축구선수의 경우 속도가 느린 델타파와 세타파가 지나치게 활동적이고, 속도가 빠른 베타파는 뇌 앞쪽에서 지나치게 저조한 활동을 보이는 경우가 많았다. 많은 선수들이 뉴로피드백을 마음을 위한 운동처럼 여겼고, 매우 도움이 된다고 말했다.

희망은 계속된다

레이 화이트는 NFL 연구 프로그램의 일환으로 우리와 만났다. 그는 1970년대 초 샌디에이고 차저스에서 라인배커로 활동했다. 레이가 우리 연구에 참여하게 된 동기 중 하나는 아내 낸시였다. 얼마 전 그녀가 전측두엽 치매 진단을 받았기 때문이다. 그래서 그는 아내와 함께 검사를 받고 싶어 했다. 레이는 낸시를 진단한 의사에게 화가 나 있었다. 아내가 1년 안에 자신을 못 알아보게 될 거라는 말을 들었기 때문이다.

레이를 검사했을 때 다른 전직 미식축구선수와 마찬가지로 뇌 외상의 증거가 발견되었다. 그리고 그는 과체중이었다. 낸시의 뇌를 촬영한 스캔 영상은 엉망진창이었다. 뇌 앞쪽 활동이 심각하게 저조했고, 전측두엽 치매 진단과 일치하는 결과가 나왔다.

나는 그들에게 스캔 영상을 보여주었다. 그 시간에 레이와 낸시는 감정을 제대로 가누지 못했고, 나 역시 그랬다. 우리는 경험상 레이를 도울 수 있는 방법이 있었다. 그러나 전측두엽 치매에 대해서는 효과적인 치료법이 알려져 있지 않았다. 개인적으로 낸시와 같은 경우에는 치매 과정을 늦추거나 역전시키기 위해 할 수 있는 모든 것을 다해야 한다고 생각한다. 그러나 효과를 보장할 수는 없다. 나는 이런 경우에는 당장 뇌가 건강해지는 프로그램을 시작하고, 제대로 된 식사를 하고, 술을 끊고, 보조제를 섭취하고, 운동을 해야 한다고 말했다. 낸시에게는 고압산소요법과 뉴로피드백을 권했다. 그리고 레이에게는 살을 빼야 한다고 말했다.

10주 후 그들은 두 번째 검사를 받으러 왔다.

그들이 온 날 내 감정 상태는 별로 좋지 않았다. 레이와 낸시를 만나기 1시간 전에 텍사스 주 사우스웨스턴 대학교의 두 의사들이 〈정신의학협회지〉 지면을 통해 내가 해온 SPECT 연구를 공격한 것을 알았기 때문이다. 다른 의사들의 공격을 받아서 화가 난 게 아니었다. 그런 것에는 이미 익숙해졌다. 나는 편집부에서 내게 논문을 보여주지도 않고 사람들이 나에 대한 거짓말을 쓰게 허용한 것이 화가 났다. 그런 행동은 윤리적이지 못했다. 내가 흥분해서 편집자들과 이야기를 나눈 후 막 전화를 끊었을 때 월르마이어 박사가 낸시의 후속 촬영 결과를 건네주었다. 나는 너무 화가 나서 덜덜 떨고 있었다. 어른이 된 후에 이 정도 화가 난 일은 아마 세 번째인 것 같았다. 게다가 나는 환자들에게 SPECT 촬영을 적용하는 캐나다 의사 5명을 접대하고 있었다. 그래서 더욱 마음을 가라앉혀야 했다.

나는 심호흡을 열 번 하고 집중하자고 혼잣말을 했다. 마침내 마음이 진정된 후 낸시의 차트를 열었다. 그리고 내가 본 것을 믿을 수 없었다. 낸시의 후속 스캔 영상은 엄청나게 개선된 결과를 보여주었다. 캐나다에서 온 의사들에게 차트를 보여주자 그들도 놀랐다. 나는 사무실에 있는 커다란 모니터로 스캔 영상을 확대해서 보았다. 10주 만에 낸시의 뇌가 호전되고 있는 게 분명했다.

낸시는 제대로 된 식사를 하고, 보조제를 섭취하고, 술을 끊으라고 말한 것을 모두 따랐다. 그리고 고압산소요법을 40회 받았고, 뉴로피드백을 16회 실시했다. 그녀는 상당히 개선되었다. 기억력과 인지능력이 향상되고, 겉으로 보기에 차림새도 더 나아졌다. 게다가 집안 살림도 잘하고 있다고 했다. 레이는 이러다가 아내가 자기보다 똑똑해질 것 같으니 속도를 늦춰야겠다고 농담을 했다. 또한 레이는 14킬로그램을 뺐다! 그는 아내를 돕는 것이 자신의 동기라고 말했다. 그가 프로그램을 성실하게 이행하면 아내도 그렇게 할 것이다. 부부가 합

심해서 노력하게 될 것이다. 때로는 사랑이 동기가 된다. 레이는 낸시를 사랑했다.

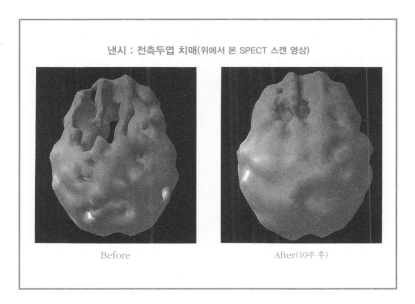

낸시 : 전측두엽 치매(위에서 본 SPECT 스캔 영상)

Before   After(10주 후)

나는 공격을 받을 때마다 내 연구의 중요성에 집중하게 해주는 사례를 하나 이상 만난다. 정말 묘하게도 그런 일이 일어난다.

낸시의 스캔 영상은 2010년 2월 초와 5월에 촬영되었다. 나는 그 이후로 낸시를 두 달마다 보았다. 이제 18개월이 지났는데, 낸시는 호전된 상태를 유지하고 있다. 고압산소요법을 거의 200회 받았고, 보조제 섭취와 뉴로피드백을 계속하고 있다. 그녀는 건강한 식사를 하고, 술을 멀리하고, 일주일에 3~4회 서핑을 하고, 헬스클럽에 가고, 최근에는 노래 교실에 다니기 시작했다. 나는 이 커플을 존경한다. 치매 진단을 받은 모든 사람들이 이런 프로그램으로 효과를 볼 수 있는 것은 아니다. 모든 사람의 뇌가 반응하는 것도 아니고, 모든 사람이 낸시가 받은 치료를 경제적으로 감당할 수 있는 것도 아니다. 그러나 나는 가능한 한 많은 사람들에게 이 방법을 적용해서 회복을 도와야 한다고 진심으로 믿는다. 내 아내와 어머니에게도 똑같은 프로그램을 권할 것이다.

뇌 손상을 역전시키는
20가지 브레인 팁

1. 뇌를 복구하는 게 가장 급한 과제다.

뇌 손상이 발견되면 뇌를 복구하고 최적화하는 것이 가장 시급한 과제임을 명심한다.

2. 나이를 먹을수록 뇌는 취약해진다.

뇌가 나이를 먹으면 뇌로 가는 혈류가 감소한다. 나이를 먹을수록 뇌가 취약해지므로 더 많이 보호해야 한다.

3. 뇌 검사를 위해 뇌 촬영 및 신경 심리검사를 활용한다.

뇌의 취약성과 결핍을 파악하기 위해 뇌 촬영 및 신경 심리검사를 활용한다. 측정하지 못하는 것을 바꿀 수는 없다.

4. 뇌에 해로운 것은 무조건 끊는다.

5. 뇌가 건강해지는 프로그램을 당장 시작한다.

6. 가벼운 뇌 부상이라고 해도 후유증이 남는다.

다섯 살 때 놀이터에서 넘어졌든 운동을 하다 뇌진탕을 당했든 자동차 사고가 낫든 과거의 모든 머리 부상은 뇌를 바꿀 수 있다. 어린 시절 이후로 뇌의 역사를 돌이켜보라. 가벼운 것이라도 뇌 외상을 당한 후에 기분이나 행동의 변화가 없었는가? 모두 기록해보자. 그러면 앞에서 소개한 뇌 재활 프로그램을 고려하게 될지도 모른다.

7. 혹시 뇌 부상이 있었는지 의심해봐라.

행동, 감정, 기억에 문제가 생기면 혹시 과거의 뇌 부상이 원인이 아닌지 자신에게 열 번씩 질문을 던진다.

8. 현재의 문제는 과거의 뇌 부상에서 비롯되었을 수 있다.

과거의 뇌 부상이나 뇌진탕과 관련 있는 증상으로는 불안, 우울증, 주의력과 기억력 문제, 집착, 짜증, 활력 저하 등이 있으며, 이외에도 수많은 증상이 있을 수 있다.

9. 소뇌 활동을 자극하라.

우리는 NFL 연구를 진행하고 수많은 뇌를 촬영하면서 소뇌 활동이 저조한 경우를 흔히 발견한다. 소뇌는 뇌 뒤쪽 아랫부분으로 뇌의 조정력을 담당하는 중추다. 소뇌를 강화하기 위해서는 춤, 탁구, 저글링, 글씨 쓰기, 서예 등이 효과적이다.

10. 운동 시 뇌 부상을 당하지 않도록 충분히 조심한다.

자녀들이 다른 사람과 몸을 접촉하는 위험한 운동을 한다면, 운동 프로그램을 자세히 조사하고 뇌를 보호할 수 있는 방법을 강구해야 한다. 뇌 부상 중 75퍼센트가 연습 중 일어난다. 학교 미식축구 프로그램에서 매주 연습 시 머리와 신체가 접촉하는 횟수를 제한하면 뇌 부상과 뇌진탕을 많이 예방할 수 있다. 우리를 비롯한 많은 사람들의 연구와 뇌진탕에 대한 인식이 개선된 덕분에 운동 시 뇌 안전에 신경 쓰는 학교들이 늘고 있다.

11. 과체중은 그 자체로 인지능력을 감퇴시킬 수 있다.

어릴 때 운동을 하거나 강도 높은 스포츠를 했던 사람들은 운동을 그만둔 후 근육이 지방으로 변하는 경우가 많다. 과체중은 그 자체로 인지능력을 감퇴시킬 수 있다. '체중이 늘면 뇌 크기가 줄어든다'는 점을 명심한다. 건강한 방법으로 체중을 감량하면 뇌 기능이 향상될 수 있다.

12. 수면무호흡증은 치매 가능성을 높인다.

비만인 사람은 수면무호흡증이 있는 경우가 많다. 수면무호흡증은 치매 가능성을 높이기 때문에 반드시 치료해야 한다. 체중을 줄이면 도움이 되지만, 수면 검사를 받고 전문가와 상담하는 것이 좋다.

13. 오래된 뇌 손상도 호전될 수 있다.

다행히 뇌에 이로운 프로그램을 성실히 이행하면 뇌의 노화를 역전시킬 수 있고 뇌 부상이 호전될 수도 있다. 뇌 손상이 수십 년 전에 일어난 것이라도 가능하다.

14. 뇌 재활의 기본 원리를 기억하라.

뇌 재활의 기본 원리는 최적의 영양, 조정력 운동을 포함한 운동, 체중 감량 (해당 시), 생선기름과 브레인 & 메모리 파워 부스트 같은 특수한 보조제 섭취 등이다.

15. 고압산소요법은 뇌로 가는 혈류를 증가시킨다.

많은 환자들이 고압산소요법(HBOT)을 선택했다. 우리는 이 방법으로 뇌로 가는 혈류가 증가하는 것을 확인했다. 오랫동안 나는 HBOT 요법이 손상된 뇌에 혈류를 증가시키는 능력을 보면서 깊은 인상을 받았다. 과거에 뇌 손상을 겪었다면 몇 번이라도 고압산소요법을 고려하면 좋을 것이다. 이제 많은 도시에서 가능하다.

16. 뉴로피드백으로 뇌 손상을 역전시키는 데 큰 성공을 거두었다.

또한 뉴로피드백을 활용해서 뇌 손상을 역전시키는 데도 큰 성공을 거두었다. 뉴로피드백은 전극을 사용해 뇌의 전기적 활동을 측정한다. 연습과 코칭을 통해 뇌 활동을 변화시키고 뇌파를 더 좋게 바꾸는 방법을 배울 수 있다.

17. 브레인 짐 훈련은 뇌 재활에 도움이 된다.

18. 뇌 기능 회복을 위해 다양한 보조제의 도움을 받는다.

인지능력을 회복하고 개선하려는 사람들은 뇌 기능이 향상되는 보조제를 섭취하면 도움이 된다. 그러한 보조제로는 혈액순환을 개선하는 빈포세틴과 은행, 신경전달물질 아세틸콜린을 증가시키는 후페르진 A와 아세틸-L-카르니틴, 신경세포막을 보호하는 포스파티딜콜린, 항산화제인 NAC와 알파리포산 등이 있다(이 보조제들은 브레인 & 메모리 파워 부스트에도 포함되어 있다).

19. 뇌 기능이 회복된 수많은 사례가 당신에게 희망을 줄 것이다.

우리는 지금까지 뇌를 잘 돌보지 못했더라도 뇌에 이로운 프로그램을 성실히 이행하면 뇌 기능이 회복되는 경우를 수없이 보았다.

20. 뇌 손상을 복구하기에 가장 좋은 때는 바로 지금이다!

제 9 장

성공을 위해서는
지지자가 필요하다.
그게 우리에게
서로가 필요한 이유다

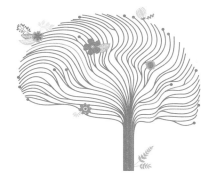

다 같이 건강해지는
'천재 네트워크'를 만들라

건강에 관심이 많은 사람이
건강을 개선하면 친구들의 건강도 개선된다.

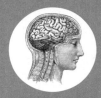

릭 코르테즈는 내가 출연하는 텔레비전 프로그램을 아름답게 만들어
주는 그래픽 아티스트로 몇 년 전부터 나와 알고 지내는 사이다. 릭은
31세고 재능이 많으며 열심히 일하는 다정한 사람이다. 내가 그를 보
아온 7~8년 동안 그는 체중이 자꾸 늘어서 159킬로그램까지 불어
났다. 그에게 건강에 신경을 쓰라고 조언했지만 별로 달라지는 것은
없었다. 그런데 스페셜 프로그램을 마지막으로 촬영한 후 몇 주일이
지나서 그는 다음과 같은 편지를 보냈다.

　에이멘 박사님께
　박사님께서 새로운 스페셜 프로그램을 촬영하기 시작하신 후로 제
　생활에 신나는 변화가 일어난 것을 알려드리고 싶었어요. 생방송
　녹화 이후 5~6주 동안 저는 14킬로그램이 빠졌고, 지금은 얼마가
　더 빠졌는지 모르겠네요.
　녹화를 시작할 당시에는 159킬로그램이었어요. 패스트푸드를 주
　로 먹었고, 한 번 먹을 때 항상 엄청난 양을 먹었죠. 매일 그렇게

엄청난 양을 먹는데도 언제나 똑같은 것을 더 많이 먹고 싶어서 미칠 것 같았어요. 더블 치즈버거를 저녁으로 먹고, 디저트로 아이스크림을 먹을 때마다 '황홀'한 느낌이 드는 게 정말 좋았거든요.

박사님의 프로그램을 보면서도 솔직히 제 삶이 달라질 거라고 기대하지 않았어요. 저 자신을 너무 잘 아니까요. 충동적이고 의지가 약하고 끈기도 없지요……

그런데 프로그램 촬영이 시작된 후 며칠 지나서 동료인 마르코가 박사님께서 제안하신 대로 해볼 거라고 말했어요.

"다른 사람들이 더 날씬해지고, 똑똑해지고, 행복해지도록 영향을 주고 싶다"고 하더군요. 그는 박사님께서 알려주신 원칙에 따라 건강한 생활 방식으로 바꾸는 것을 함께해보지 않겠느냐고 물었어요. 그러고 나서 한 친구의 '비포 & 애프터' 사진을 보여주었어요. 그는 제가 빼고 싶은 만큼(약 70킬로그램)보다 더 많이 뺐더군요. 그가 지속적으로 체중을 줄일 수 있었던 비결은 유행하는 다이어트 방법이 아니라 생활 방식의 변화였어요.

저한테 필요한 게 그거였어요. 갑자기 더 이상 불가능하게 느껴지지 않았어요. 피할 수 없는 일로 느껴지더군요. 저도 살을 뺄 수 있을 것 같았어요.

이제 약 1년 후면 이상적인 체중이 될 듯해요. 그러나 서두르지 않을래요. 거기까지 가는 동안 멋진 시간을 보낼 테니까요.

제 동료에게 영감을 주셔서 정말 감사합니다. 제 경우에는 그 덕분에 모든 것이 달라졌어요.

릭 드림

릭을 마지막으로 보았을 때 그는 44킬로그램을 감량했다!

릭은 마르코가 남들이 성공하는 모습을 보면서 뿌듯해하는 사람이라고 말했다. 마르코는 내 프로그램을 마지막으로 촬영하고 일주일쯤 후에 지나가는 말투로 릭에게 말했다.

"어이, 우리 둘이 살을 빼면 좋을 것 같은데, 에이멘솔루션을 같이 해보는 거 어때? 한번 해볼래?"

릭은 70킬로그램의 살 말고는 잃을 게 아무것도 없었다. 그래서 그는 동의했다.

"어떤 날에는 그냥 2~3분 정도 이야기를 나누는 게 고작이었지만, 매일같이 진도를 확인할 친구가 있었던 게 저한테는 동기를 유지하는 데 큰 도움이 되었어요."

릭은 목표까지 절반 이상 도달했다. 그는 이제 10년은 더 젊어 보일 뿐만 아니라 걸음걸이가 힘차고 온몸에서 자신감이 풍긴다. 나는 한 친구가 다른 사람을 격려함으로써 일어난 이 도미노 효과에 큰 감동을 받았다. 어떤 사람이 약 70킬로그램을 뺐고, 그것을 보고 릭의 친구 마르코가 영감을 받았다. 마르코는 릭에게 영감을 주었고, 이제 두 사람은 서로를 돕고 있다. 또한 릭은 가족과 동료들, 그리고 이 책에서 그의 이야기를 읽는 모든 사람들에게 영감을 주고 있다. 사람은 진공상태에서 변할 수 없다. 우리에게는 서로가 필요하다.

릭은 얼마 전 만났을 때 더 많은 이야기를 들려주었다.

"제 기억으로는 대학생이 되어 집에서 나온 후로 슬슬 살이 찌기 시작했어요. 엄마가 만들어주는 건강한 음식을 먹지 못하게 돼서 그런 것 같아요. 저는 패스트푸드를 먹는 습관이 들었고, 늦게까지 자지 않고 주로 앉아서 생활했죠. 고등학교 때는 활발하게 운동을 했어요. 하지만 제가 선택한 전공과 커리어는 오랜 시간 컴퓨터 앞에 앉아 있어야 하는 일이었죠. 게다가 저는 영화를 굉장히 좋아해요. 그래서 일이 끝난 후에 걷거나 운동을 하는 대신 더블 치즈버거를 저녁으로 먹고 앉아서 벤 & 제리 아이스크림 한 통을 끼고 영화를 보곤 했어요. 그 한 통이 1000킬로칼로리라는 거 아세요? 그렇게 1년에 5~10킬로그램씩 야금야금 살이 쪘어요."

릭은 활력을 잃어버리고, 움직이려는 욕구와 능력이 완전히 사라진 이야기를 계속해서 들려주었다. 이제 그는 4년 전에 결혼한 사랑스러운 아내와 함께 산책을 하고 춤을 추기 시작했다(그의 아내는 춤을 사랑한다!). 그는 살을 빼려고 진지하게 노력할 때 개인 트레이너를 고용한 적도 있었다. 그러나 항상 배가 너무 많이 고팠다. 살을 빼기 위해 그렇게 괴로워야 한다면, 그런 노력은 별로 가치가 없다고 생각했다. 그래서 형편없는 건강 상태는 전혀 달라지지 않았다.

"저는 원래 행복한 사람이에요. 그러나 건강에 대해서는 패배했음을 받아들일 수밖에 없었어요."

릭이 인정했다.

함께할 때 효과가 더욱 커진다

왜 몸과 마음이 젊어지려는 노력에 다른 사람들이 함께해야 할까? 우리는 불가피하게 약해지는 순간이 있는데, 그럴 때 계속 나아가도록 도와줄 사람이 필요하기 때문이다. 주기적으로 응원해주는 사람이 많을수록 유리하다. 친구, 가족, 동료와 함께 모임을 할 수도 있고, 우리가 운영하는 온라인 커뮤니티에서 함께할 사람을 찾을 수도 있다(www.theamensolution.com).

지지해줄 사람들의 존재는 아무리 강조해도 지나치지 않는다. 이는 성공을 위해 가장 중요한 요소 중 하나다! 긍정적인 인간관계가 건강과 장수에 커다란 도움이 된다는 연구 결과들이 많다. 반면 사회적인 연결망이 없는 사람들은 우울증에 걸리고, 인지능력이 감퇴하고, 일찍 사망할 가능성이 훨씬 높다. 한 대규모 연구는 약 30만 명을 조사한 결과 탄탄한 인간관계가 없는 사람들은 모든 원인의 조기 사망률이 50퍼센트나 증가하는 것을 발견했다. 사회적인 연결망이 없는 것은 하루에 담배를 15개비 피우는 것에 맞먹을 만큼 건강에 좋지 않다. 그리고 비만이나 운동 부족보다도 장수에 더 안 좋은 영향을 미친다.

바람직한 사회적인 연결망이 그렇게 효과적이라면, 그 이유는 무엇일까? 사회적인 연결망에 속해 있으면 만성 스트레스가 완화되므로 비만, 기억력 감퇴, 심장병, 소화기 문제, 인슐린 조절 장애, 면역력 저하 등에 도움이 된다는 연구 결과가 있다. 서로 배려하고 신뢰하는 사람들과 함께 있으면 스트레스를 줄여주는 호르몬이 증가한다. 자연스럽게 모여서 대화를 하고, 수다를 떨고, 정을 나누는 여성들은 모임 후에 일종의 차분한 쾌감을 느끼는 경우가 많다. 여성들이 대화를 하고 정을 나눌 때 신뢰 호르몬인 옥시토신이 분비된다는 연구 결과도 있다.

사람들끼리 건강하게 사랑하는 것은 장수에 도움이 되는 보약이다. 또한 건강한 사회적 관계를 유지하는 사람은 부정적이거나 비합리적인 생각을 할 때 건강한 친구나 가족에게서 현실적이고 긍정적인 피드백을 받을 수 있다. 타인에게서 적절한 피드백을 받지 못하는 사람은 부정적인 생각에 빠져들기가 훨씬 더 쉽고 우울증에 걸리거나 건강이 나빠질 수 있다.

함께 시간을 보내는 사람들이
어떤 사람인지가 중요하다

우리가 어울리는 사람들은 뇌, 기분, 신체 건강에 영향을 미치기 때문에 까다롭게 골라야 한다. 건강하지 않은 사람들과 시간을 보내면 그들의 습관에 전염되기 쉽다는 연구 결과들이 많다. 〈뉴잉글랜드의학협회지〉에 발표된 한 연구에 따르면, 같이 시간을 보내는 사람들을 통해 질병이 확산되는 경우가 많다고 한다. 이 연구는 1971년부터 2003년까지 심장 연구에 참여한 다양한 연령대의 피험자 1만2000여 명의 정보를 활용했다. 또한 비만인 친구가 있는 사람은 자신도 비만이 될 가능성이 57퍼센트 더 높은 것으로 나타났다. 두 친구가 아주 절친한 사이라면 가능성은 최대 171퍼센트까지 높아질 수 있다. 우정은 분명히 강력한 상관관계가 있는 것으로 보인다. 친구 사이의 지리적 거리는 중요하지 않았고, 거의 무시할 만한 요인이었다. 형제자매의 영향력 또한 순위가 높았다. 형제자매가 비만인 경우 자신도 비만이 될 가능성이 40퍼센트 더 높았다.

이 연구는 사회적인 연결망이 건강에 미치는 영향을 강조하고 중요한 결과를 보여준다. 즉 건강은 수많은 요인의 영향을 받는데, 그중 주변의 롤 모델에게서 받는 영향이 적지 않다는 점이다. 우정의 영향력이 강하다는 사실은 2가지 의미를 지닌다. 연구 결과 건강에 관심이 많은 사람이 건강을 개선하면 친구들의 건강도 개선되는 것으로 나타났다. 당신이 이 책에 나온 정보를 진지하게 받아들이면 친구와 가족에게 영향을 줄 수 있다. 당신이 앞장서서 건강해지는 길로 친구를 인도한다면 그들에게 도움이 될 수 있다. 위 연구 논문에는 다음과 같은 내용이 있다.

"사람들은 연결되어 있다. 따라서 그들의 건강도 연결되어 있다."

걷기 모임, 건강 요리 모임, 명상 모임 등 다양한 것을 배우는 모임을 통해 서로 연대하고 삶을 개선할 수 있다. 건강에 관심이 많은 사람들과 어울리면 당신도 그렇게 될 가능성이 훨씬 높아진다.

다른 사람들과 함께 건강해지는 것은 윈윈 전략이다. 당신과 그들 모두에게 도움이 된다. 우리가 정서적으로 건강해지면 인간관계도 개선되는 것처럼 신체적인 건강도 마찬가지다. 우리가 신체적으로 건강해지면 건강의 효과가 전염되어 인간관계도 개선되는 경우가 많다. 잘 먹고, 많이 활동하고, 기분이 좋아지고, 젊어지기 때문이다. 이런 선물을 주고받고, 나눌 수 있다니 얼마나 좋은가!

75세 이상인 사람들을 대규모로 조사한 스웨덴의 한 연구는 친구 및 가족과 만족스러운 관계를 다양하게 유지한 사람들이 치매에 걸릴 위험이 가장 낮다는 것을 발견했다.

교회, 직장, 학교, 병원, 가족은 친구인가? 아니면 공범자인가?

의학계에서 혁신적인 기술로 유명한 클리블랜드 클리닉 구내에 엄청나게 장사가 잘되는 맥도널드가 있다는 사실을 알고 있는가? 이게 왜 말이 안 되는지 확실히 알겠는가? 나는 이 책을 쓰기 시작할 때 아내와 함께 내분비과 병원에 간 적이 있다. 그 병원 대기실에는 사탕과 쿠키 그릇이 있었다. 한번 따져보자. 아픈 사람들은 병원에 가거나 유명한 클리닉에 간다. 그리고 그런 곳에 가면 그들을 더 아프게 만드는 공짜 먹거리가 있다. 믿을 수 없는 일이다! 지난 10여 년간 건강한 몸과 마음의 관계에 대해 집중적으로 연구하면서 수많은 학교, 회사, 교회, 병원이 조금만 노력하면 학생, 직원, 신도, 환자들에게 도움이 될 수 있다는 사실을 절실히 깨달았다.

2010년 8월, 나는 가족과 함께 집 근처 교회에 갔다. 그리고 아내가 딸아이를 주일학교에 데려가는 동안 자리를 맡아두기로 했다. 나는 성전으로 걸어가면서 다음과 같은 것을 보았다.

자선 목적으로 판매되는 도넛
그릴에 구운 베이컨과 소시지
예배 후 사람들에게 나눠줄 핫도그

자리에 앉았을 때 목사님은 그 전날 밤 교회에서 열렸던 아이스크림 축제에 대해 이야기하고 있었다. 나는 너무 실망해서 휴대전화로 메모를 했다. 아내는 내가 교회에서 휴대전화를 만지작거리는 것을 아주 싫어한다. 그래서 아내들만이 지을 수 있는 그런 표정을 지었다. '왜 교회에서 그런 짓을 하고 있어요?'라는 뜻이 틀림없었다. 그래서 나는 쓰고 있던 것을 아내에게 보여주었다.

교회에 가면…… 도넛과 베이컨과 소시지와 핫도그와 아이스크림을 준다.
그들은 사람들을 일찍 천국으로 보내고 있다는 걸 모른다!

학교, 교회, 병원 등 우리 사회의 수많은 기관은 의도는 좋을지 몰라도 사람들의 건강을 해치는 음식을 제공하고 있다. 이런 상황은 바로잡아야 한다. 교회, 회사, 학교, 병원 등 사회의 모든 기관은 사람들의 건강에 강력하고 긍정적인 영향을 미칠 수 있고, 사회적인 연결망을 활용해 우리를 응원하고 성공으로 이끌 수 있다. 우리는 그런 일이 일어나도록 뭔가 다른 행동을 해야 한다.

내 경우에 교회는 행동을 시작하기에 딱 좋은 장소였다. 나는 예배를 드리면서 하느님의 성전을 변화시키는 데 나를 사용해달라고 기도했다. 어떤 종교든지 성전이 병을 키우는 곳이 되어서는 절대로 안 된다.

2주일 후 새들백 처치의 스티브 코마나팰리 목사에게서 전화가 걸려 왔다. 새들백 처치는 신도가 약 3만 명이고, 캘리포니아 남부에 지성전이 10개 있는 미국에서도 손꼽히는 대형 교회다. 스티브 목사는 새들백의 대표 목사인 릭 워렌의 개인 조수였다. 워렌 목사는 현재 전 세계적으로 3500만 부가 팔린 《목적이 이끄는 삶》의 저자이기도 하다. 2008년 대통령 선거 기간에 워렌 목사와 새들백은 상원 의원 존 매케인과 버락 오바마의 포럼을 주최했다. 또한 워렌 목사는 2009년 대통령 취임식에 초대되어 축복기도를 했고, "미국에서 가장 영향력 있는 종교 지도자, 세상을 접수하다"라는 제목으로 〈타임〉 표지에 등장하기도 했다. 그의 긍정적인 영향력은 교파와 정파를 초월하고 있다.

스티브는 새들백의 새로운 프로젝트인 '운명적인 10년'에 대한 워렌 목사와 이야기를 나눌 수 있느냐고 물었다. 새들백은 신도들의 몸과 마음, 인지능력, 경제 상황, 직업, 인간관계를 두루 건강하게 만드는 10년 계획을 준비하고 있었다. 새들백 신도들이 더 나은 뇌와 몸을 갖도록 도우려는 계획에 대한 내 반응은 어땠을까?

나는 2주 전에 했던 기도가 이렇게 빨리 응답받은 것에 약간 놀랐다. 그리고 스티브를 통해 릭을 만날 날짜를 잡았다. 만나보니 워렌 목사는 따뜻하고 친절했다. 그는 잘 웃었지만 진지한 목표가 있었다. 바로 자신을 포함해 모든 신도들이 모든 면에서 건강해지는 것이었다. 그는 이전에 진행했던 프로젝트와 마찬가지로 새들백에서 효과가 있다면 전 세계 교회로 확대할 수 있을 거라고 기대했다(새들백은 전 세계 40만 개 교회와 연결되어 있다). 워렌 목사는 신도들의 건강을 개선하기 위해 전문가 팀을 구성했다. 저명한 의사이자 베스트셀러 저자인 메멧 오즈(흉부외과 전문의)와 마크 하이만(기능성 약물 전문가)을 이미 섭외해두었다. 그는 내가 뇌 건강에 대한 길잡이가 되어주길 바랐다. 나는 말했다.

"하겠습니다! 목사님의 전화는 교회를 변화시키는 데 저를 사용해달라는 기도에 대한 응답이에요."

나는 어릴 때부터 하느님을 믿었다. 천주교 집안에서 자랐고, 복사(미사 집전을 돕는 소년-옮긴이)로 봉사했고, 육군에서 복무할 때는 미사에 참여했다. 그리고 대학과 의학대학원은 기독교 계통의 학교를 다녔다. 이 프로젝트는 내게 자연스럽게 느껴졌다.

워렌 목사는 나와 이야기를 나누던 중 물었다.

"저희를 도와주시는 것에 대한 감사 표시로 해드릴 수 있는 일이 있을까요?"

당시 나는 '에이멘솔루션 : 다니엘 에이멘 박사와 함께 더 날씬해지고, 똑똑해지고, 행복해지기'라는 스페셜 프로그램의 촬영을 준비하고 있었다. 그래서 워렌 목사에게 리허설 때 청중으로 와줄 수 있느냐고 물었다.

"문제없습니다."

그가 말했다. 그리고 우리는 다음 주에 날짜를 잡았다. 워렌 목사는 리허설을 마친 후 나를 인터뷰하고, 그것을 '운명적인 10년' 프로젝트에 활용해도 좋은지 물었다. 나는 선뜻 동의했다.

인터뷰를 하기로 한 날 나는 미디어 센터 앞에서 스티브 목사를 처음으로 만났다. 그는 진한 라테처럼 따뜻한 피부색을 가진 동부 인디언 혈통이었다. 검은 눈동자는 친절해 보이고, 편하게 웃는 모습이 보기 좋았다. 나는 그가 단박에 좋아졌다. 그러나 그는 173센티미터의 키에 체중이 약 136킬로그램이었다. 나는 내가 하는 일이 그가 건강해지는 데 도움이 되기를 바랐다.

휴게실에 있는 음식은 형편없었다. 캔디 바, 탄산음료, 머핀, 패스트리 따위였다. 나는 스티브에게 음식으로 목사님들을 죽일 작정이냐고 물었다. 그는 웃으며 말했다.

"이게 맘에 안 드시면, 토요일 아침에 있는 남자 신도들의 성경 공부 모임에 가세요. 거기서는 성경에 나오는 시를 암송하면 바비큐 립을 상으로 줘요."

나는 하느님이 기도에 응답해주신 이유를 이해하기 시작했다. 신도들을 정크 푸드로 유혹하거나 몸에 나쁜 음식을 상이라고 주는 현재의 정신 상태라면, 대규모 관상동맥 질환이 발생하는 것은 시간문제였다. 나는 이런 정신 상태를 바꾸는 것이 쉽지 않을 거라고 생각했다.

강당은 새로운 프로그램을 연습하기에 좋은 장소였다. 그리고 청중은 프로그램을 좋아하는 것 같았다. 연습이 끝난 후 나는 워렌 목사를 만났다. 그는 위상이나 체중 면에서 매우 큰 사람이었다. 당시 나는 NFL 연구를 진행 중이었기 때문에 키가 190센티미터가 넘고 몸무게가 130~140킬로그램인 사람들 옆에 서는 데 익숙했다. 그러나 릭은 건강해 보이거나 활력이 넘치는 것 같지 않았다. 그는 피곤하고 아파 보였다.

마침내 인터뷰가 시작되자 릭은 3가지 질문을 빠르게 연달아 던졌다. 그중 하나는 ADHD 연구에 대한 것이었다(그가 속사포처럼 질문을 던져댄 것이 이해가 됐다). 우리는 스트레스를 많이 받고, 스트레스 호르몬인 코르티솔이 증가하면 복부지방이 늘어나고, 주요 기억 중추의 세포들이 죽는 것에 대해 이야기를 나누었다. 그리고 나서 그는 공룡 신드롬에 대해 물었다. 내가 새로운 프로그램에서 이야기했던 내용이었다. 나는 다음과 같이 적힌 슬라이드를 보여주었다.

공룡 신드롬
몸이 커지면 뇌가 작아지고 결국 멸종한다.

"정말 솔깃한 이야기였어요. 좀 더 자세히 설명해주시겠습니까?"
릭이 말했다.

"물론입니다. '공룡 신드롬'은 제가 피츠버그 대학교 사이러스 라지 박사의 논문을 읽고 만든 말입니다. 그는 체중이 늘면 뇌의 물리적인 크기가 줄어든다는 연구 결과를 발표했지요. 연구팀은 피험자들의 BMI가 과체중으로 간주되는 25에서 30 사이일 때 건강한 사람들보다 뇌 용적이 4퍼센트 더 작고 뇌가 8년 더 늙어 보인다는 것을 발견했어요. 피험자들의 BMI가 30이 넘는 비만이면 건강한 사람들보다 뇌 용적이 8퍼센트 더 작고 뇌가 16년 더 늙어 보였지요. 에이멘클리닉에서는 네이처 출판 그룹에서 나오는 비만 전문 학술지에 후속 연구 결과를 발표했어요. 우리는 체중이 증가할 때 뇌의 전전두피질, 즉 인간을 인간답게 해주는 가장 생각이 많은 부분의 기능이 저하되는 것을 발견했습니다."

"제 설교가 점점 길어지는 게 그 때문일까요?"

릭이 농담을 했다. 객석에서 살짝 웃음소리가 들렸다. 그러고 나서 우리는 동기에 대한 주제로 넘어갔다.

"무엇이 목사님을 움직입니까?"

"왜 이런 프로젝트를 시작하려고 하시나요?"

그의 대답은 간결했다.

"저는 앞으로 다가올 10년이 저 자신과 교회 전체가 건강해지는 멋진 시간이 되기를 바랍니다."

그러고 나서 우리는 그의 식단에 대해 이야기를 나누었다. 그가 먼저 말했다.

"오후 2시까지는 배가 고프지 않아요. 매일 정오 무렵까지는 금식할 수 있어요. 그러나 그때쯤이면 식욕이 발동하고 밤늦게까지 엄청나게 많이 먹지요."

"그런 식사 패턴을 끊어야 합니다."

"아침을 먹는 사람들이 체중을 줄이고 유지할 가능성이 크다는 연구 결과가 거듭 나오고 있어요. 규칙적으로 먹으면 하루 종일 혈당을 안정적으로 유지할 수 있지요. 혈당이 안정되면 식탐이 사라집니다. 혈당 안정이 체중 감량에만 도움이 되는 건 아니에요. 집중력, 기억력, 의사 결정 능력에도 도움이 됩니다."

인터뷰는 그때까지 재미있고 유쾌했다. 그러나 묘하게 분위기가 이상해지기 시작했다. 릭은 뇌 건강에 대해서 간단한 정보를 청중에게 알려달라고 부탁했다.

"건강은 마법이 아닙니다. 단순한 수학이죠. 건강해지고 싶다면 칼로리를 너무 많이 먹으면 안 되고, 질 좋은 칼로리를 선택해야 합니다. 그렇지 않으면 뇌와 몸이 파산하게 됩니다. 얼마 전에 저는 정말로 신도들이 건강해지기를 바란다면 새들백에서 제공하는 음식에 칼로리와 영양 성분을 표시하라는 내용의 이메일을 보냈습니다. 그런데 답장을 받지 못했기 때문에 목사님께서 그 아이디어에 별로 관심이 없다고 생각했습니다."

이 시점에서 릭은 짜증이 난 것처럼 보였다.

"저는 이메일을 읽고 이렇게 생각했죠. '오, 그래. 좋은 생각이야…… 건강 광신자가 되어서 우리 신도들이 먹는 음식을 통제하는 게슈타포가 되어야지.'"

"목사님께서 신도들에게 정말 사랑을 표현하고 싶다면 이보다 좋은 일은 없을 겁니다. 그러나 정말 마음으로 이 개념을 받아들여야 하죠. 과식은 우리 몸을 잘 관리하는 방법이 아니라는 것을 인정해야 합니다. 이 주제에 대해서는 약간의 심리 치료가 필요할 겁니다."

"하지만 우리는 도넛으로 이 교회를 키웠어요!"

그 순간 나는 소름이 끼쳤다. 종교 기관에 자주 나가는 사람들이 중년 무렵에 비만이 될 가능성이 상당히 크다고 보고한 노스웨스턴 대학교의 새로운 연구 결과가 무슨 뜻인지 알 것 같았다. 사람들을 교회에 오래 붙잡아두기 위해 포트럭 파티, 아이스크림 모임, 팬케이크 아침 식사, 스파게티 디너, 도넛 등을 이용하는 전통은 분명히 뇌와 몸, 영혼에 좋지 않다. 뇌가 아프면 영혼의 상태도 나빠진다. 우리는 교회가 할 수 있는 다른 사회활동과 더 건강한 음식을 제공하는 방법을 창의적으로 개발해야 한다.

나는 편치 못한 마음으로 인터뷰를 마쳤다. 릭은 도움을 요청했지만 동시에 도움을 거부하는 것처럼 보였다. 내가 치료한 많은 중독자들도 진실에 부딪쳤을 때 그런 식으로 반응했다.

'이것도 과정이야. 인내심을 갖자.'

혼잣말을 되뇌었다.

건강을 전도하는 다니엘 플랜

이후 3개월간 나는 교회 직원들과 다른 의사들의 도움을 받아 '다니엘 플랜'을 개발했다. 다니엘은 왕이 주는 나쁜 음식을 거부했던 구약성서에 나오는 예언자 이름이다.

다니엘서 1장 3~16절을 보면 노예가 된 다니엘과 세 친구들(사드락, 메삭, 아벳느고)은 다른 젊은 사람들과 함께 기름진 음식을 먹고 와인을 마시라는 명령을 받는다. 다니엘과 친구들은 그런 음식을 먹어서 몸을 더럽히지 않기로 결심했다. 그래서 다니엘은 왕의 환관 멜잘에게 부정한 음식을 먹지 않겠다고 허락을 구했지만, 멜잘은 제발 하라는 대로 하라고 애원한다. 그렇지 않으면 영양실조로 보이는 다니엘과 친구들을 잘 먹이라는 왕의 명령을 거역했다는 명목으로 멜잘이 참수될 형편이었다.

그때 다니엘은 멜잘에게 도전했다.

"저희에게 채소와 물을 주시고, 열흘 동안 시험해보십시오. 그리고 열흘 후에 왕의 음식을 먹은 다른 젊은 사람들과 비교해보시고, 당신이 본 대로 결정을 하십시오."

멜잘은 다니엘의 제안에 동의하고, 열흘 동안 그들을 시험했다. 열흘 후에 다니엘과 세 친구들은 왕의 음식을 먹은 다른 젊은 사람들보다 더 건강해 보이고 영양을 잘 섭취한 것처럼 보였다. 그래서 그 후 멜잘은 다른 사람들이 먹는 기름진 음식과 와인 대신 계속해서 채소와 물을 주었다. 하느님은 이 네 사람에게 문학과 지혜를 두루 이해하는 비상한 능력을 주었다. 그래서 다니엘과 친구들은 다른 사람들보다 더 똑똑했고, 더 멋지게 보였다.

다니엘 플랜은 새들백을 건강하게 바꾸는 52주간의 소모임 프로그램이다. 소모임은 새들백의 비밀 병기다. 소모임 회원들은 매주 누군가의 집이나 식당에서 만나 1~2시간 동안 성경 공부를 하거나 다른 주제를 공부한다. 이런 소모임이 비밀 병기라고 하는 까닭은 주위 사람들과 공동체의 지지가 모든 실질적인 변화를 일으키는 원동력이기 때문이다. 혼자서는 할 수 없다. 소모임은 약속을 지키게 만들고, 배움의 기회를 제공하며, 지속적으로 격려하고, 정서적으로 응원한다. 새들백에는 약 5000개의 소모임이 있다. 다니엘 플랜은 최대한 좋은 결과를 이끌어내고 궁극적으로 교회를 더 건강하게 바꾸기 위해 이러한 소모임 체계를 이용할 생각이었다. 예언자 다니엘에게 뜻이 맞는 지지자들이 있었던 것처럼 우리도 그래야 했다.

사회적 활동이 활발한 사람들은 그렇지 못한 사람들에 비해 황혼기의 정신 능력 감퇴가 25퍼센트 더 적다는 연구 결과가 있다.

11월과 12월에 워렌 목사는 교회 전체에 다니엘 플랜을 알렸다. 12월 12일 우리 부부가 예배에 참석한 가운데 릭은 1월 1일부터 다니엘 플랜을 시작해서 건강해지자고 말했다. 나는 워렌 목사와 교회가 많이 발전한 모습을 보고 몹시 기뻤다. 그런데 그때 워렌 목사는 아주 황당한 말을 했다.

"하지만 지금부터 1월 1일까지는 드시고 싶은 대로 맘껏 드세요!"

나는 믿을 수 없다는 듯이 아내 타나를 쳐다보았다.

"내가 제대로 들은 거야?"

그때 수중에 토마토가 있었더라면 그에게 던졌을지도 모른다. 진정한 변화를 일으키고 싶다면 나중에 언젠가 새로운 행동을 시작하겠다는 것은 말이 안 된다. 알 수 없는 미래가 아니라 지금 당장 시작해야 한다.

예배 직후 나는 그 부분에 대해 릭과 이야기를 나누었다. 그는 내

뜻을 곧바로 알아들었다.

"그러니까 막 결혼하려는 젊은 남자에게 발이 묶이기 전에 마지막으로 실컷 즐기라고 말한 것과 마찬가지였군요."

"맞습니다."

"사람들이 진지하게 변화를 원한다면, 지금 당장 시작해야 합니다. 내일, 월요일, 1월 1일부터가 아니라요."

나는 릭에게 크리스마스 선물로 C. S. 루이스의 우화《위대한 이혼 (The Great Divorce)》을 주었다. 지속되는 변화에 대한 멋진 책이다. 나는 다음과 같은 부분에 강조 표시를 했다.

"점진적인 과정은 전혀 쓸모가 없다…… 이 순간이 모든 순간을 포함한다."

진정한 변화를 일으키려면 지금 당장이 아니면 안 된다는 절박한 마음이 필요하다. 많은 사람들이 심장마비를 겪거나 암 진단을 받은 후에야 비로소 건강해지기로 결심하는 이유도 마찬가지다. 다행히 당신은 건강해지기 위해 반드시 위기를 겪을 필요가 없다. 그리고 위기를 피할 수 있다는 것은 정서적으로 충분히 동기를 부여할 만한 가치가 있다.

다니엘 플랜은 2011년 1월 15일 새들백의 대규모 집회에서 공식적으로 시작되었다. 집회는 엄청나게 성공적이어서 수천 명을 그냥 돌려보내야 했다. 흥분된 분위기가 온몸으로 느껴졌다. 우리는 뇌에 이로운 프로그램을 개발했고, 9200명이 연구를 겸한 이 프로그램에 참여하기로 동의했다. 이날 릭의 몸무게는 132킬로그램이었다. 10월 세 번째 집회가 열렸을 무렵에는 23킬로그램이 빠졌고, 허리둘레가 25.4센티미터 줄었다. 그는 더 건강해 보일 뿐만 아니라 10년은 젊어 보였다! 그는 신도들에게 비결을 알려주었다.

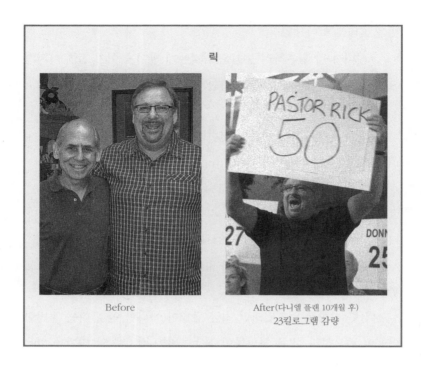

릭

Before

After(다니엘 플랜 10개월 후)
23킬로그램 감량

1. 매일 동기에 집중하고 몸과 마음의 건강을 영적인 훈련으로 생각한다. 릭은 고린도전서 6장 19~20절을 반복해서 읽는다.

   "너희 몸은 너희가 하나님께로부터 받은 바 너희 가운데 계신 성령의 전인 줄을 알지 못하느냐 너희는 너희의 것이 아니라 값으로 산 것이 되었으니 그런즉 너희 몸으로 하나님께 영광을 돌리라."

2. 릭은 입안에 집어넣는 것을 파악하기 위해 음식 일기를 썼다. 그는 음식 일기가 정신을 차리는 데 상당한 도움이 된다고 말했다.

3. 하루 종일 물을 마신다.

4. 충분한 수면을 취한다. 우리가 만나기 전에 릭은 일주일에 하루나 이틀은 한숨도 자지 않고 꼬박 새우기가 일쑤였다. 그리고

그게 문제라는 것을 전혀 알지 못했다. 그러나 밤에 6시간보다 적게 자는 사람은 뇌로 가는 전반적인 혈류가 줄어들고, 그로 인해 식탐이 증가하고, 더 나쁜 의사 결정을 내리게 된다는 연구 결과가 있다. 잠이 부족하면 비현실적으로 낙관적인 정신 상태가 되어 더 위험한 행동을 할 수 있다는 연구 결과도 있다. 몸과 마음이 젊어지고 싶다면 밤에 7시간 이상 충분히 숙면해야 한다.

5. 질 좋은 칼로리를 소비한다. 릭은 정크 푸드를 끊고 질 좋은 음식을 먹는 것에 집중했다. 그는 신도들에게 하얀 가루 4가지를 끊었다고 말했다. 바로 코카인(릭의 농담이었다), 설탕, 표백한 밀가루, 소금이다. 그는 식단에서 도넛을 제거하고 건강한 아침 식사로 하루를 시작했다. 그리고 하루 종일 더 적은 양을 먹었다. 칼로리가 있는 음료(특히 탄산음료)와 인공 감미료를 끊고 식단에서 빵을 제거했다. 빵은 우리 몸에 들어가자마자 당분으로 변하기 때문이다. 이런 식으로 식사를 하자 식탐이 억제되었다. 또한 음식을 즐기고 포만감을 더 빨리 느끼기 위해 천천히 먹기 시작했다.

6. 웨이트 트레이닝과 심혈관계 운동 등 규칙적으로 운동을 한다. 릭은 트레이너와 꾸준히 운동을 하고 있었다.

7. 멀티비타민, 생선기름, 비타민 D 등 간단한 보조제를 섭취한다.

8. 매주 소모임에 나갈 때 할 말이 있는 일주일을 보낸다.

다니엘 플랜이 효과를 발휘하기 위해서는 위의 모든 요소들이 뒷받침되어야 했다. 그리고 이 요소들은 몸과 마음이 젊어지는 데도 꼭 필요하다. 그러나 정말로 중요한 비밀 병기는 소모임이었다. 가족, 교회

신도, 직장 동료, 이웃 등 다른 사람들과 같이 프로그램을 진행하면 치유 효과가 훨씬 더 강력해진다. 당신도 주변 사람들의 지지를 받아 이 책에 소개된 프로그램을 따라 하면 반드시 효과를 볼 수 있다.

새들백에 갈 때마다 수많은 사람들이 나를 찾아온다. 그리고 매주 소모임에 나가 서로를 응원하며, 이 책에 나온 대로 따라 한 결과 삶이 어떻게 달라졌는지 말해준다. 사람들이 들려준 이야기는 다음과 같다.

"저는 10(15, 30, 40, 70)킬로그램을 뺐어요."

"건강과 관련된 수치들이 훨씬 좋아졌어요!"

"이제 머리가 안 아파요! 놀라운 일이에요. 거의 매일 진통제를 처방받아서 먹었거든요. 그런데 아무런 통증이나 약 없이 지낸 지 벌써 2주가 넘었어요!"

"옷이 헐렁해요. 옛날에 입던 옷들도 다시 입을 수 있어요."

"흰머리에 색깔이 돌아오고 있어요…… 이런 일이 생길 줄 누가 알았겠어요?"

"기분이 훨씬 안정되고 긍정적으로 변했어요."

"천식이 좋아졌어요."

"설탕, 밀가루, 소금, 가공식품을 끊으니까 식탐이 거의 없어요. 이제 영양이 풍부한 식품을 조금씩 먹게 되었어요."

"남편도 10킬로그램을 뺐어요!"

"항암 치료를 마친 지 얼마 안 됐어요. 활력이 넘치고 머리가 빨리 자라는 저를 보고 모두 깜짝 놀라요. (다니엘 플랜과는 상관없지만) 저보다 10년 젊은 암이 없는 친구와 어울려요."

"안색이 좋아졌어요. 피부도 몰라보게 매끄러워졌고요."

"6주일 동안 밀가루를 끊었더니 위산 역류 증상이 없어졌어요."

"밤에 생기는 두통의 98퍼센트가 사라졌어요. 이제 멍한 상태가 아니라 맑은 정신으로 잠에서 깨요."

"아침에 온몸이 아프고 관절과 근육에 통증이 있었는데 전부 다 사라졌어요."

"고혈압 약을 끊었어요…… 그리고 2형 당뇨와 콜레스테롤 약도 끊으려고 노력 중이에요."

"당뇨병이 있는데, 지금은 인슐린을 주입할 때보다 혈당이 훨씬 좋아졌어요. 이제 인슐린을 완전히 끊었어요."

"관절염 통증이 줄었어요."

"허리둘레가 7.6센티미터 줄고 엉덩이 둘레는 10센티미터 줄었어요."

"얼굴 피부가 더 매끄러워지고, 건강해지고, 여드름도 줄었어요."

"PMS(월경전증후군) 증상이 줄었어요."

"새로운 음식을 발견하거나 새로운 요리를 하고 식당에서 새로운 것을 시도하는 모험을 즐기게 되었어요."

"트리글리세라이드 수치가 줄었어요. 관절 통증도 90퍼센트 이상 줄었고 더 이상 해로운 약을 먹지 않아도 돼요! 아, 손자들과 놀 수도 있어요!"

"교회에서 이런 말하기는 좀 그렇지만, 성생활이 엄청나게 개선되었어요!"

변화의 기폭제가 되는
사람과 사람 사이의 긴밀한 유대감

네 아이를 키우는 싱글맘이자 일하는 여성인 신디는 최근 암을 극복했다. 일요일 오후, 그녀는 여자 친구들 몇 명과 주방에 모여 함께 시간을 보내는 중이다. 이들은 모두 풀타임으로 일하는 여성인데, 같이 건강해지기로 결심했다. 집 안에는 맛있는 냄새가 진동하고, 멀리서 아이들이 행복하게 노는 소리가 들려온다. 신디와 친구들은 앞으로 다가올 한 주를 위해 함께 건강한 음식을 만들며 즐거운 시간을 보내고 있다. 한 친구는 뇌가 건강해지는 영양 많은 미니 캐서롤을 만드는 중이다. 애들을 학교에 보내고 출근할 준비를 하느라 바쁜 아침에 데워서 먹을 음식이다. 장보기, 메뉴 계획, 요리, 음식 보관 등은 각자가 좋아하는 일을 골라 분담한다. 싱글맘이자 일하는 여성인 이들에게 엄청난 부담이었던 집안일이 이제는 재미있는 활동이 되었고, 식사를 준비하는 데 힘을 합쳐서 절약된 시간은 휴식을 취하거나 아이들과 알차게 보내는 데 쓴다.

신디는 항암 치료를 받는 동안 스테로이드 약물을 복용했고, 15~20킬로그램의 살이 쪘다. 살은 죽어도 빠지지 않았다. 사실 항암 치료를 위해 복용한 약들이 완전히 해독되지도 않았다. 신디와 친구들은 이제 다이어트를 하지 않고 뇌가 건강해지는 생활 방식을 실천하고 있다. 즉 몸이 스스로 치유하는 데 도움이 되는 음식을 먹고 있다. 체중은 줄고, 활력이 돌아오는 중이며, 예전의 모습이 되살아나는 것을 느낀다. 그러나 신디는 새로운 식단을 시작하고 변화를 유지할 수 있었던 데는 동지애가 결정적이었다고 말한다. 이 여성들은 매주 만나서 함께 걷고, 이야기를 나누며, 정서적 · 영적으로 서로를 격려한다.

10년 넘게 에이멘클리닉과 관계를 유지하고 있는 새들백의 다니엘 플랜 책임자인 디 이스트만은 신디의 이야기를 포함해 비슷한 수많은 사연을 열정적으로 들려주었다. 지금쯤은 확실히 알았겠지만, 몸과 마음이 젊어지는 계획이 성공하려면 팀이나 모임의 지지가 반드시 필요하다. 연구 결과가 명확히 보여주듯이 사람들은 혼자서는 거의 달라지지 못하며 소모임에 참여할 때 가장 큰 효과를 볼 수 있다.

디는 사람들의 체중이 줄고, 몸이 더 건강해질 것을 예상했다고 말한다. 그러나 곧이어 이렇게 말했다.

"짧은 시간에 건강이 좋아진 사연들이 말 그대로 산더미처럼 쏟아져 들어왔어요. 당장 혈액검사부터 받고 프로그램을 철저히 따르기 시작한 사람들은 불과 3개월 만에 검사 수치가 근본적으로 개선되었죠. 많은 사람들이 혈압과 콜레스테롤 약을 끊을 수 있었어요. 또 수면 보조제 없이 밤에 잘 잔다고 말하는 사람들도 많았고요."

그녀는 내가 오래전부터 말해온 것, 즉 '음식이 보약'이라는 사실을 눈으로 확인하고 있다(이 부분에 대해서는 제2장에 자세히 나와 있다). 검사 수치가 개선된 것 외에도 우울증, 불안, 침울한 기분이 나아졌다는 사연들도 많다. 디는 비밀 병기, 즉 소모임과 온라인 커뮤니티를 통한 서로간의 지지가 없었다면 크고 작은 인상적인 변화들이 절대 일어나지 못했을 거라고 인정한다.

다음은 디가 관찰한 변화의 긍정적인 원동력 중 몇 가지다. 디는 이러한 친구들의 지지 덕분에 더 건강해지고 젊어지는 변화가 가능했다고 평가한다.

친목 모임과 건강해지는 노력을 창의적으로 통합한다. 다양한 연령대의 회원(79세인 회원도 있음)으로 구성된 왕성하게 활동하는 한 소모임은 일주일에 세 번 만나서 함께 걷고 이야기를 나눈다. 그런 다음 토요일마다 동네 헬스클럽에서 서킷 트레이닝을 한다. 걷거나 운동을 할 때는 가볍게 건강 조리법과 요리 정보를 공유하고, 살아가는 즐거움이나 어려움에 대한 이야기도 나눈다. 이들은 사람들과 관계를 맺는 동시에 건강해질 수 있다는 것을 발견하고 있다.

서로를 응원하는 소모임 문화에서는 안과 밖이 균형적으로 치유된다. 거의 인생을 포기한 여성이 있었는데, 한 소모임에서 위로와 격려를 받고 달라지기 시작했다. 그녀는 약 157센티미터의 키에 몸무게는 150킬로그램이 넘었다. 그녀는 건강해지기 위해 진지하게 노력하기 시작했다. 새로운 영양 계획과 운동 프로그램은 기분을 들뜨게 했고, 새 친구들에게 응원받는 느낌도 좋았다. 그녀는 18킬로그램을 뺐을 뿐만 아니라(몇 년 만에 처음으로 130킬로그램에 근접했다) 건강이 개선되는 한편 정서적으로도 치유되고 있다(걷기와 심리 치료를 결합하면 치료 효과가 정말 놀랍다!). 운동은 엔도르핀과 혈류를 증가시키고, 신체 구성을 긍정적으로 변화시켜 우울증도 감소 되었다. 디는 "인정 많은 공동체의 품"에서 그녀의 마음과 영혼이 치유되고 있다고 말했다. 본래 인간은 공동체 안에서 신체적 · 정서적 · 영적으로 가장 많이 성장하게 되어 있다.

건강한 지지 모임은 자기 자신과 서로에게 정직할 수 있는 안전한 환경을 조성한다. 디는 릭 워렌이 신도들 앞에서 먼저 진심으로 자신의 약함을 인정한 것을 높이 평가한다.

"워렌 목사님의 고백은 많은 사람들에게 해방감을 주었죠. '저는 건강을 제대로 돌보지 못했습니다. 세상을 구하느라 열심히 노력해 왔지만, 제 몸은 무시하고 있었어요. 이제 저는 40킬로그램을 뺄 겁니다.' 그는 이렇게 말했어요."

또한 릭은 신도들에게 어떤 일이든 절대 혼자서 겪지 말라고 자주 일깨워준다. 릭 자신도 신도들과 마찬가지로 소모임에 소속되어 격려를 받거나 노력에 대한 평가를 받고 있다.

건강한 모임은 사람들을 만날 때 먹는 것을 변화시킬 수 있다. 한 소모임은 일주일에 한 번 유명한 건강 식당에서 영양이 풍부한 식사를 함께 즐긴다. 모임과 행사가 있을 때 뇌에 이로운 간식거리를 가져오는 사람들도 있다. 또한 각자의 취향에 따라 뇌에 이로운 음식(조리법과 영양 정보 포함)을 가져오는 건강한 포트럭 파티를 계획하는 소모임도 있다.

과체중과 비만인 젊은 사람들이 살을 빼려고 노력하는 사람들과 사회적 접촉을 많이 하면 자신도 살을 빼고 싶어 할 가능성이 크다는 연구 결과가 있다. 주위 사람들의 격려와 인정이 큰 도움이 되기 때문이다.

소모임 성공 요령

데비 이튼은 소모임 전문가다. 그녀는 새들백 소모임을 감독하는 일을 오랫동안 해왔다(현재는 700여 개 소모임을 감독한다). 데비는 소모임이 성공하는 몇 가지 요령을 알려주었다. 이 책에 소개된 프로그램을 적용하기 위해 모임에 가입하거나 직접 모임을 만들고 싶다면, 다음을 눈여겨보기 바란다.

책임과 격려
모임의 문제는 항상 이 둘 중 하나가 균형을 잃을 때 일어난다. 충분한 응원 없이 책임을 지나치게 강조하면 회원들의 사기가 떨어지거나 완벽주의를 강요하는 느낌을 받을 수 있다. 또한 서로에게 아무런 압력도 가하지 않고 격려만 많이 하는 불균형이 생기면 모임이 정체되고 발전과 성장의 기회가 없다.

열정 공유

모임을 같이하는 사람들이 건강에 대한 열정을 공유하는 것이 중요하다. 소모임은 사이좋은 친구 2명이 각자 자기가 아는 다른 사람을 데려올 때 제일 잘되는 경우가 많다. 어느 정도의 유대감이 이미 자리 잡은 상태이기 때문이다. 어쩌면 당신도 건강에 대해 뜻을 같이하는 좋은 친구가 1명쯤 있을 것이다. 그 친구와 당신처럼 살을 빼고, 기분을 개선하고, 젊어지는 데 관심이 많은 다른 친구가 1~2명 더 있다면, 모임을 결성하고 빠른 시간 내에 유기적으로 성장시킬 수 있을 것이다.

모임의 규모

이상적인 모임의 규모는 8명에서 10명이다. 이보다 커지면 내성적인 사람들은 마음을 닫고, 외향적인 사람들이 모임을 장악할 수 있다. 또한 모임이 10명을 넘으면 사람들은 이따금 빠져도 티가 안 날 거라고 생각할 수 있다. 즉 꾸준히 참여하지 않게 되고, 책임도 별로 느끼지 못한다. 한편 규모가 너무 작으면 시간이 지날수록 모임이 정체되거나 지나치게 폐쇄적인 분위기가 될 수 있다. 생기 있고 활기찬 분위기를 유지하기에는 사람들이 충분치 못하고 폭넓은 경험 기반도 부족하기 때문이다.

작고 구체적인 목적(예를 들어 규칙적으로 운동하거나 매일 영양 상태 점검하기 등)을 가지고 있다면, 릭과 마르코의 경우처럼 헌신적인 친구 1~2명의 도움만을 받을 수도 있다.

시간제한 설정

일반적으로 정해진 기간 동안 모임을 운영하는 것이 가장 좋다. 일단 6주 일정으로 시작한 다음 모임이 모든 사람들에게 효과가 좋으면 다시 연장할 수도 있다.

이 외에도 성공적인 모임에 대한 연구 결과 2가지를 소개한다.

근접성

또 다른 대형 교회인 윌로크릭 처치는 일상생활에서 사람들과 관계를 맺고 유지하는 데 소모임이 별 효과가 없음을 발견했다. 그러나 최근에는 달라졌다. 윌로크릭 처치는 지역사회(테이블 그룹)를 활용하기 시작했다. 테이블 그룹 사람들은 일주일에 몇 번 모인다. 테이블 그룹이 활성화된 후로는 다시 서로를 배려하고, 정을 나누고, 공유하고, 노력하고, 성장하는 분위기가 만들어졌다. 따라서 만남을 좀 더 쉽게 만들려면 편의성과 위치를 고려하자. 직장에 파트너가 있었던 릭 코르테즈는 하루 일과를 시작하기 전이나 점심시간에 서로의 진도를 확인하기가 편했다. 이웃은 걷기나 조깅에 멋진 파트너가 될 수 있다. 모이기가 최대한 편해야 모일 가능성이 더 커진다.

전사가 되자

건강을 위해서는 인정사정 봐주지 않는 자세가 필요하다. 특히 사랑하는 사람의 건강을 위해서는 전사가 되어야 한다. 회원들이 서로에게 너무 부드러워서 이전 습관으로 돌아가는 것을 자주 받아주고 공감해주면, 모임의 분위기가 변한다는 연구 결과가 있다. 의도하지 않았더라도 모임은 게으름을 지지하게 되고, 그러면 건강이 좋아질 수 없다. 환자들은 나더러 왜 그렇게 돌려 말하는 법이 없고 변명을 받아주지 않느냐고 묻곤 한다. 실제 내 성격은 그렇지 않다. 믿거나 말거나지만, 천성적으로 나는 중간 입장을 좋아하는 온건파이고, 누구에게나 '그냥 최선을 다하면 돼'라고 말할 사람이다. 그러나 사실 그런 태도는 도움이 되지 않을 뿐만 아니라 당신을 사랑하는 것이 아니고 당신을 위하는 것도 아니다. 혹시 배려가 지나쳐서 싫은 소리를 전혀 못하는 친구가 있는가? 내가 그런 사람이다. 사람들에게 먹고 싶은 대로 맘껏 먹으라고 말하는 워렌 목사를 그냥 내버려두었다면, 우리 계획은 내일 시작되었을 것이다. 그리고 내일은 절대 오지 않기 때문에 새들백의 신도들은 여전히 아프고, 무덤으로 가는 길을 재촉하고 있었을 것이다. 함께 움직이기 시작하자. 단지 당신과 친구 몇 명에서부터 시작할 수 있다.

다음에 소개할 이야기는 부부와 가족 간에 비밀 병기를 사용하는 법, 즉 포기하지 않는 격려와 응원으로 자녀들은 물론이고, 손주에게 삶의 재미와 건강이라는 유산을 남기는 법에 대한 것이다.

가장 큰 유산은 건강한 습관

앞에서 언급했던 스티브 코마나펠리 목사를 기억하는가? 그는 에이멘클리닉에서 여러 가지 검사와 더불어 SPECT 스캔 촬영을 받았다. 그의 뇌는 건강하지 않았고, 판단 및 충동 제어와 관련된 PFC 활동이 매우 저조했다. 인지능력 검사에서도 형편없는 결과가 나왔다. 특히 주의력이 심각한 수준이었다. 그는 당뇨, 고혈압, 콜레스테롤 때문에 여러 가지 약을 복용 중이었다. 첫 예약 때 그는 체중 때문에 소파에서 굴러떨어졌다. 처음 스티브를 만났을 때 그와 그의 아내 니콜은 첫 딸 카리스를 가진 상태였다. 나는 스티브를 많이 좋아했지만 솔직하게 말해야 했다. 초콜릿 케이크, 바비큐 립, 버팔로 윙, 프라이드치킨, 커다란 피자, 슈퍼 사이즈 루트 비어 등을 먹으면서 건강하게 장수할 수는 없었다. 마음 내키는 대로 먹으면서 다음 세대에 긍정적인 유산을 남겨주는 것은 불가능했다. 나는 진지하게 건강을 관리하지 않으면 카리스는 양아버지 손에 자라게 될 거라고 말했다. 그가 일찍 죽을 것이기 때문이다. 그는 니콜과 카리스에게 아파서 일찍 죽은 남편과 아빠가 되고 싶을까?

그 무렵 그는 니콜과도 이야기를 나누었다. 그녀는 말했다.

"당신이 예방할 수 있는 일을 하지 않아서 내가 혼자 아이를 키우게 만든다면, 당신을 잃어서 슬프겠지만 당신이 우리에 대한 사랑이 부족해서 건강을 최우선으로 삼지 않았던 것이 원망스러울 거예요. 당신이 자신의 건강과 우리 가족의 안전보다 식욕을 더 우선시했다는 데 정말로 상처받을 거예요."

내가 한 말과 아내와 나눈 대화에 마음이 움직인 스티브는 건강해지는 노력을 시작하게 되었다.

스티브는 새들백에서 다니엘 플랜을 이끄는 리더 중 한 사람이 되었다.

"제가 느끼는 것에 가장 큰 영향을 미치는 요소가 음식이라는 사실을 깨닫기 시작했어요."

이것 말고도 스티브는 수많은 '깨달음'의 순간을 경험했다. 식단을 바꾼 지 한 달 만에 콜레스테롤과 트리글리세라이드 수치가 정상 수준으로 내려갔다. 스티브는 이제 탁구를 한다. 탁구는 내가 좋아하는 게임이기도 한데, 뇌 기능 향상에 아주 효과가 좋다. 그리고 잘만 하면 심장이 힘차게 뛴다. 스티브처럼 덩치가 큰 사람도 할 수 있다. 그는 배가 고플 때 과일과 견과류를 간식으로 먹는다. 이제 조금만 먹어도 만족한다. 정크 푸드를 먹던 시절 식탐과 배고픔이 절대로 가시지 않았던 것과는 전혀 다르다.

    5개월간 다니엘 플랜을 실천한 스티브는 16킬로그램의 살이 빠졌고, 허리둘레 10센티미터가 줄었다. 그리고 건강 관련 수치도 엄청나게 개선되었다.

- 트리글리세라이드 : 385 → 63
- 콜레스테롤 : 200 → 130
- HDL(좋은 콜레스테롤) : 22 → 46
- 혈당 : 128 → 89
- HbA1c(당뇨 지표) : 7.2(비정상) → 5.7(정상)
- 그리고 혈압과 콜레스테롤 약을 끊었다!

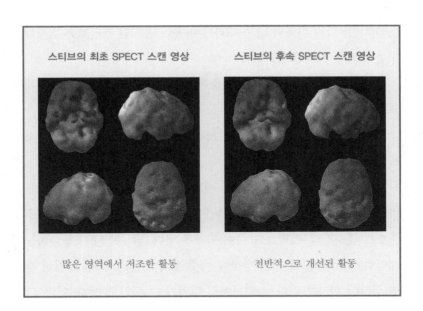

스티브의 최초 SPECT 스캔 영상	스티브의 후속 SPECT 스캔 영상
많은 영역에서 저조한 활동	전반적으로 개선된 활동

    스티브의 후속 촬영 결과는 PFC 기능이 몰라보게 개선된 것을 보여

주었다. 주의력 검사 결과도 크게 향상되었다. 프로그램을 시작한 지 불과 5개월 만에 몸과 마음과 뇌가 굉장히 젊어졌다. 스티브는 복이 많은 남자다. 그를 자극하고 지지해줄 만큼 사랑이 깊은 아내를 두었기 때문이다. 때때로 최고의 비밀 병기는 당신과 같이 사는 사람 또는 식탁 건너편에서 당신을 바라보는 사람이다.

사랑하는 사람이 있으면 장수하는 경우가 많다는 연구 결과가 있다. 그 이유 중 하나는 서로가 서로의 건강을 감시해주기 때문이다.

새들백의 사연과 통계 수치는 굉장히 긍정적이었다. 프로그램을 시작하고 나서 5개월 후 교회 신도들이 줄인 체중은 총 9만 킬로그램이 넘었다. 이것은 우리 연구에 참여한 사람들의 총 체중에서 약 7.68퍼센트에 해당한다. 체중이 5퍼센트 줄면 당뇨에 걸릴 위험은 58퍼센트 낮아진다. 참여한 사람들 중 80퍼센트는 프로그램을 잘 따르거나 '아주' 잘 따르고 있다고 말했다. 또한 프로그램을 따르는 것이 쉽거나 '아주' 쉽다고 말한 사람들도 전체의 80퍼센트였다. 55퍼센트는 다른 가족과 함께하고 있으며, 80퍼센트는 운동량을 늘렸다고 말했다.

그러나 이런 통계 수치보다도 우리의 뇌를 움직이고 변화의 자극을 주는 것은 개개인의 사연이다. 우리를 웃음 짓게 하는 것은 숫자 뒤에 있는 진짜 사람들이다. 요전에 나는 오렌지카운티의 집 근처에 있는 발보아 섬에서 산책을 한 적이 있다. 산책을 나온 많은 사람들이 공영방송에 나왔던 나를 알아보는 바람에 자주 걸음을 멈추었다. 한 커플은 내가 말한 원리를 일상생활에 적용하고 있는데, 두 사람이 합쳐서 27킬로그램을 뺐다고 말했다. 나는 어디를 가든지 새로운 것을 안 후로 더 나은 인생을 살게 되었다고 고마워하는 사람들을 만난다.

건강해지려면 일단 방법을 알아야 한다. 그러나 효과를 보고 습관

을 지속하려면 그 과정에 재미와 동기가 추가되어야 한다. 비밀 병기
는 다른 사람과 함께하는 것이다. 친구나 가족을 붙잡고 당신과 같이
이 프로그램을 시작하자고 말하라. 당신은 물론 그들의 삶이 개선될
것이다.

천재 네트워크 만들기

두 사람의 릭 이야기는 건강해지고 건강을 유지하기 위해 인간관계
를 활용하는 것이 핵심이다. 나는 친구인 조 폴리시가 운영하는 전문
가 모임에 속해 있다. 최근에 그는 우리에게 네트워크의 힘에 대한 활
동을 시켰다. 조는 너그럽게도 그 활동을 책에 소개해도 좋다고 허락
했다.

　'천재 네트워크 만들기'라는 이 활동은 새들백의 소모임과 마찬가
지로 당신이 목표를 향해 나아가는 동안 궤도를 유지하고 성공적으
로 목표를 달성하는 데 도움을 줄 것이다. 인간관계가 탄탄할수록 건
강, 행복, 성공을 얻을 가능성이 크다는 연구 결과가 있다. 동료 집단
의 건강은 당신의 건강과 장수를 가장 효과적으로 예측하는 인자 중
하나다. 이 활동은 인간관계를 새로 만들고 유지하는 데 큰 도움이 될
것이다.

당신의 건강 목표는 무엇인가? 구체적으로 적으라.

1. _____
2. _____
3. _____

4. _____

5. _____

목표에 도달하는 데 도움을 주고, 건강을 유지하려는 노력을 지지
해줄 수 있는 사람들 5명의 이름을 적으라.

1. _____

2. _____

3. _____

4. _____

5. _____

그들은 무엇에 대한 지혜를 가지고 있는가? 건강 정보, 운동, 정서
적 지지 등 어떤 것이라도 좋다.

1. _____

2. _____

3. _____

4. _____

5. _____

당신은 그들에게 어떤 도움을 줄 수 있는가? 천재 네트워크가 효
과를 발휘하려면 '돌려주기'가 반드시 필요하다.

1. _____

2. _____

3. _____

4. _____

5._____

그들은 당신에게 어떤 도움을 줄 수 있는가? 구체적으로 적으라
(일주일에 한 번 같이 걷기, 건강 조리법 공유 등).

1._____

2._____

3._____

4._____

5._____

매주 따로 시간을 내서 천재 네트워크에 속한 5명과 연락하라. 직접
만나든지 전화 통화를 하든지 이메일을 보내든지 문자 메시지를 보
내든지 다 좋다. 이 활동은 더 멋지고 건강하게 장수하도록 도와주는
근사한 인간관계를 다지는 첫걸음이 될 것이다. 아주 간단해 보이지
만 효과는 굉장히 강력하다. 천재 네트워크를 항상 최신 상태로 유지
하고 다른 사람들이 뇌를 활용해 나이를 바꾸려는 노력을 응원해주
라. 그 과정에서 당신 자신도 응원받게 될 것이다.

사람들과 함께 건강해지는
20가지 브레인 팁

1. 뇌 건강과 장수를 위한 비밀 병기는 함께하는 것이다.

당신을 지지해줄 사람들의 리스트를 만들고, 당신이 지지해줄 사람들의 리스트도 만든다. 한 번에 두 사람 이상의 좋은 뇌를 합치면 효과는 더 강력해진다.

2. '지금 당장' 시작해야 한다.

C. S. 루이스는 짧은 우화 《위대한 이혼》에서 "점진적인 과정은 전혀 쓸모가 없다…… 이 순간이 모든 순간을 포함한다"고 썼다. 알 수 없는 미래가 아니라 지금 당장 시작해야 한다. 지금 바로 건강해질 준비가 된 사람들을 당신과 함께할 파트너로 선택하라!

3. 당신의 노력을 평가해줄 친구가 필요하다.

매일 하루를 시작할 때 목표에 집중하고, 그 목표를 어떻게 다룰지 계획을 세운다. 그러고 나서 당신의 노력을 평가해줄 친구와 공유한다. 매일 간단히 점검하는 것만으로도 강력한 동기부여가 된다.

4. 건강해지려면 잘 자야 한다!

충분한 수면은 장수의 성공에 필수적인 요소다. 뇌를 개선하고 개선된 상태를 쭉 유지하려면 밤에 8시간 이상 자야 한다. 친구들에게도 그렇게 하도록 알려준다.

5. 당신은 친구인가? 아니면 공범자인가?

가장 많은 시간을 보내는 사람들 5명의 이름을 적어본다. 당신은 그들의 건강 노력을 지지하는 친구인가? 아니면 나쁜 습관을 지지하는 공범자인가?

6. 건강한 먹거리와 우정을 통합한다.

친구들과 다가올 한 주를 위해 건강한 식사와 간식을 준비해본다. 칼로리는 적고 영양은 풍부한 조리법과 아이디어를 공유한다. 포트럭 파티와 모임을 위해 건강한 음식을 준비한다.

7. 파트너 또는 모임 친구들과 같이 규칙적으로 운동한다.

가까이 사는 사람들과 걷거나 정기 모임 전후에 함께 헬스클럽에 가는 식으로 편하게 운동할 기회를 만들면 도움이 된다.

8. 친구들과 그룹을 만들어 활동한다.

열심히 서로를 점검해주는 페이스북 친구 그룹을 만들어서 운동이 규칙적인 습관이 되도록 한다.

9. 사람들을 만날 때 운동할 기회를 만든다.

친구들과 저녁을 먹은 후 산책을 하거나 점심을 먹기 전에 테니스 칠 사람을 만나거나 약속 장소에 자전거를 타고 간다.

10. 주방에서 더 건강한 방식으로 가족과 따뜻한 추억을 만든다.

예를 들면 달콤한 쿠키를 굽는 대신 아이들에게 직접 미니 피자에 장식을 해보라고 하거나 과일이나 채소, 이쑤시개를 이용해서 '예술 작품'을 만들게 한다.

11. 뇌와 몸에 좋은 음식을 가족에게 먹인다.

먹는 것이 기분에 영향을 미친다는 사실을 아이들과 배우자에게 일깨워준다. 뇌와 몸에 영양을 공급하고 기분을 좋게 해주는 매력적이고 맛있는 음식을 가족에게 먹인다.

12. 가족을 위해 건강한 유산을 남기려면 당신이 먼저 방법을 보여주어야 한다.

활동적인 놀이, 텃밭 가꾸기, 직거래 장터에서 장보기, 건강한 음식 함께 만들기, 소풍 등 가족과 함께하는 시간을 최우선으로 생각한다.

13. 소모임을 만들어 서로의 건강을 격려하고 응원할 때 효과가 커진다.

회원이 2명이든 10명이든 소모임에서는 격려와 책임을 균형 있게 유지해야 한다. 서로의 건강을 위해 전사가 되자.

14. 건강한 식사 소모임을 만드는 것도 좋다.

데이트, 지인과의 점심 식사, 저녁 시간 외출 등 외식을 해야 할 때는 주변 지역에서 건강한 식당을 미리 알아보고 계획을 세운다. 또는 돌아가며 다른 커플을 초대해 뇌가 건강해지는 맛있는 식사를 대접하는 소모임을 시작하는 것도 좋다.

15. 5명으로 구성된 천재 네트워크를 만든다.

이 장에 소개된 대로 천재 네트워크를 만든다. 즉 건강을 위한 새로운 습관을 들이는 데 서로 응원을 주고받을 수 있는 5명을 모집하자.

16. 건강한 사람들과 시간을 보내는 것을 원칙으로 삼는다.

우리는 같이 많은 시간을 보내는 사람들처럼 되는 경향이 있기 때문이다. 건강한 습관은 전염성이 있다!

17. 모임에서 다른 사람에게 긍정적인 영향을 주기 위해 노력한다.

'다른 사람들이 더 날씬해지고, 똑똑해지고, 행복해지고, 젊어지도록' 영향을 주기 위해 노력한다. 인내심을 갖고 그들이 변화하는 과정을 지켜보면서 당신 역시 새로운 습관을 꾸준히 유지한다. 한 단계 한 단계 긍정적인 방향으로 나아갈 때마다 열심히 격려해주자.

18. 건강이 염려되는 사람이 있으면 '사랑하는 마음'으로 '진실'을 말해준다.

스티브의 아내에게 이 일은 결코 쉽지 않았다. 그러나 남편을 무조건적으로 사랑했기 때문에 그가 달라지도록 자극할 수 있었다. 결과적으로 그녀는 남편과 함께 건강하고 행복하게 장수할 수 있는 선물을 받았다.

19. 성공을 함께 축하하는 것을 모임의 목표로 만든다.

릭 코르테즈는 아내와 멋지게 춤출 수 있는 날을 손꼽아 기다린다. 모임 회원들과 5킬로미터를 함께 달리거나 산 정상에 올라간 후 다 같이 성공을 기념하는 것도 좋다.

20. 온라인 커뮤니티에 가입하는 것을 고려한다.

우리는 온라인으로 사람들을 만날 기회를 제공하기 위해 에이멘솔루션 커뮤니티(www.theamensolution.com)를 만들었다. 나는 이 커뮤니티의 '가상 뇌 코치'이며, 뇌가 건강해지는 생활 방식을 목표로 같은 길을 가기로 선택한 많은 사람들이 당신을 도와줄 것이다.

제 10 장

자신과
사랑하는 사람을 위해
전사가 돼라

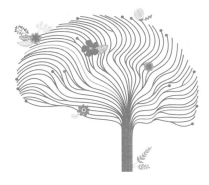

당신 몰래
뇌를 훔쳐가는 도둑이 있다

Use Your Brain to Change Your Age

아무도 믿지 않는 진실을 알고 있는 당신을
저주한다.

— 루마니아 악담

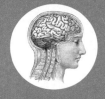

1991년 처음으로 내 뇌를 SPECT 스캔 영상으로 보고 뇌의 '시기심' 이 자극되었다. 당시 나는 37세였는데, 뇌를 촬영하기로 결정했을 때 이미 수십 명의 환자를 촬영해본 상태였다. 그래서 울퉁불퉁하고 상태가 좋지 않은 스캔 영상을 보았을 때 뇌가 건강하지 않다는 것을 알았다. 나는 살면서 술을 거의 마시지 않았고, 담배를 전혀 피우지 않았다. 불법 약물을 사용한 적도 없었다.

그런데 왜 그렇게 상태가 좋지 않았을까?

나는 뇌 건강을 진정으로 이해하기 전에 이 책에서 다룬 뇌에 나쁜 행동을 많이 했다. 고등학교 때 미식축구를 하면서 머리를 여러 번 부딪쳤다. 패스트푸드를 많이 먹었고, 다이어트 음료를 달고 살았고, 밤에 4~5시간을 자면서 버틸 때가 많았다. 미친 사람처럼 일했고, 운동을 거의 하지 않았고, 14킬로그램이 불었다. 날씬해지고 싶었지만, 생각만으로는 절대 살이 빠지지 않았다.

52세 때 마지막으로 촬영한 스캔 영상은 15년 전보다 더 건강하고 훨씬 젊어 보였다. 대개 노화에서는 정반대 일이 일어난다. 뇌는 나이를 먹을수록 활동이 저조해지는 것이 보통이다.

어떻게 더 나은 결과가 나왔을까? 나는 다른 사람들의 스캔 영상을 내 것과 비교하면서 뇌의 '시기심'이 자극되었고, 더 나은 뇌를 갖고 싶었다. SPECT 촬영은 말 그대로 내 삶의 모든 것을 변화시켰다. 덕분에 나는 개인적으로는 물론 의사로서도 어둠 속에서 빠져나올 수 있었다.

개인적인 삶의 어둠에서 빠져나오다

뇌 촬영을 하기 전에는 내 뇌의 물리적 건강에 대해 한 번도 생각해본 적이 없었다. 나는 의학대학원에서 신경해부학을 전공하는 우등생이었고, 5년간 레지던시 트레이닝을 성공적으로 마치고 일반 정신과 및 아동/청소년 정신과 전문의 면허를 취득했는데도 말이다.

예를 들어 나는 다음과 같은 사실을 알지 못했다.

- 과체중은 뇌 건강에 부정적인 영향을 미친다.
- 지방과 당분 함량이 많은 음식은 뇌의 중독 중추에 작용한다.
- 밀폐된 샤워 부스에서 뇌에 해로운 화학 세제를 뿌리는 것은 멍청한 짓이다.
- 밤에 6시간보다 적게 자면 뇌로 가는 혈류가 줄어든다. 나는 5시간 이상 자는 적이 거의 없었다.
- 오랜 시간 일하느라 생긴 만성 스트레스는 기억력 중추의 세포를 망가뜨린다.
- 간접흡연은 뇌혈관을 손상시킨다.

- 카페인이 포함된 다이어트 음료는 뇌로 가는 혈류를 엄청나게 제한한다. 뇌를 촬영하기 전에 나는 1리터짜리 다이어트 음료를 수시로 마셨다.

한마디로 무지가 나를 망치고 있었다. 사소한 일이 아니었다. 나는 실제 환자들의 SPECT 스캔 영상 7만여 건을 보면서 뇌가 건강하지 못하면 건강하지 못한 결정을 내리고, 삶이 최적화되지 못한다는 것을 알게 되었다.

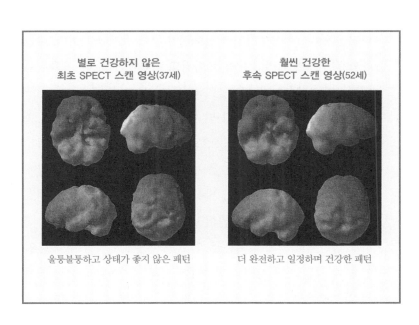

별로 건강하지 않은
최초 SPECT 스캔 영상(37세)

훨씬 건강한
후속 SPECT 스캔 영상(52세)

울퉁불퉁하고 상태가 좋지 않은 패턴

더 완전하고 일정하며 건강한 패턴

처음으로 뇌를 촬영하기 전에는 습관을 바꾸면 뇌 건강도 바꿀 수 있다는 것을 몰랐다. 나는 명사를 잘 떠올리지 못하고, 집중력이 떨어지거나 건망증이 심해지는 등의 몇 가지 인지능력 문제들이 단지 정상적인 노화라고 생각했다. 당시 나는 37세였다. 날마다 뇌에 무슨 일을 하는지도 모르면서 수많은 결정을 내리고 있었다.

뇌 촬영과 뇌 건강에 대해 알게 된 후로는 이 책에 소개한 주요 원칙을 모두 실천했다. 운동을 많이 하고, 영양 상태를 개선하고, 잠을 더 많이 자고, 혈액검사를 자주 하고, 뇌가 건강해지는 맞춤 보조제를 섭취했다. 시간이 지날수록 SPECT 스캔 촬영은 개인적인 삶의 모든 측면을, 심지어 세상을 보는 방식까지도 변화시켰다.

- 신체를 접촉하는 운동이 재미가 없어졌다. 권투나 미식축구를 볼 때마다 뇌 손상이 진행 중인 모습을 보고 있다는 생각이 떠나지 않았다. 뇌가 망가지면 선수들의 삶도 망가질 것이다. 나는 종합 격투기가 합법인 이유를 아직도 이해할 수 없다. 체육위원회는 1929년에 이미 '권투선수 치매'가 보고되었고, 종합 격투기가 권투만큼 혹은 그보다 더 나쁘다는 것을 모르는 걸까? 종합 격투기 선수는 발과 무릎으로 끊임없이 머리를 얻어맞는다.
- 뉴스에서 자연재해 현장을 볼 때마다 생존자들의 스캔 영상에 정서적 외상 패턴이 얼마나 많이 나타날지 또는 만성 스트레스와 뇌 기능 장애가 얼마나 많이 발생할지 걱정하게 되었다.
- 사제 폭탄으로 인해 뇌 부상을 입고 돌아온 군인들의 소식을 읽었을 때 그들의 뇌 상태를 검사하기 위해 정기적으로 뇌를 촬영하거나 신속한 재활을 위해 적극적으로 노력하지 않는 군 당국의 무심함에 경악했다. 나는 보병대 위생병으로 입대했고, 나중에는 정신과 군의관으로 복무했다. 군인들은 제대로 된 치료를 받을 자격이 있다.
- 살인 같은 끔찍한 범죄를 저지른 사람들의 이야기를 접하면, 쉽게 나쁜 사람이라는 판단을 내리기보다 뇌 기능 장애를 의심하

게 되었다. 이후 나는 살인자에 대한 연구 논문을 발표했다.

• SPECT 촬영은 우리 가족의 습관을 변화시켰다. 나는 아내와 자식들, 손주들도 뇌가 건강해지는 삶의 혜택을 누리기를 바란다. 내 딸과 4개월 이상 데이트하는 남자는 뇌 촬영을 해야 한다. 나는 그들의 뇌 건강에 대해 알고 싶기 때문이다.

SPECT 촬영 덕분에 내 뇌가 건강하지 않다는 사실을 알았다. 그리고 SPECT에 대한 경험이 쌓일수록 습관을 바꾸면 전반적인 뇌 건강을 개선하고, 결국 삶도 바꿀 수 있음을 깨달았다. 나는 더 건강한 뇌를 갖고 싶어서 미칠 것 같았다. 어떻게 보면 뇌 건강에 대해 '사랑'에 빠졌다고 말할 수도 있다. 수많은 환자들의 촬영 전후 상태를 비교하고, 치료 경험의 폭이 넓어지면서 습관이 노화를 촉진하거나 둔화시킬 수 있음을 점점 더 확신하게 되었다.

의사로서 헤매던 어둠에서 빠져나오다

1991년 처음으로 SPECT 촬영에 대한 강의를 들었을 무렵 거의 10년간 뇌를 촬영할 수 있는 아무런 수단 없이 정신과 환자를 검사하고 치료하고 있었다. 나는 오랜 기간 훈련을 받고 전문의 면허가 있는 유능한 의사였지만, 환자를 치료할 때 어둠 속에 있는 느낌이 들 때가 많았다. 우울해하거나 기억력 문제로 불평하는 노인, 치료를 거부하는 약물중독자, 공격적인 10대 청소년, 사이가 좋지 않은 부부를 볼 때마다 그들에게 어떤 조치를 취할지 결정하는 것이 주사위 놀음처럼 느껴지곤 했다. 물론 배운 대로 했다. ADHD가 있는 어린이에게 자극제를 주고, 우울한 환자에게는 항우울제를 주었다. 때로는 효과가 있었지만, 그로 인해 훨씬 더 악화될 때도 많았다. 살인이나 자살 충동이 생기는 경우까지 있었다. 마치 어둠 속에서 다트를 던지는 것 같았다. 때로는 제대로 맞추었고, 때로는 사람들을 다치게 했다.

그리고 내가 하는 일이 정밀한 과학이 아니라는 점 때문에 불안할 때가 많았다. 다른 분야의 동료들(흉부외과, 정형외과, 신경외과, 소화기 내과 전문의 등)이 문제를 일으키는 기관을 촬영할 수 없다면, 과연 얼마나 잘 진단하고 치료할 수 있을지 점점 궁금해졌다.

캘리포니아 북부에 있는 한 병원에서 SPECT 촬영에 대한 강의를 들은 후 의사로서의 내 인생은 완전히 달라졌다. 나는 그 병원에서 약물중독 문제가 있는 정신과 환자를 다루는 이중 진단 프로그램의 책임자로 일하고 있었다(이중 진단은 2가지 문제를 가진 환자를 말한다. 예를 들어 조울증 장애와 알코올 중독, 기분 장애와 중독 등이 함께 있는 경우가 많다). 처음 환자의 뇌를 촬영하기로 결정한 순간부터 뇌 속을 들여다볼 수 있는 안경이 생긴 기분이었다. 더 이상 안개 속을 더듬거나 짐작할 필요가 없었다. 물론 항상 SPECT 촬영으로 환자 치료가 엄청나게 달라지는 것은 아니다. 그러나 처음 시도한 환자 10명의 경우 굉장한 도움이 되었기 때문에 나는 완전히 매료되었다. 다음은 몇 가지 예다.

- 69세인 마틸다는 알츠하이머병으로 진단을 받았지만 SPECT 스캔 영상에서 알츠하이머병 패턴이 보이지 않았다. 1991년 당시 알츠하이머병 패턴은 이미 문헌에 보고되어 있었다. 마틸다의 스캔 영상은 우울증에 더 흔한 형태였다. 그녀는 우울증 치료를 받고 기억력을 회복했다.
- 44세인 샌디는 성인 ADHD에 흔한 임상 증상이 있었다(짧은 집

중력, 주의산만증, 체계성 부족, 미루기, 충동 제어 문제 등). 그러나 그녀는 치료를 거부했다. 샌디는 스캔 영상에서 ADHD의 증거를 보고 울기 시작했다. 그리고 말했다. "제 잘못이 아니라는 말이군요." 그녀는 즉시 약물 치료에 동의했다. 그 후로 그녀의 삶과 결혼 생활은 엄청나게 달라졌다. 나는 그녀의 병명을 이미 알고 있었지만, 스캔 영상은 그녀가 믿을 수 있게 도와주었다.

- 72세인 제럴딘은 자살 충동이 심했고, 저항성 우울증으로 고생했다. 스캔 영상을 확인한 결과 뇌 우측에 여태까지 발견되지 않았던 심각한 뇌졸중 흔적이 두 군데 나타났다. 뇌졸중에 대해 알게 되자 우울증을 이해하는 데 도움이 되었고, 그녀를 죽일 수도 있는 세 번째 가능성을 예방하는 효과도 있었다.

- 12세인 크리스는 폭력 성향 때문에 세 번째 입원했다. 그는 나파 밸리에서 정신분석을 받았는데, 엄마와의 관계가 문제의 원인일 수 있다는 주장이 제기되었다. 그러나 스캔 영상을 확인한 결과 왼쪽 관자놀이 아래 눈 뒤쪽 측두엽에 매우 뚜렷한 문제가 나타났다. 이 부분은 폭력 성향과 관련이 있는 경우가 많다. 발작 치료 약물을 복용하자 그의 행동은 정상이 되었고, 이후 학교 생활도 원만해졌다. 스캔 영상이 없었다면 크리스는 치료 시설에 들어가거나 감옥에 갔을지도 모른다.

- 52세인 셰리는 조울증 장애로 진단을 받았지만 약물 복용을 거부했다. 그녀는 집 벽에서 목소리가 들리는 것 때문에 세 번째 입원한 상태였다. 그녀는 목소리를 없애기 위해 집의 배선을 죄다 뽑아내려고 했다. 그러나 스캔 영상에서 이상을 확인한 후에는 치료에 순응했고, 금세 개선되었다.

- 59세인 켄은 알코올과 코카인 중독자였다. 그러나 기본적으로

중독 상태를 인정하지 않았다. 그는 스캔 영상을 본 후에 뇌의 시기심이 자극되어 약물을 완전히 끊었다. 그리고 뇌가 건강해지는 생활 방식을 시작했다. 1년 후에 그의 뇌는 엄청나게 개선되었다.

• 42세인 사라와 48세인 월은 여러 번 부부 심리 치료에 실패했다. 둘 다 스캔 촬영을 한 결과 사라는 뇌 앞쪽의 활동이 지나치게 왕성한 강박적인 뇌 성향이 있었고, 월은 뇌 앞쪽의 활동이 지나치게 저조한 ADHD 성향이 있었다. 각각 뇌의 균형을 잡아주는 치료를 받자 그들의 결혼 생활은 몰라보게 좋아졌다.

• 17세인 테드는 치료 시설에서 효과를 보지 못했다. 그는 여러 가지 충동과 범죄 성향 때문에 힘들어 했다. SPECT 스캔 영상을 확인한 결과 뇌 앞쪽 좌측 부분이 아예 보이지 않았다. 그 부분으로 가는 혈류가 전혀 없는 것이었다. 알고 보니 그는 네 살 때 계단에서 떨어져 반 시간 동안 의식을 잃은 적이 있었다. 아무도 그 부상을 기억하지 못했고, 그것이 테드의 문제 행동과 관련이 있을지 모른다고 생각하지도 못했다.

• 62세인 크리스티나는 만성피로 증후군으로 진단받았다. 그녀를 1차 진료한 의사는 우울증과 성격장애를 언급하고 나에게 보냈다. 스캔 영상을 확인한 결과 문제가 있는 패턴이 뚜렷하게 나타났다. 뇌 감염의 흔한 패턴이었다. 기분을 제어하고 성격을 관장하는 기관이 손상되어 우울증과 성격장애가 나타난 것이었다. 그 후 치료 계획은 물론이고, 크리스티나에 대한 접근법이 완전히 달라졌다.

몇 달 지나지 않아 SPECT는 내가 환자를 보는 방식을 완전히 바꾸었다. 뇌를 촬영할 수 없다면 어떻게 계속 의사 노릇을 할 수 있었을까? 보지 않으면 환자의 뇌 안에서 무슨 일이 일어나는지 어떻게 알 수 있겠는가? 나는 환자에 대한 불안이 가라앉았고, 정신과 의사로 일하는 게 신이 났다. 의사로서 효율성은 물론 자신감도 향상되었다. 상태가 복잡하고 치료를 거부하는 환자도 더 기꺼이 맡게 되었다.

- 효과적으로 환자를 치료하려면, 뇌를 바꾸려는 노력을 시작하기 전에 먼저 뇌부터 살펴보아야 한다. 측정할 수 없는 것을 바꿀 수는 없다.
- SPECT는 더 완전한 진단을 내리고 과거의 머리 부상, 감염, 유해물질 노출 같은 중요한 사항을 놓치지 않는 데 도움을 주었다.
- SPECT는 더 적절한 맞춤 치료를 하는 데 도움이 되었다. 뇌 촬영 작업을 통해 ADHD, 불안, 우울증, 중독, 비만 같은 질병이 하나의 문제 혹은 단순한 문제가 아니라 복합적인 유형임을 알게 되었다. 따라서 우울증 같은 일반적인 진단을 내리는 대신 특수한 뇌 유형에 알맞은 맞춤 치료를 해야 한다.
- SPECT 이후로 어떤 약물을 처방하거나 여러 가지 약물을 사용할 때 훨씬 더 조심하게 되었다. 약물은 스캔 영상에서 유해한 것으로 나타날 때가 많기 때문이다. 나는 약물을 사용할 때 더 책임감을 가져야 했다.
- SPECT 이후로 더 자연스러운 치료를 선호하게 되었다. 자연치료는 효과적일 뿐만 아니라 스캔 영상에서 덜 유해한 것으로 나타날 때가 많다.
- SPECT는 상태를 인정하지 않는 약물중독자를 설득하는 데 도움이 된다. 손상의 증거가 있는 스캔 영상을 자기 눈으로 보면, 문제가 없다고 말하기 어려워진다.

- SPECT 덕분에 정신 질환을 앓는 사람에게 낙인을 찍는 분위기가 완화되었다. 환자의 문제가 도덕적인 게 아니라 의학적인 것으로 받아들여지기 때문이다.
- SPECT 촬영을 한 환자는 더 열심히 치료를 따르는 경향이 있다. 자신의 뇌를 보면 더 나은 뇌를 가지고 싶어지기 때문이다.
- SPECT 촬영을 하면 환자와 협력해서 뇌 노화를 늦추거나 역전시키는 경우가 많다.

뇌 촬영 작업의 경험이 쌓일수록 에이멘클리닉 직원들의 뇌 건강을 보호하는 데 관심을 기울이게 되었을 뿐만 아니라 다른 기업들에도 도움을 주었다. 직원의 뇌 건강은 기업의 가장 중요한 자산이다. 또한 새들백 처치에서 다니엘 플랜을 진행했던 것처럼 교회 신도들의 뇌 건강을 보호하기 위해서도 노력했다. 심지어 뇌 촬영 작업은 운동 문화를 바꾸는 데도 도움이 되었다. 우리는 뇌 외상 수준이 심각한 전·현직 미식축구선수의 재활을 돕는 과정에서 그 점을 확인했다.

　뇌 촬영 작업을 통해 어떤 인자가 뇌에 해롭고, 어떤 인자가 뇌에 이로운지를 알게 되었다. 뇌의 작용을 직접 보지 않으면 환자에게 무슨 문제가 있는지 짐작만 할 따름이고, 너무 많은 실수가 생길 것이다. 보지 않으면 뇌 건강에 대해 어떻게 알 수 있겠는가?

SPECT 스캔 촬영은 언제 필요할까?

나는 SPECT를 레이더 같은 것으로 생각한다. 뉴포트 비치의 에이멘클리닉은 오렌지카운티의 존 웨인 공항에서 아주 가깝다. 화창한 날에는 활주로가 잘 보이기 때문에 비행기를 착륙시킬 때 레이더의 도움이 없어도 된다. 그러나 폭풍이 치는 날에는 안전한 착륙을 위해 레이더가 꼭 필요하다. 마찬가지로 임상 상황이 명확하면 스캔 촬영은 필요하지 않다. 그러나 상황이 불확실하거나 환자가 치료를 거부할 경우에는 SPECT가 많은 도움이 되고, 심지어 환자의 목숨을 구할 수도 있다.

47세인 수전은 저항성 우울증 때문에 에이멘클리닉에 왔다. 그녀는 다른 병원을 6군데나 다녔고, 10가지 약물을 시도했다. 그녀는 심각한 우울증, 공황 발작, 두통, 현기증, 경련으로 고생했다. 모두가 그녀를 정신병 환자로 다루고 다양한 항우울제를 처방하거나 그녀의 상황에 아무런 영향도 못 미치는 심리 치료를 계속 권했다. 그녀는 신경 써주는 가족이 많고 든든한 남편과 사랑하는 10대 딸아이 셋이 있었지만, 도저히 희망을 찾을 수 없어 자살 충동을 느꼈다. 그녀의 뇌를 촬영한 SPECT 스캔 영상은 끔찍했다. 뇌 활동이 전반적으로 심각하게 저조했다. 감염이나 유해물질에 노출된 뇌에 흔한 패턴이었다.

여러 가지 검사 후에 우리는 수전이 라임병(피부에 빨간 반점이 생기는 피부병으로 수막염, 관절염, 신경이나 순환 계통의 장애가 동반되기도 함-옮긴이)에 걸린 것을 발견했다. 그 후 그녀는 적절한 치료를 받을 수 있었다. 나는 스캔 영상을 보고 여러 가지 질문이 떠올랐는데, 그 질문들이 결국 제대로 된 진단을 내리게 해주었다. 뇌 회복을 위한 여러 가지 방법을 시도하자 수전의 상태는 훨씬 호전되었다. 나중에 수전은 스캔 영상이 자기 목숨을 구했다고 말했다. 그녀는 뇌 손상을 보기 전까지 그저 절망과 무력감만 느꼈다. 자기 문제가 도덕적인 게 아니라 의학적인 것임을 알게 된 후로 그녀는 심리적으로 크게 달라졌다. 또한 의료진이 치료 방향을 제대로 잡는 데도 도움이 되었다. 환자들이 호전되지 않을 때 의사는 섣불리 '정신병'으로 진단하거나 성격 문제라고 판단하는 경우가 많다. 보지 않으면 어떻게 알 수 있겠는가?

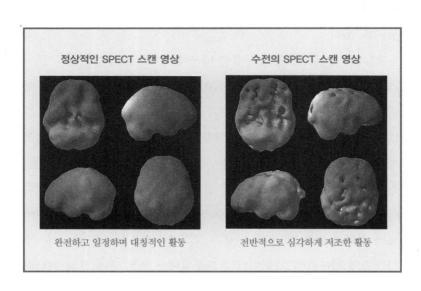

정상적인 SPECT 스캔 영상 / 수전의 SPECT 스캔 영상

완전하고 일정하며 대칭적인 활동 / 전반적으로 심각하게 저조한 활동

그동안의 경험으로 뇌 문제에 대한 치료 방향이 엇나가면 스캔 촬영을 한 번 하는 것보다 훨씬 더 비싼 대가를 치러야 한다는 것을 톡톡히 깨달았다.

다행히 SPECT 촬영을 보장해주는 보험회사들이 점점 늘고 있다. 특히 기억력 문제, 치매, 외상성 뇌 부상 같은 경우에는 더욱 그렇다. 보험회사는 처음에 새로운 시술을 인정하지 않으려는 경향이 있다. 정신 건강 분야는 특히 더 심하다. 그러나 명백한 치료 효과를 볼 수 있는 환자에게 SPECT 촬영을 보장해주지 않는 것은 2008년 폴 웰스톤과 피트 도미니치 의원의 발의로 제정된 '정신 건강 및 중독 질환 형평법'에 위배된다.

이 법은 보험회사가 정신 건강 문제가 있는 환자를 차별하는 것을 허용하지 않는다. 보험회사는 정신적 문제에 대해서도 다른 의료 시술과 동일하게 보장해야 한다. 미국방사선대학과 유럽핵의학협회(ESNM)는 인지능력 감퇴, 치매, 외상성 뇌 부상 등 정신 건강 문제와 관련된 여러 가지 징후에 대해서 SPECT를 사용하라는 지침을 발표했다. ESNM 지침은 특히 정신적 장애를 검사할 때 SPECT의 유용성을 언급한다. 예를 들어 최근에 심장병과 관련된 의료 행위 2711건을 분석한 자료를 보면, 통제된 무작위 임상 실험 증거를 2가지 이상 참조한 경우는 11퍼센트에 불과했고, 48퍼센트는 단순히 전문가 의견, 사례 연구, 관행에 바탕을 둔 것으로 나타났다. 마찬가지로 2011년 미국감염질환협회 지침을 분석한 결과 수준 높은 과학적 증거를 참조한 의료 행위는 14퍼센트에 불과한 것으로 나타났다. 대부분의 경우 의학은 아직도 정밀한 과학이 아니라 일종의 기술일 뿐이다.

이미 보험으로 보장되는 다른 의료 시술보다 정신 건강 문제와 관련된 SPECT 촬영에 대해 더 높은 수준의 과학적 증거를 적용하는 것은 앞서 언급한 형평법에 위배된다. 이 법은 다음과 같이 명시한다.

"(보험으로) 보장되는 대부분의 의학적·외과적 혜택에 적용되는 주요 제한에 비해 정신 건강이나 약물 사용 장애에 대해서 더 엄격한 제한을 적용할 수 없다. 그리고 정신 건강이나 약물 사용 장애에만 적용되는 별도의 제한은 없다."

스캔 촬영을 할 수 없다면 어떻게 해야 할까?

오래전부터 나는 많은 사람들이 비용이나 지리적 여건 때문에 스캔 촬영을 할 수 없는 것을 알고 있었다. 내가 쓴 책들은 30개 언어로 번역되었는데, 중국이나 브라질에서는 내 책을 읽고 스캔 촬영을 하고 싶어도 할 수 없을 가능성이 높다. 그래서 우리는 수많은 촬영 자료를 참고해 사람들이 스캔 촬영을 할 경우 예상되는 결과를 확인할 수 있는 설문 조사 도구를 개발했다. 그리고 설문에 대한 답을 바탕으로 자연 보조제, 약물, 운동으로 뇌를 도울 방법을 제안한다. 복잡하지 않은 사례의 경우 이 설문 조사는 놀랄 만큼 정확한 것으로 입증되었다. 대개 스캔 영상으로 확인하는 결과와 잘 들어맞는다. 설문 조사는 온라인으로 제공되며(www.amenclinics.com, www.theamensolution.com) 전 세계 정신 건강 전문가들이 활용하고 있다. 물론 치료 방법을 고려할 때는 항상 의료 전문가와 상의해야 한다.

자신과 사랑하는 사람을 위해 뇌 전사가 되자

SPECT 촬영은 건강을 위해 '뇌 전사'가 되어야 한다는 것을 가르쳐주었다. 아무도 우리를 대신해 그렇게 해주지 않는다. 오히려 다른 사람들은 금전적 이익을 위해 우리의 뇌 건강을 훔치려고 애쓸 것이다.

"몇 페니만 더 내면 감자튀김을 슈퍼 사이즈로 바꿀 수 있는데, 그렇게 하시겠어요?"

뇌 건강을 위해서는 전사가 되는 것이 현명한 일이다.

- 의사 결정의 질적 수준과 일관성이 향상되도록 뇌를 개선하는 뇌 전사가 되자.
- 건강에 대해 더 신중하고 진지하게 노력하는 뇌 전사가 되자.
- 뇌가 부상을 당하거나 유해물질에 노출되지 않게 보호하는 뇌 전사가 되자.
- 슈퍼 사이즈, 리필 등 뇌와 몸을 건강하게 유지하는 데 필요한 것보다 더 많이 먹으라는 모든 권유를 거부할 줄 아는 뇌 전사가 되자.
- 건강한 수준으로 체중을 유지하는 뇌 전사가 되자.
- 식품 회사의 수익성이 아니라 몸에 도움이 되는 음식을 먹는 뇌 전사가 되자.
- 필요한 만큼 충분히 자는 뇌 전사가 되자.
- 영리한 운동을 통해 끈기와 체력을 기르는 뇌 전사가 되자.
- 꾸준히 정신운동을 하고 새로운 배움의 기회를 추구하는 뇌 전사가 되자.
- ADHD, 불안, 우울증, 기타 정신 건강 문제를 치료하는 뇌 전사가 되자(먼저 자연치료법으로 시작한다).
- 행복과 젊음을 훔치는 ANT(자동으로 떠오르는 부정적인 생각)를 죽이는 뇌 전사가 되자.
- 일정하게 스트레스를 줄일 수 있는 방법을 개발하는 뇌 전사가 되자.
- 뇌가 손상되었거나 지금까지 뇌를 잘 돌보지 못했다면 뇌 재활에 힘쓰는 뇌 전사가 되자.
- 뇌에 필요한 영양을 공급하기 위해 간단한 보조제를 섭취하는 뇌 전사가 되자.

- 자신을 지지해주는 사람들로 천재 네트워크를 만드는 뇌 전사가 되자. 함께 시간을 보내는 사람들의 건강은 우리의 건강에 매우 중요하다.
- 혈압, 비타민 D, HbA1C 등 중요한 수치들이 건강한 범위에 있는지 확인하는 뇌 전사가 되자.
- 자녀와 손주, 가족과 친구에게 뇌 건강이란 선물을 주는 뇌 전사가 되자.
- 내면의 아이를 다스릴 줄 아는 뇌 전사가 되자.

이제 나이를 바꾸자

SPECT 촬영으로 인생을 개선하는 20가지 브레인 팁

1. 뇌가 제대로 작용해야 삶이 제대로 돌아간다.

사람들이 자신의 SPECT 스캔 영상을 보고 나면 뇌의 시기심이 자극되는 경우가 많다. 1991년 처음으로 내 뇌를 SPECT 스캔 영상으로 보고 난 뒤 아무 약물도 사용하지 않고, 술을 거의 마시지 않고, 담배를 전혀 안 피우는데도 뇌에 도움이 필요한 것을 깨달았다. 나는 더 건강한 뇌를 원했다. 뇌를 가능한 한 최고 상태로 만들고 싶다면 할 수 있는 모든 것을 다 해보자. 뇌가 제대로 작용해야 삶이 제대로 돌아가기 때문이다.

2. 나이와 뇌 활동이 반드시 일치하는 건 아니다.

뇌는 대개 나이가 들수록 활동이 저조해진다. 그러나 반드시 그렇지는 않다. 뇌가 건강해지는 프로그램으로 뇌 노화를 역전시킬 수 있다.

3. 뇌에 나쁜 습관을 좋은 습관으로 바꾸었더니 뇌가 거꾸로 나이를 먹는 것을 확인했다.

나는 오랫동안 내 뇌를 촬영한 SPECT 스캔 영상에서 증거를 보았다. 내 뇌는 현재 15년 전보다 기능적으로 더 젊어 보인다. 그리고 수많은 고객들에게도 같은 일이 일어나는 것을 보았다. 당신도 뇌에 나쁜 습관을 좋은 습관으로 바꾸면 기능적으로 더 젊은 뇌를 가질 수 있다.

4. '예상치 못한' 수많은 것들이 뇌를 손상시킬 수 있다.

예를 들면 과체중, 당분 과다 섭취, 통풍이 잘되지 않는 곳에서 화학물질을 사용하는 것, 7시간보다 적은 수면, 과로, 간접흡연, 다이어트 음료 섭취 등의 작은 문제들이 오랜 시간 쌓이면 뇌 기능이 크게 달라질 수 있다.

5. 나이와 상관없이, 건망증은 뇌에 문제가 있다는 증거다.

뇌 건강에 대해 제대로 알기 전에는 명사를 잘 떠올리지 못하고, 집중력이 떨어지거나 건망증이 심해지는 등의 몇 가지 인지능력 문제들이 단지 정상적인 노화라고 생각했다. 당시 나는 37세였다! 명사를 잘 떠올리지 못하고 집중력이 떨어지거나 건망증이 심해지는 것은 나이를 불문하고 문제가 있다는 증거다.

6. 뇌가 건강하지 못하면 건강한 결정을 내릴 수 없고 최적화된 인생을 살 수도 없다.

7. 측정할 수 없는 것을 바꿀 수는 없다.

8. 뇌가 균형 잡히면 더 나은 결정과 행동이 따라온다.

자신 또는 사랑하는 사람의 뇌를 촬영한 SPECT 스캔 영상을 보면 이해심과 안타까운 마음이 생긴다. 뇌가 제대로 작용하지 못하는 사람은 정서적·인지적으로 불리한 상태이므로 비난할 것이 아니라 도와주고 안타깝게 여겨야 한다. 뇌의 균형이 잡히면 더 나은 행동이 따라오는 경우가 많다.

9. SPECT 스캔 영상은 거짓말을 하지 않는다.

술을 너무 많이 마시거나 약물을 사용하거나 중독된 상태가 심한데도 뇌를 망치고 있음을 부인하는 사람이 있다면, 스캔 영상이 진실을 드러낼 것이다. 자신의 뇌를 촬영한 스캔 영상을 보면 재활 시설 또는 알코올 중독자 모임에 들어가거나 뇌에 해로운 행동을 멈추는 결단을 내리도록 자극받는 경우가 많다.

10. 온전한 정신으로 장수하고 싶다면 자신의 건강을 지키는 뇌 전사가 되는 것이 중요하다.

아무도 우리를 대신해 그렇게 해주지 않는다. 스스로 뇌 건강을 관리해야 한다. 자신을 지지해 주는 사람들로 천재 네트워크를 만드는 것부터 시작하자. 함께 시간을 보내는 사람들의 건강은 우리의 건강에 매우 중요하다.

11. 건강한 수준으로 체중을 유지하는 뇌 전사가 되자.

몸에 도움이 되는 음식을 먹고, 규칙적으로 운동하고, 뇌에 필요한 영양을 공급하기 위해 간단한 보조제를 섭취하자.

12. 필요한 만큼 충분히 자는 뇌 전사가 되자.

수면무호흡증을 해결하고 멜라토닌과 GABA 같은 숙면을 돕는 보조제를 섭취하고, 잠자리에 들 때는 수면을 유도하는 습관을 들여 꾸준히 실천하자.

13. 스트레스를 줄일 수 있는 방법을 개발하는 뇌 전사가 되자.

명상이나 심호흡, 사색과 기도 등으로 일정하게 스트레스를 줄일 수 있는 방법을 개발하는 뇌 전사가 되자. 행복과 젊음을 훔치는 ANT(자동으로 떠오르는 부정적인 생각)를 제거하자.

14. 뇌가 부상을 당하거나 유해물질에 노출되지 않게 보호하는 뇌 전사가 되자.

뇌가 손상되었거나 크든 작든 뇌 부상을 당한 적이 있다면 뇌 건강을 회복하기 위해 재활 프로그램을 시작하자.

15. 꾸준히 정신운동을 하고 새로운 배움의 기회를 추구하는 뇌 전사가 되자.

정신과 마음을 젊게 유지하려면 어린아이 같은 호기심과 새로운 지식에 대한 열린 마음을 유지해야 한다.

16. 가족과 친구를 위해 신체 건강과 정신 건강의 모범을 보이는 뇌 전사가 되자.

주위 사람들을 격려하는 태도를 전파하자!

17. 당신 자신을 충분히 사랑하고 보살펴라.

자신을 정말 사랑하는 사람은 뇌와 몸을 열심히 보살핀다. 왜 그렇게 하지 않는가? 당신은 그런 보살핌을 받을 가치가 있다!

18. 성공이 성공을 낳는다.

오랫동안 바른 습관을 유지하면 점점 더 하기 쉬워진다. 성공했던 경험을 기억하라.

19. 삶의 질은 인생에서 내리는 결정의 총량으로 결정된다.

뇌가 개선되면 더 나은 결정을 내릴 수 있고, 인생이 모든 면에서 몰라보게 좋아질 가능성이 크다.

20. 지금이 기회다.

지금까지 뇌를 잘 돌보지 못했더라도 말 그대로 뇌를 개선할 수 있다. 그리고 뇌가 개선되면 인생의 모든 것이 개선된다.

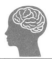

부록

Use Your Brain to Change Your Age

건강한 기분, 숙면, 기억력 개선에 도움을 주는 에이멘솔루션 보조제 | 모든 사람에게 유익한 3가지 보조제 | 기억력, 추론 능력, 처리 속도, 정확성 면에서 효과가 있는 브레인 & 메모리 파워 부스트 혈당 및 인슐린 관리, 항산화, 영양 보충을 위한 크레이빙 컨트롤 | 안정감, 이완, 숙면을 도와주는 레스트풀 슬립 | 기분 전환, 관절, 통증에 도움을 주는 SAMe 무드 & 무브먼트 서포트 | 건강한 기분을 유지시켜주는 세로토닌 무드 서포트 | 집중력과 활력을 개선하는 포커스 & 에너지 옵티마이저 긴장을 완화하고 마음을 안정시키는 GABA 카밍 서포트 | 보조제를 먹고 뇌 손상을 회복한 미식축구선수

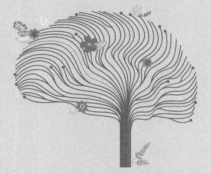

Use Your Brain to Change Your Age

식단, 운동, 생각, 인간관계, 환경 등을 통제하지 않고 보조제만 사용하는 것은 돈 낭비다. 보조제로 효과를 보려면 프로그램을 전체적으로 따라 해야 한다. 뇌에 이로운 프로그램과 보조제를 함께 사용하면 상당히 큰 변화가 나타날 수 있다.

먼저 뇌 기능 향상을 위해 자연 보조제를 사용하는 것에 대한 찬반 입장을 설명하겠다. 우선 자연 보조제는 효과적인 경우가 많다. 대부분의 처방 약물보다 부작용이 엄청나게 적고 비용도 훨씬 저렴하다. 게다가 보험회사에 말할 필요도 없다. 안타깝지만 처방 약물을 복용하는 사람은 보험 가입이 거절될 수도 있다. 나는 특정 약물을 복용하기 때문에 보험 가입을 거부당하거나 보험료를 더 많이 내야 했던 사람들을 많이 알고 있다. 약물 대신 자연스러운 대안이 있으면 고려할 가치가 있다.

그러나 자연 보조제 또한 그 나름의 문제가 있다. 약물보다 저렴한 편이긴 하지만 대개 보험으로 보장되지 않기 때문에 개인적으로는 부담이 더 클 수 있다. 자연 보조제도 부작용이 있을 수 있고, 신중하게 사용해야 한다는 점을 모르는 사람들이 많다. '자연적인' 것이 완전히 무해하다는 뜻은 아니다. 비소와 시안화물도 자연적이지만 우리 몸에 좋은 것은 아니다. 예를 들어 내가 제일 좋아하는 천연 항우울제 중 하나인 세인트존스워트는 태양에 민감한 반응을 일으킬 수 있고, 피임약 등 다양한 약물의 효과를 감소시킨다. 우울해서 세인트존스워트를 사다 먹었는데, 원치 않은 임신을 한다면 별로 좋은 일이 아닐 것이다.

자연 보조제에 대해서 가장 우려되는 부분은 품질을 관리하기 어렵다는 점이다. 브랜드마다 차이가 크기 때문에 신뢰할 수 있는 브랜드를 찾아야 한다. 또 다른 단점은 건강식품 매장에서 일하는 10대 직원들이 보조제에 대한 조언을 해주는 경우가 많다는 것이다. 그런 직원들은 제대로 된 정보를 모를 수도 있다. 그러나 여러 가지 문제가 있을 수 있지만, 자연 보조제의 이익은 고려할 만한 가치가 있다. 특히 연구 결과가 바탕이 된 신뢰할 만한 정보를 얻을 수 있다면 더욱 그렇다.

나는 날마다 몇 가지 보조제를 챙겨 먹는다. 이 습관은 내 인생에 상당히 큰 차이를 만들었다. 보조제 섭취는 뇌 건강, 활력 수준, 검사 수치를 바꾸는 데 도움을 주었다. 많은 의사들이 균형 잡힌 식사를 하면 보조제가 필요하지 않다고 말한다. 마크 하이만 박사가 쓴 《울트라마인드 솔루션The UltraMind Solution》에는 내가 좋아하는 부분이 있다. 하이만 박사는 "천연 미네랄과 영양 성분이 풍부한 토양에서 유전자 조작 없이 재배해 먼 거리를 이동하지 않고 오랫동안 저장되지 않은 신선한 유기농 먹을거리를 먹을 수 있다면…… 또한 실외에서 일하고, 생활하고, 오염되지 않은 신선한 공기만 마시고, 순수하고 깨끗한 물만 마시고, 밤에 9시간 자고, 매일 몸을 움직이고, 만성 스트레스와 환경 유해물질에서 자유로울 수 있다면" 아마 보조제가 필요하지 않을 거라고 썼다. 그러나 우리는 빠른 속도로 움직이는 사회에 살면서 대충 끼니를 때우기도 하고, 식사를 건너뛰거나 당분이 많은 간식을 먹고, 가공식품을 구입하고, 화학적으로 처리된 식품을 먹는다. 따라서 멀티비타민과 미네랄 보조제는 모든 사람들에게 도움이 될 수 있다.

건강한 기분, 숙면, 기억력 개선에 도움을 주는 에이멘솔루션 보조제

에이멘클리닉에서 자체 개발한 보조제 라인 '에이멘솔루션'은 세상에 나오는 데 10년 이상이 걸렸다. 내가 이 라인을 개발한 이유는 가족과 환자들이 연구 결과가 바탕이 된 품질 좋은 보조제를 섭취하기를 원했기 때문이다. 환자들은 보조제를 섭취하라는 권유를 받은 후 슈퍼마켓, 약국, 건강식품 매장에 가면 제품 종류가 너무 많아서 무엇을 어떻게 선택해야 할지 몰랐다. 다양한 브랜드마다 품질 수준이 천차만별이기 때문에 그들의 고충은 더욱 심했다.

자체 라인을 개발한 또 다른 이유는 에이멘클리닉에는 ADD 환자들이 매우 많기 때문이다. 나는 그들이 보조제 없이 집에 돌아가면 다시 병원에 올 때까지 그냥 미루거나 잊어버릴 거라는 사실을 깨달았다.

보조제를 사용하면 건강한 기분, 숙면, 기억력 개선에 도움이 된다는 연구 결과가 있다. 보조제를 구입할 때는 어떤 성분을 얼마큼 먹는게 가장 효과적인지 결정할 수 있을 만큼 영양 보조제를 잘 아는 의료 전문가와 반드시 상의해야 한다. 에이멘클리닉 웹사이트(www.

amenclinics.com)에는 뇌 건강과 관련된 수많은 보조제에 대한 과학적 자료 링크가 제공된다. 따라서 소비자는 보조제의 이익과 위험에 대해 충분한 정보를 얻을 수 있다. 보조제는 몸에 매우 강력한 영향을 미칠 수 있으므로 처방 약물과 함께 사용할 때는 조심해야 한다.

모든 사람에게 유익한 3가지 보조제

일반적으로 모든 환자들에게 권하는 3가지 보조제가 있다. 뇌 기능을 최적화하는 데 결정적인 이 보조제들은 멀티비타민과 생선기름, 비타민 D다.

멀티비타민 최근 연구에 따르면, 미국 사람들 중 절반 이상은 하루에 과일과 채소를 5회 미만으로 먹는다고 한다. 꼭 필요한 영양을 얻기 위해서는 최소한 5회 이상 먹어야 한다. 나는 모든 환자들에게 질 좋은 멀티비타민/미네랄 복합 보조제를 매일 섭취하라고 권장한다. 〈미국의학협회지〉 사설에는 비타민을 매일 섭취하면 만성 질환 예방에 도움이 된다는 연구 결과가 실린 적이 있다. 게다가 체중 문제가 있는 사람들은 건강한 식사를 하지 않고, 비타민과 영양소 결핍인 경우가 많다. 또한 멀티비타민을 섭취하는 사람들이 실제로 DNA가 더 젊어 보인다는 연구 결과도 있다.

2010년 잉글랜드 노섬브리아 대학교에서는 30세에서 55세의 남성 215명을 대상으로 멀티비타민의 효과를 실험했다. 위약 통제 이중맹검법(실험자와 피험자 모두 실험의 목적이나 설계 방법을 모르게 하는 실험 방식-옮긴이)을 사용한 이 연구에서 피험자들은 정신 능력 검사를 받았고, 일반적인 정신 건강, 스트레스, 기분을 평가하는 질문에 답했다. 실험 초기에는 멀티비타민 실험군과 위약 통제군 사이에 의미 있는 차이가 나타나지 않았다. 그러나 한 달이 좀 더 지난 후에 멀티비타민 실험군은 기분이 더 좋아졌다고 답했고, 정신 능력 검사 결과도 향상되었다. 결국 멀티비타민은 참가자들이 더 행복해지고, 똑똑해지는 데 도움이 되었다. 그뿐 아니라 멀티비타민을 섭취한 사람들은 활력 수준이 좋아지고, 스트레스가 줄었으며, 정신 능력을 사용하는 과제 수행 후 피로감이 줄었다고 답했다.

노섬브리아 대학교에서는 또 다른 위약 통제 연구를 실시했는데, 8세에서 14세의 건강한 아이들 81명을 대상으로 멀티비타민의 효과를 실험했다. 멀티비타민을 섭취한 아이들은 주의력을 평가하는 3가지 과제 중 2가지에서 더 나은 결과를 나타냈다. 즉 이 연구는 멀티비타민을 섭취하면 건강한 아이들의 뇌 기능이 향상될 가능성이 있다는 결론을 내렸다.

뉴로바이트 플러스NeuroVite Plus는 에이멘클리닉에서 만든 브랜드다. 이 보조제에는 뇌가 건강해지는 영양 성분이 종합적으로 포함되어 있다. 하루 네 캡슐이 정량이고, 포함된 성분은 다음과 같다.

- 비타민 A와 다량의 비타민 B군, 비타민 C와 D(2000IU), E, K₂
- 아연, 구리, 마그네슘, 셀레늄, 크로뮴, 망간, 칼슘 등의 미네랄
- 뇌 기능 향상을 위한 영양 성분 : 알파리포산, 아세틸-L-카르니틴, 포스파티딜세린
- 다음에 해당하는 영양 성분
  - 사과 1개(케르세틴)
  - 토마토 1개(리코펜)

－생시금치 1인분(루테인)

－브로콜리 1인분(브로콜리 씨 추출물)

－레드 와인 2리터(레스베라트롤, 알코올 성분 없음)

－블루베리 1컵(프테로스틸벤)

• 안정된 생균제 1회분

생선기름 생선기름 보조제에 들어 있는 오메가 3 지방산의 이익에
대해 글을 써온 지 꽤 오래되었다. 개인적으로 나는 매일 생선기름 보
조제를 섭취하고, 모든 환자들에게 같은 습관을 권장한다. 엄청나게
많은 과학적 증거를 참조한다면, 그 이유를 쉽게 이해할 수 있다. 오
메가 3 지방산이 뇌와 몸 건강을 최적화하는 데 반드시 필요한 성분
이라는 연구 결과들이 많다.

예를 들어 하버드 공중보건대학원 연구에 따르면, 오메가 3 지방
산 결핍은 예방 가능한 주요 사망 원인 중 하나이고, 심장병, 뇌졸중,
우울증, 자살 행동, ADD, 치매, 비만과 관련이 있다. 또한 오메가 3
지방산 결핍이 약물 중독에 영향을 미친다는 과학적 증거도 있다.

생선이나 생선기름 보조제를 집중적으로 섭취하지 않으면 대부분
의 사람들이 오메가 3 지방산이 결핍된다. 내가 확실히 말할 수 있는
이유는 에이멘클리닉에서 환자들의 혈액검사를 할 때 혈중 오메가 3
지방산 수치도 측정하기 때문이다. 환자들에게 검사를 권하기 전에
나 자신은 물론이고, 몇몇 가족과 직원들도 검사해보았다. 내 검사 결
과는 건강한 수준인 것으로 나와서 매우 기뻤다. 오메가 3 지방산 수
치가 7 이상이면 좋다. 내 경우에는 거의 11이었다. 그러나 내가 검사
한 가족과 직원들의 결과는 별로 좋지 않았다. 실제로 나는 몸과 마음
이 위험할 정도로 몹시 낮은 수치를 보고 경악했다. 오메가 3 지방산

부족은 간단하게 해결할 수 있다. 생선을 많이 먹거나 생선기름 보조제를 섭취하면 된다.

오메가 3 지방산 섭취는 뇌력을 강화하고, 기분과 체중을 관리하기 위해 할 수 있는 가장 좋은 일 중 하나다. 가장 많이 연구된 오메가 3 지방산은 에이코사펜타에노산(EPA)과 도코사헥사에노산(DHA)이다. DHA는 뇌의 회백질을 구성하는 성분이다. 뇌의 지방은 세포막을 형성할 뿐만 아니라 세포의 작용에 매우 중요한 역할을 한다. 뉴런에도 오메가 3 지방산이 풍부하다. EPA는 혈액순환을 개선하므로 전반적인 뇌 기능이 향상된다.

오메가 3 지방산을 많이 섭취하면 식욕과 식탐이 줄어들고 체지방이 감소한다는 연구 결과가 있다. 2009년 〈영국영양학회지〉에는 흥미로운 연구 결과가 실렸다. 호주의 한 연구팀은 성인 124명(21명은 정상 체중, 40명은 과체중, 63명은 비만)의 혈액 샘플을 분석하고, BMI를 계산하고, 허리둘레와 엉덩이 둘레를 측정했다. 그 결과 비만인 사람들이 정상 체중인 사람들에 비해 EPA와 DHA 수치가 상당히 낮은 것으로 나타났다. EPA와 DHA 수치가 높은 피험자들은 BMI 및 허리둘레와 엉덩이 둘레도 건강한 수준인 경우가 많았다.

2007년 사우스오스트레일리아 대학교의 연구는 생선기름이 체중 감량에 미치는 긍정적인 영향에 대해 더 많은 증거를 제시한다. 연구팀은 적당한 운동(일주일에 3회, 45분간 걷기)을 하고, 생선기름을 섭취한 경우 12주 만에 체지방이 상당히 감소한 것을 발견했다. 그러나 운동과 생선기름 섭취 중 하나만 한 경우에는 체지방이 전혀 감소하지 않았다.

생선기름과 체중 감량에 대해 발견한 연구들 중 특히 흥미로운 것은 2007년 〈국제비만학회지〉에 실린 연구다. 이 연구에서 아이슬란드 연구팀은 과체중인 젊은 성인 324명(BMI 27.5~32.5)을 대상으로 해산물과 생선기름이 체중 감량에 미치는 영향을 조사했다. 참가자들은 네 그룹으로 나뉘었고, 똑같이 1600킬로칼로리의 식사를 했다. 각 그룹의 식단은 다음과 같은 차이를 빼면 모두 같았다.

- 통제군 : 해바라기 오일 캡슐 포함, 해산물이나 생선기름 불포함
- 지방 없는 생선 : 매주 대구 150그램 x 3
- 지방 있는 생선 : 매주 연어 150그램 x 3
- 생선기름 : DHA/EPA 캡슐 포함, 해산물 불포함

4주 후 평균적인 체중 감량 결과는 다음과 같았다.

- 통제군 : 3.5킬로그램
- 지방 없는 생선 실험군 : 4.3킬로그램
- 지방 있는 생선 실험군 : 4.5킬로그램
- 생선기름 실험군 : 4.9킬로그램

연구팀은 칼로리가 적고 영양적으로 균형 잡힌 식단에 생선이나 생선기름을 추가하면 체중 감량 효과가 커질 수 있다는 결론을 내렸다.

지난 몇 년간 오메가 3 지방산이 풍부한 식단이 노년의 건강한 정서적 균형과 긍정적인 기분에 도움이 된다는 연구 결과들이 나왔다. 아마도 DHA가 뇌 시냅스의 주요 구성 성분이기 때문일 것이다. 생선기름이 우울증 증상을 완화하는 데 도움이 된다는 연구 결과도 점점 많이 나오고 있다. 한 연구는 남녀 3317명을 20년간 관찰했는데, EPA와 DHA를 많이 섭취한 사람들이 우울증 증상을 보일 가능성이

적은 것을 발견했다.

오메가 3 지방산이 풍부한 생선을 먹는 것과 인지능력의 관계를 보여주는 과학적 증거는 엄청나게 많다. 덴마크의 한 연구팀은 건강한 노인 5386명의 식단을 비교한 결과 식단에 생선이 많을수록 기억력이 더 오래 유지되고 치매에 걸릴 위험이 줄어드는 것을 발견했다. 캐나다 온타리오 주의 겔프 대학교 J. A. 캉커 박사의 연구팀은 치매 초기와 후기에 혈중 지방산 함량을 조사한 결과 건강한 사람들에 비해 수치가 적은 것을 발견했다. 2010년 UCLA 연구팀은 DHA와 생선기름에 대한 기존의 과학 문헌을 분석한 결과 DHA를 포함한 보조제가 알츠하이머병의 진행을 늦추고 노화 관련 치매를 예방할 수 있다는 결론을 내렸다.

오메가 3 지방산은 나이를 불문하고 인지능력 향상에 도움이 된다. 2010년 피츠버그 대학교 연구팀은 DHA 수치가 높은 중년층이 비언어적 추론 능력, 정신적 유연성, 작업 기억력, 어휘력 등 다양한 검사에서 더 나은 결과를 나타냈다고 보고했다. 스웨덴의 한 연구팀은 15세 남자아이들 약 5000명을 조사했는데, 일주일에 두 번 이상 생선을 먹은 아이들이 생선을 먹지 않은 아이들보다 일반 지능검사 수치가 더 높은 것을 발견했다. 후속 연구에서는 일주일에 두 번 이상 생선을 먹은 학생들이 생선을 별로 먹지 않은 학생들보다 학교 성적이 더 우수한 것을 발견했다.

또한 오메가 3 지방산은 ADD를 가진 사람들의 주의력을 개선하고 스트레스와 정신병에 걸릴 위험을 줄여주는 효과도 있다. 우리 프로그램에 참여했던 전직 미식축구선수는 생선기름 보조제를 섭취한 이후 진통제를 줄이거나 완전히 끊은 경우가 많았다. 나는 대부분의 성인이 EPA와 DHA가 균형적으로 포함된 질 좋은 생선기름을 하루에 1~2그램 섭취해야 한다고 권장한다.

오메가 3 파워Omega 3 Power는 뇌와 심장 건강을 돕기 위해 에이멘클리닉에서 만든 브랜드로서 업계 최첨단 해독 및 정제 공정을 통해 생산된 질 좋은 오메가 3 지방산(EPA와 DHA)을 제공한다. 이 제품은 자연 보조제 업계의 가장 엄격한 기준을 적용해서 생산되며, 외부 분석 기관인 유로핀스Eurofins에서 250개가 넘는 환경오염 물질(PCB 등) 포함 여부를 검사 받는다. 이 제품은 캘리포니아 주 '안전한 식수 및 유해물질 관리법'에 규정된 요건(일일 90나노그램 미만)보다 스무 배 이상 유해물질 수치가 적은 것으로 인증을 받았고, 국내외 모든 규제 기준을 초과 달성한다. 소프트겔 정제 두 알에 생선기름 2.8그램과 EPA 860밀리그램, DHA 580밀리그램이 포함되어 있다.

비타민 D 비타민 D는 햇빛 비타민이라고도 불리는데, 뼈를 튼튼하게 하고 면역력을 개선하는 것으로 잘 알려졌다. 그러나 뇌 건강, 기분, 기억력, 체중 관리에도 없어서는 안 될 비타민이다. 비타민으로 분류되긴 하지만, 실은 건강에 꼭 필요한 스테로이드 호르몬이다. 비타민 D 결핍은 우울증, 자폐증, 정신병, 알츠하이머병, 다발성경화증, 심장병, 당뇨, 암, 비만과 관련이 있다. 불행히도 비타민 D 결핍은 점점 더 흔해지고 있다. 주로 실내에서 생활하고, 자외선 차단제를 많이 사용하는 것도 그 이유 중 하나다.

비타민 D가 부족하면 아무리 많이 먹어도 항상 배가 고프다는 걸 알고 있는가? 배가 부르다고 알려주는 식욕 호르몬인 렙틴의 작용을 방해하기 때문이다. 또한 비타민 D 부족이 체지방 증가와 관련이 있음을 보여주는 연구 결과도 있다. 2009년 캐나다의 한 연구팀은 비타민 D 수치가 정상인 여성이 비타민 D가 부족한 여성보다 체중과 체지방이 더 적은 것을 발견했다. 남아도는 지방은 비타민 D 흡수를 억제하는 것으로 보인다. 비만인 사람은 마른 사람보다 더 많은 비타민 D가 있어야 동일한 수준을 유지할 수 있다는 증거도 있다.

비타민 D에 대해 발견한 연구들 중 특히 흥미로운 것은 스탠퍼드 호스피털 & 클리닉에서 발표한 연구다. 이 연구에는 매주 비타민 D를 5만IU 섭취하도록 처방받아야 했던 환자가 '매일' 5만 IU를 섭취하도록 잘못 처방받은 사연이 소개되었다. 7에 불과했던 환자의 비타민 D 수치는 6개월 후 정상 수준의 최대치인 100까지 증가했다.

내가 이 연구에서 정말 흥미롭게 생각한 것은 환자가 과다 섭취로 인한 몇 가지 부작용(식욕 부진, 상당한 체중 감소 등)을 호소했다는 점이다. 물론 비타민 D를 필요량보다 더 많이 섭취해야 한다고 주장하려는 게 아니다. 그러나 이 연구는 비타민 D 수치가 최적 수준일 때 식욕 억제 및 체중 감량에 중요한 역할을 한다는 것을 보여준다고 생각한다. 이 환자의 사연은 치료 전후에 비타민 D 수치를 확인하는 것이 중요한 이유를 보여준다. 그래야 적정량을 섭취하고 있는지 아니면 양을 조절해야 하는지 알 수 있기 때문이다.

비타민 D가 뇌 기능에 얼마나 중요한가 하면 뇌 전체적으로 비타민 D의 수용체가 발견될 정도다. 비타민 D는 학습, 기억 등 가장 기본적인 인지능력 향상에 매우 중요한 역할을 한다. 2008년 〈FASEB 저널〉에 실린 리뷰에 따르면, 이외에도 비타민 D는 다양한 방식으로 뇌의 원활한 작용에 영향을 미친다고 한다.

과학계는 뇌가 최적 수준으로 작용하는 데 비타민 D가 얼마나 중요한 역할을 하는지에 점점 주목하고 있다. 몇 년 전부터 노년의 비타민 D 부족과 인지능력 감퇴의 관계를 다룬 연구들이 많이 눈에 띄고 있다. 또한 비타민 D를 최적 수준으로 유지하면 인지능력을 보호하는 데 도움이 된다는 연구 결과들도 있다. 그중 〈알츠하이머병학회지〉에 실린 한 연구는 비타민 D의 활성 형태인 비타민 D_3가 면역계를 자극해 뇌에서 베타 아밀로이드를 제거할 수 있음을 발견했다. 베타 아밀로이드는 알츠하이머병의 주요 원인으로 알려진 비정상적인 단백질이다. 비타민 D는 행동 규제와 관련된 영역의 뉴런들에 대해 수용체를 활성화한다. 그리고 항산화 및 항염증 작용으로 뇌를 보호한다.

2009년 보스턴 터프츠 대학교의 또 다른 연구는 65세가 넘은 노인 1000여 명의 비타민 D 수치와 인지능력과의 상관관계를 살펴보았다. 참가자들 중 비타민 D 수치가 최적 수준인 경우는 35퍼센트에 불과했고, 나머지는 부족 또는 결핍 범주에 해당했다. 비타민 D 수치가 최적 수준(50nmol/l 이상)인 사람들은 추론 능력, 유연성, 복합적 지각 능력 등 집행 기능검사에서 더 나은 결과를 나타냈다. 또한 주의력 및 처리 속도 면에서도 비타민 D가 부족한 사람들보다 더 높은 점수가 나왔다. 비타민 D 수치가 낮을수록 행복하기보다 우울하게 느낄 가능성이 훨씬 크다. 오래 전부터 비타민 D 부족은 우울증과 관련이 많은 것으로 확인되었다. 최근에는 이와 관련해서 비타민 D 보조제가 기분을 개선할 수 있는지를 다루는 연구들이 빠른 속도로 늘어나고 있다.

그중 한 연구는 우울증 수준이 비슷한 과체중과 비만인 성인 441명을 1년간 추적했다. 이들은 위약 통제군과 비타민 D를 섭취한 실험군으로 나뉘었다(비타민 D 실험군은 매주 2만 IU를 섭취하거나 매주 4만 IU를 섭취했다). 1년 후 비타민 D를 섭취한 두 그룹은 증상이 상당히 완화되었지만 위약 통제군은 전혀 나아지지 않았다. 비슷한 결과를 보고한 다른 실험들도 있다.

현재 비타민 D 일일 권장량은 400IU다. 그러나 많은 전문가들은 이것이 대부분의 개인에게 생리적으로 필요한 양에 한참 못 미친다고 동의한다. 그 대신에 매일 2000IU를 섭취하라고 권장한다. 나는 개개인의 상태를 검사하는 것이 매우 중요하다고 생각한다. 특히 과체중이거나 비만인 사람들은 몸이 비타민 D를 효율적으로 흡수하지 못하는 상태일 수도 있기 때문이다.

비타민 D$_3$는 1000IU 정제, 2000IU 정제, 또는 1만 IU 액상 형태로 섭취할 수 있다.

기억력, 추론 능력, 처리 속도, 정확성 면에서 효과가 있는
브레인 & 메모리 파워 부스트

브레인 & 메모리 파워 부스트Brain and Memory Power Boost는 전·현직 미식축구선수의 뇌 기능 향상을 위해 개발한 보조제다. 뇌가 건강해지는 프로그램과 함께 활용하면 기억력, 추론 능력, 주의력, 처리 속도, 정확성 면에서 상당한 개선 효과가 있는 것으로 나타났다. 나는 이 보조제의 효과에 반해 매일 섭취하고 있다.

브레인 & 메모리 파워 부스트에는 슈퍼 항산화제인 N-아세틸시스테인과 신경세포막을 보호하는 포스파티딜콜린, 아세틸콜린을 증가시키는 후페르진 A와 아세틸-L-카르니틴, 혈액순환을 개선하는 빈포세틴과 은행이 포함되어 있다. 즉 뇌 건강을 개선하고 보호하는 데 필수적인 영양 성분과 강력한 항산화제를 새롭게 결합한 것이다. 이 보조제는 전반적인 뇌 건강, 혈액순환, 기억력, 집중력에 도움이 된다.

혈당 및 인슐린 관리, 항산화, 영양 보충을 위한
크레이빙 컨트롤

성공적인 체중 관리의 핵심은 뇌가 건강해지는 식사를 하고 식탐을 관리하는 것이다. 이러한 목적으로 개발된 크레이빙 컨트롤Craving Control은 혈당 및 인슐린 수치를 건강한 수준으로 유지하도록 돕는 한편 항산화제와 영양 성분을 몸에 공급하는 새롭고 강력한 영양 보조제다. 이 보조제에는 식탐을 줄여주는 글루타민과 NAC, 혈당 안정을 돕는 알파리포산과 크로뮴, 엔도르핀을 증가시키는 D, L-페닐알라닌과 뇌가 건강해지는 초콜릿이 포함되어 있다.

에이멘클리닉에서는 이 보조제를 체중 감량 그룹에 사용한다. 첫 번째 그룹에서 식탐 제어 보조제를 사용한 참가자들은 10주 후에 평균 4.5킬로그램을 감량했다.

안정감, 이완, 숙면을 도와주는
레스트풀 슬립

뇌가 건강하게 작용하려면 반드시 잠을 잘 자야 한다. 레스트풀 슬립 Restful Sleep은 마음을 차분하게 가라앉히고, 밤에 긴장을 풀고, 편안하게 숙면을 취할 수 있도록 개발된 영양 보조제다.

이 보조제에는 즉각 효과를 발휘하는 멜라토닌과 일정 시간 후 효과를 발휘하는 멜라토닌이 들어 있어서 밤 시간 내내 깨지 않고 잘 수 있게 해준다. 그리고 진정 작용을 하는 신경전달물질 GABA와 필수 원소인 아연과 마그네슘, 쥐오줌풀 추출물이 포함되어 있는데, 모두 숙면을 돕는 진정 효과가 있는 성분들이다.

에이멘클리닉에서는 레스트풀 슬립을 '해머'라고 부른다. 많은 사람들이 이 보조제를 섭취하면 망치에 얻어맞은 듯 잠을 잘 수 있다고 말했기 때문이다.

기분 전환, 관절, 통증에 도움을 주는
SAMe 무드 & 무브먼트 서포트

SAMe가 기분 전환, 관절, 통증에 도움이 된다는 연구 결과가 있다. SAMe는 건강한 기분 유지에 도움이 되는 신경전달물질인 세로토닌, 도파민, 노르에피네프린의 생성과 밀접한 관련이 있다. 게다가 관절을 건강하게 유지하고 통증을 줄이는 데도 도움이 되는 것으로 알려졌다. 일반적인 권장량은 하루 두 번 400밀리그램에서 800밀리그램을 섭취하는 것이다. 이 보조제를 섭취하면 활력 수준이 증가하기 때문에 되도록 이른 시간에 먹는 것이 좋다. 조울증 장애가 있는 경우에는 SAMe를 조심해야 한다는 연구 결과도 있다.

건강한 기분을 유지시켜주는
세로토닌 무드 서포트

세로토닌 무드 서포트Serotonin Mood Support에는 세로토닌의 직접 전구체인 5-HTP와 건강한 기분 유지에 도움이 되는 것으로 임상

효과가 확인된 사프란 추출물이 포함되어 세로토닌 수치를 정상 수준으로 유지시켜준다. 세로토닌 무드 서포트는 세로토닌 수치가 낮은 것으로 의심될 때 건강한 기분을 회복하는 데 유용하다. 특히 부정적인 생각이나 부정적인 행동에 집착하는 경향이 있는 사람들은 많은 도움이 될 것이다. 또한 이 보조제는 건강한 수면 패턴을 유지하는 데도 도움이 되는 것으로 나타났다.

집중력과 활력을 개선하는
포커스 & 에너지 옵티마이저

포커스 & 에너지 옵티마이저Focus and Energy Optimizer는 카페인 섭취 시 초조해지는 부작용 없이 집중력과 활력을 개선한다. 이 보조제에는 집중력을 개선하는 콜린과 녹차 성분, 강력한 상승 작용으로 끈기와 체력을 길러주는 강장제인 아쉬와간다(인도 인삼), 로디올라, 한국·중국 인삼 추출물이 들어 있다. 이 3가지 강장제는 스트레스에 대한 저항력을 개선하고 면역계를 건강하게 만드는 효능이 과학적으로 입증되었다.

긴장을 완화하고 마음을 안정시키는
GABA 카밍 서포트

GABA 카밍 서포트GABA Calming Support에는 지나치게 활발한 정신을 진정시키고 억제하는 효과가 있는 신경전달물질이 포함되어 자연스럽게 긴장이 완화되고 마음이 차분하게 가라앉는다. 이 보조제에 들어 있는 자연 성분 'Pharma GABA'는 임상 실험을 마친 물질로서 걱정과 관련된 뇌파를 줄여주는 한편 차분하면서 집중력이 높은 상태의 뇌파를 증가시켜서 긴장 완화 효과를 높이는 것으로 알려졌다. 이 물질을 보충하기 위해 비타민 B_6, 마그네슘, 진정 작용으로 유명한 레몬밤 성분도 포함되어 있다.

보조제를 먹고 뇌 손상을 회복한 미식축구선수

로버트는 미네소타 바이킹스의 디펜시브백이었다. 그는 키가 크고, 말랐고, 건강해 보인다. 로버트는 전·현직 미식축구선수의 뇌 외상과 재활 프로그램에 합류했을 때 기억력이 예전 같지 않아서 메모를 많이 해야 한다고 투덜거렸다. 그는 전직 미식축구선수가 다른 사람들보다 기억력 문제로 고생하는 경우가 훨씬 흔하다는 말을 듣고 걱정이 많았다. 게다가 양친 중 한 사람이 알츠하이머병으로 진단을 받았기 때문에 불안감이 더욱 증폭되었고, 같은 질환에 걸릴 위험도 훨씬 컸다.

로버트의 최초 SPECT 스캔 영상은 심각한 뇌 손상을 보여주었다. 특히 전전두피질(판단력), 측두엽(기억력), 두정엽(방향감각), 소뇌(조정력)가 손상되어 있었다. 기억력 검사에서 그는 5백분위수를 기록했다. 즉 로버트와 나이 및 교육 수준이 비슷한 사람들의 95퍼센트보다 기억력 검사 결과가 나빴다는 뜻이다(그는 스탠퍼드 대학교를 졸업했다).

다행히도 로버트의 후속 SPECT 스캔 영상은 몰라보게 좋아졌고 기억력 검사 결과도 1000퍼센트 개선되었다. 어떻게 그럴 수 있었을까? 로버트의 가장 큰 장점은 우리가 하라는 대로 모두 따른 것이었다. 그는 멀티비타민 뉴로바이트 플러스와 생선기름, 오메가 3 파워와 뇌 기능 향상 보조제인 브레인 & 메모리 파워 부스트를 성실하게 섭취했다. 프로그램을 진행하는 내내 보조제 섭취를 빼먹지 않았고, 꾸준히 습관을 유지했다. 후속 검사 결과 기억력이 1000퍼센트 개선되었고, 동료 집단과 비교했을 때 55백분위수를 기록했다. SPECT 스캔 영상은 문제가 있었던 모든 영역에서 엄청나게 개선된 결과를 보여주었다.

로버트의 최초 SPECT 스캔 영상　　　로버트의 후속 SPECT 스캔 영상

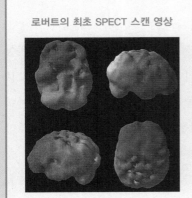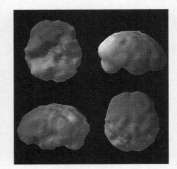

전반적으로 저조한 활동　　　　　완전하고 일정하며 대칭적인 활동

로버트는 처음 검사를 받기 전에 확실히 문제를 향해가고 있었다. 그러나 단순한 개입으로 그의 뇌와 검사 결과는 눈에 띄게 좋아졌다. 로버트의 뇌는 말 그대로 나이를 거꾸로 먹는 중이다. 나는 로버트의 발전에 매우 흥분했다. 그는 우리를 만나기 약 30년 전부터 고등학교, 대학교, 프로 미식축구선수로 활동하면서 수천 번 머리를 부딪쳤다.

그러나 그의 뇌는 오랜 세월 심하게 손상되었음에도 여전히 회복될 수 있는 놀라운 능력을 보여주었다.

우리의 연구는 단순하고 저렴하며 영리한 프로그램을 적용하면 손상된 뇌도 엄청나게 좋아질 수 있는 능력이 있음을 입증했다.

감 사 의   말

이 책을 쓰는 데 도움을 준 멋진 동료와 친구들
이 제 곁에 있다는 사실이 무척 감사합니다. 특
히 자신의 이야기를 공개하도록 허락해준 모든
친구와 환자들에게 깊은 감사를 전합니다. 감동
적인 이야기를 책에 쓸 수 있게 해준 도리스 랩
박사, 스티브, 마리앤, 카를로스에게 감사합니다.

　저를 믿어준 릭 워렌 목사와 새들백 처치에서
다니엘 플랜을 시작하도록 도와준 메멧 오즈 박
사와 마크 하이만 박사에게 감사합니다. 아마도
교회의 '덩치'가 줄어든 것에 대해 축하한다고
말한 사람은 저 말고 또 없을 듯합니다(그러나
11만 킬로그램이 넘는 체중 감량은 충분히 흥분할
만한 쾌거입니다!). 특히 참가자들은 영양이 풍부
한 식단으로 체중을 줄였기 때문에 더 날씬해졌
을 뿐만 아니라 건강과 활력 수준이 개선되었다

는 점에서 의미가 있었습니다. 워렌 목사의 조수 스티브 코마나팰리에게도 감사합니다. 그는 건강 습관을 바꾼 뒤 가족을 위해 더 건강한 유산을 남길 수 있게 된 이야기를 열린 마음으로 솔직하게 들려주었습니다. 또한 새들백 신도들의 인생을 바꾼 소모임의 힘에 대해 알려준 디 이스트만과 데비 이튼에게도 감사합니다. 이 두 여성은 정말 놀라운 일을 하는 분들입니다. 그리고 '천재 네트워크 만들기' 활동을 소개할 수 있게 허락해준 친구 조 폴리시에게도 감사를 전합니다.

인생이 달라진 감동적인 이야기를 들려준 처제 타마라와 여동생이 노력하는 과정에서 연민을 보여주고 열심히 응원해준 사랑스러운 아내 타나에게 감사합니다. 리즈 말릭 박사는 버지니아 주 레스턴의 에이멘클리닉에서 일하는 재능 있는 정신과 의사인데 '다른 사람'이라는 이메일을 보내 저를 즐겁게 해주었습니다. 건강을 되찾는 방법을 설명해주고, 이 책의 독자들이 읽을 수 있게 공유해준 말릭 박사에게 감사합니다.

중년의 나이에 인생을 확 바꾸고 10년 전보다 더 젊은 뇌를 가질 수 있게 된 사연을 소개해준 앤디 맥길 박사에게 감사합니다. 아마 많은 사람들이 그의 이야기를 읽고 좋은 쪽으로 180도 변하게 될 겁니다. 그리고 조 디스펜자 박사님, 당신이 얼마나 명석한 사람인지 최근에 말씀

드린 적이 있던가요? 인생을 좌우하는 결단을 내리는 방법에 대해 귀한 말씀을 들려주어서 정말 감사합니다. 그리고 운동과 알츠하이머병에 대한 훌륭한 연구를 하는 사이러스 라지 박사에게도 감사합니다. 그의 멋진 연구는 많은 사람들이 체중 감량 및 뇌 기능 향상을 위해 걷기 운동을 시작하는 데 좋은 동기가 될 것입니다.

평생 학습의 중요성을 전파해온 짐 퀵은 이 책에도 많은 도움을 주었습니다. 너그러운 마음과 정신적 재능을 나눠준 그에게 감사합니다. 또한 24/7 브레인 짐에 대해 좋은 제안을 해주고 규칙적인 정신운동의 중요성을 알려준 사바나 데바니에게도 감사합니다.

조니 휴테인은 모든 사람의 삶에 필요한 '치어리더' 같은 사람입니다. 부담 없이 유머러스하게 자신의 이야기를 들려준 그녀에게 감사합니다. 웃음은 좋은 약입니다. 조니가 더 젊은 몸과 마음으로 장수할 수 있기를 기원합니다.

크리스 하츠필드는 부모로서 상상할 수도 없는 최악의 일을 겪었지만, 지금은 큰 슬픔을 딛고 살아가려 애쓰는 사람들을 돕고 있습니다. 새미에 대한 이야기는 어둠 속에서 찬란하게 빛나는 보석 같은 사연이었습니다. 그리고 말할 수 없는 상실감을 겪은 후에도 즐거움과 건강을 되찾을 수 있음을 보여주었습니다. 그녀의 이야기는 많은 사람들의 삶을 변화시키고, 어쩌면 누군가의 인생을 구할 수도 있을 것입니다. 그리고 스트레스와 슬픔을 겪는 사람들에게 건강을 돌볼 힘을 북돋아준 제럴드 샤론에게 축복이 있기를 기원합니다. 그는 자기 자신을 열심히 보살피면서 아내의 기억을 고이 간직하기 위해 노력하고 있습니다.

우리 연구에 참여해준 NFL의 전설을 비롯한 모든 전·현직 미식축구선수에게 감사합니다. 그중에서 개인적인 사연을 자세히 들려준 AD(앤서니 데이비스), 로이 윌리엄스, 마빈 플레밍, 프레드 드라이어, 캠 클리랜드에게 특별히 감사의 마음을 전합니다. 또한 부상당한 군인들을 돕기 위해 자신의 이야기를 공개하고 열정을 나눠준 패트릭 카프리 대위에게도 감사합니다. 그리고 제가 하는 일에 끊임없이 자극을 주는 레이와 낸시에게도 감사합니다.

베키 존슨과 프랜시스 샤프에게 특별히 감사를 전하고 싶습니다. 그들은 리서치와 인터뷰, 그리고 책을 마무리하는 과정에서 소중한 도움을 주었습니다. 또한 크리스텐 윌르마이어와 데렉 테일러를 포함한 우리 연구팀은 가치 있는 제안을 해주고 격려를 아끼지 않았습니다. 늘 그렇듯이 에이멘클리닉의 다른 직원들도 이 과정에서 엄청난 도움과 힘이 되었습니다. 특히 제 개인 조수인 캐서린 한론과 조지프 애니밸리 박사에게 감사합니다. 또한 원고를 읽고 진지하게 의견을 말해준 친구이자 동료인 얼 헨슬린 박사에게도 감사합니다.

크라운 아키타이프에서 일하는 유능한 팀원들에게도 감사하고 싶습니다. 특히 친절하고 배려심이 많은 편집자 줄리아 패스토어와 발행인 티나 콘스타블에게 감사합니다. 친한 친구일 뿐만 아니라 사려 깊고, 든든하고, 창의적인 멘토이자 에이전트인 페이스 햄린에게는 영원히 감사해도 모자랍니다. 그리고 미국에 살지 않는 독자들이 제 책을 읽도록 해주는 외국 판권 에이전트인 스테파니 디아즈에게도 감사합니다. 또한 미국의 모든 공영방송국에서 일하는 동료와 친구들에게 감사합니다. 미국 사람들에게 중요한 공영방송의 파트너가 되어 희망과 치유의 메시지를 전할 수 있는 것이 얼마나 감사한지 모릅니다. 그리고 제 삶의 기쁨이자 제일 친한 친구인 아내 타나에게 감사합니다. 그녀는 몇 시간 동안이나 인내심 있게 제 말을 들어주고 책에 대한 진지한 제안을 많이 해주었습니다. 여러분 모두를 사랑합니다.

다니엘 G. 에이멘Daniel G. Amen, M.D.

참 고 문 헌 에 대 해

이 책에 실린 정보는 과학 연구, 책, 의료 전문가 인터뷰, 정부 기관과
의료 기관 통계, 기타 신뢰할 만한 자료 등 400개가 넘는 출처를 참
고했다. 참고 문헌을 모두 인쇄하면 60페이지가 넘기 때문에 종이를
아끼기 위해 에이멘클리닉 웹사이트에만 참고 문헌을 표시하기로 결
정했다. www.amenclinics.com/uybcya에서 확인하기 바란다.

뇌는 늙지 않는다

초판 1쇄 발행 2015년(단기 4348년) 2월 3일
초판 4쇄 발행 2018년(단기 4351년) 7월 30일

지은이 | 다니엘 G. 에이멘
옮긴이 | 윤미나
펴낸이 | 심정숙
펴낸곳 | ㈜한문화멀티미디어
등록 | 1990. 11. 28. 제21-209호
주소 | 서울시 강남구 봉은사로 317 논현빌딩 6층(06103)
전화 | 영업부 2016-3500 편집부 2016-3507
홈페이지 | http://www.hanmunhwa.com

편집 | 이미향 강정화 최연실 진정근
디자인 제작 | 이정희 목수정
경영 | 강윤정 권은주
홍보 | 박진양 조애리
영업 | 윤정호 조동희
물류 | 박경수

만든 사람들
책임 편집 | 박종례, 디자인 | 책 수집가(book_design.blog.me)
인쇄 | 천일문화사

ISBN 978-89-5699-199-3 03510